組織細胞化学 2018

―組織細胞化学技法の基礎から最先端まで：
形を観て、機能を識る―

日本組織細胞化学会　編

学 際 企 画

まえがき

　日本組織細胞化学会が主催する第43回組織細胞化学講習会を，2018年8月2日（木）～4日（土）の日程で奈良県にて開催いたします．8月2～3日は奈良市「なら100年会館」にて講演を，4日は橿原市「奈良県立医科大学」で技術講習会（Wet Lab）を行います．

　本講習会は「組織細胞化学技法の基礎から最先端まで：形を観て，機能を識る」というテーマの基，これから組織細胞化学を始める方からさらに先進的な応用を追求する方まで，現場ですぐに役立つような実践に即した技術的な面に焦点を当てたプログラムを組ませていただきました．8月2日と3日の講演は，「免疫組織化学の基本原理」に始まり，「組織の固定」から「標本作製の基本」，「酵素抗体法」，「蛍光抗体法」，「光学顕微鏡の使い方」，「免疫電子顕微鏡法の実践」，「画像解析法」，「抗体の作成法」，また関連技術として「in situ hybridization」，「Western blotting法」，「リアルタイムPCR法」，さらに最新の「蛍光・発光イメージング法」，「透明化技術を用いたイメージング法」，や「CRISPR/Cas9を用いたゲノム編集法」などのテーマでそれぞれの専門の講師に講演をお願いしました．4日のWet Labでは選択された講習コースで実地体験していただき，少しでも多くのことを学んで今後の研究に役立てていただければと思います．

　このテキストは講演内容を網羅したものです．講演では，限られた時間内で重要なポイントを中心にした解説になりますが，テキストでは，講師陣が受講者の方々が実験する様子を思い浮かべながら筆を執り，基礎知識からプロトコール，注意点等について詳しく記載しています．受講者の皆様の研究プロジェクト遂行において，大いに役立てていただければ幸いです．

　ご多忙の中，ご講演を快諾していただき，充実した内容のテキスト原稿を執筆いただきました講師の先生方には心より感謝申し上げます．また，的確なご指摘とアドバイスをしていただきました学会理事の皆様，後援をいただいた奈良県ビジターズビューロー，Wet Labで協力いただきました大学，研究所，関係企業の皆様，さらには企画・運営でご協力いただいた中西印刷の方々など，多くの関係者の皆様に深く感謝申し上げます．

　「あおによし寧楽の京師は咲く花の薫ふがごとく今盛りなり」と万葉集にうたわれた古都・奈良は，世界遺産及び国宝・重要文化財に指定された多数の社寺が奈良公園と一体化して広がり，古代から大切にされてきた鹿の群れとともに来訪者の心を癒します．また，Wet Labを開催する奈良県立医大は大和三山に囲まれた藤原京の故地に位置し，たおやかな田園風景の中に，古代ロマンを感じていただけると思います．是非この機会に1300年の歴史を誇る古都・奈良の魅力や飛鳥時代の息吹も満喫して頂ければ幸いに存じます．

2018年4月6日
第43回組織細胞化学講習会
実行委員長　西　真弓

第43回組織細胞化学講習会実行委員会

実行委員長　西　　真弓（奈良県立医科大学）

実 行 委 員　大野　伸彦（自治医科大学）
（50音順）　　大林　千穂（奈良県立医科大学）
　　　　　　小澤　一史（日本医科大学）
　　　　　　田中　秀央（京都府立医科大学）
　　　　　　遠山　育夫（滋賀医科大学）
　　　　　　菱川　善隆（長崎大学）
　　　　　　増田しのぶ（日本大学）
　　　　　　松﨑　利行（群馬大学）
　　　　　　松野　　彰（帝京大学）
　　　　　　山田　久夫（関西医科大学）

事　務　局　遠藤のぞみ，奥田　浩司，堀井　謹子，森分　結実
　　　　　　（奈良県立医科大学第一解剖学講座）

　　　　　　　　　　日 本 組 織 細 胞 化 学 会
　　　　　　　　事務局：京都市上京区下立売通小川東入ル
　　　　　　　　　　中西印刷（株）学会部
　　　　　　　　　　TEL. 075（415）3661　　FAX. 075（415）3662
　　　　　　　　　　URL: http://jshc.nacos.com/
　　　　　　　　　　E-mail: jshc@nacos.com

目　　　次

講演 1	免疫組織化学法の原理 …………………………………………… 小澤一史	1
講演 2	組織の固定について―形をみて機能を識る大切な入口― …………… 宮崎龍彦	17
講演 3	組織細胞化学のための標本作製の基本 ………………… 大野伸彦，東　森生，藤原　研，齊藤百合花，志茂　聡	33
講演 4	酵素抗体法実践入門 …………… 鴨志田伸吾，大﨑博之，島方崇明，河村淳平，桑尾定仁	47
講演 5	蛍光抗体法の基礎と応用 ………………………………………… 松﨑利行	61
講演 6	光学顕微鏡の使い方 ……………………………… 原田義規，田中秀央	79
講演 7	TEM を使った免疫電子顕微鏡法の実践…………………………… 小池正人	91
講演 8	画像解析によるデータ数値化の基礎 ……………… 宮東昭彦，川上速人	109
講演 9	組織化学における抗体作成法： 　融合蛋白と合成ペプチドを組合せた実験戦略 ………………… 渡辺雅彦	121
講演 10	In situ hybridization の原理と基礎 ………………………………… 菱川善隆	135
講演 11	In situ hybridization の実践 ………………………………………… 柴田恭明	147
講演 12	Western blotting 法の基礎と応用 …………… 田中　進，平原幸恵，大江総一，小池太郎，滝澤奈恵，山田久夫	159
講演 13	病理組織細胞検体を用いた MicroRNA の検出法 　―細胞または FFPE 組織検体の核酸抽出からリアルタイム RT-PCR 法まで ………………………………………………………… 藤井智美，大林千穂	175
講演 14	化学発光ライブイメージングの現状と展望 ……………………………………… 永井健治，鈴木和志，稲垣成矩	185
講演 15	透明化技術が切り拓くバイオイメージングの新たな展開 …………… 日置寛之	195
講演 16	レーザーマイクロダイセクション法 ……… 中西陽子，唐　小燕，増田しのぶ	207
講演 17	CRISPR/Cas9 を用いた培養細胞と動物個体でのゲノム編集 ………… 堀江恭二	219

キーワード索引……………………………………………………………………………… 229

組織細胞化学2018

―組織細胞化学技法の基礎から最先端まで：
形を観て、機能を識る―

免疫組織化学法の原理

小澤　一史

Key words：免疫組織化学（immunohistochemistry），免疫染色（immunostaining），抗原（antigen），抗体（antibody），抗原抗体反応（antigen-antibody reaction），モノクローナル抗体（monoclonal antibody），ポリクローナル抗体（polyclonal antibody），酵素標識法（enzyme-labeling method），蛍光標識法（fluorescence-labeling method），免疫電子顕微鏡法（immunoelectron microscopy），特異性（specificity），親和性（affinity）

はじめに

　免疫組織化学とは，抗原抗体反応という生体が有する多様で特異的な分子認識機構を利用して，細胞，組織，臓器，そして個体の中に存在する特定の物質を探索し，可視化する極めて有用で，実際に幅広く用いられている研究手法である．光学顕微鏡，電子顕微鏡，共焦点レーザ走査顕微鏡などの顕微鏡を用いて観察する形態学と，免疫沈降法やWestern Blotting法などを用いて細胞や組織内の物質の存在を検出する生化学が合体し，形，構造とその中に存在する物質の同時観察の場と捉えることが出来る．厳密に言うと，検出の対象となる物質の局在を組織レベルで調べる場合は"免疫組織化学 Immunohistochemistry"，細胞レベルで調べる場合には"免疫細胞化学 Immunocytochemistry"と区別することがある．ざっくり言えば，前者は光学顕微鏡レベル，後者は電子顕微鏡レベルでの局在を意味する．対象となる物質，すなわち「抗原」と特異的に結合する「抗体」を反応させ，その抗体と抗原の結合（抗原抗体反応）した部位を「可視化」することが免疫組織化学法の基本的なステップである．

　このステップにおいて，重要なポイントがいくつかあるが，まずその第一番目は，"良い一次抗体"を入手すること，用いることである．"良い一次抗体"とはいかなるものかは，後述するが，良い一次抗体を用いれば，明瞭で容易に，また再現性高く探索対象とする物質（抗原）を検出することが出来る．さらに，複数の抗体を組み合わせることによって，同じ細胞，組織の標本において一度にいくつかの物質（抗原）を検出することが出来，これらの物質（抗原）における相互作用を検索する手段にもなる．

　ポイントの2つ目は，細胞や組織を用いるので，それらの中に存在する物質（抗原）の不動化を計る必要がある．探索物質が細胞や組織の中でフラフラとしていては，確かな存在部位（局在）が判らなくなる．このためには，細胞や組織の「固定」が必要になる．しかし，「固定」という作業は，タンパク質，核酸，脂質分子において分子どうし，あるいは分子内の特定アミノ酸どうしを架橋し，「ポリマー」という状態を形成する．これによって，物質（抗原）の不動化が完成するが，一方で分子構造の変化をもたらすことにもなるので，抗体との結合に支障をきたす作業でもある．この背反する現象をうまく両立させることが，免疫組織化学の重要なポイントでもある．言葉を換えると，免疫組織化学では，細胞あるいは組織という標本を用いるので，これらの細胞や組織の（固定を中心とする）状態にも注意しなければいけないということである．

　ポイントの3つ目は，抗原抗体反応を「可視化」するということである．酵素を用いた可視化，蛍光色素を用いた可視化等，いくつかの「可視化」の手段がある．単に「見える」だけでなく，特異的で，明確に判断できるように見えなくてはいけない．

　これらのポイントを意識しながら，「確実な免疫組

日本医科大学大学院医学研究科解剖学・神経生物学分野

織化学反応」を判別できるようにすることが誤った検出結果，検出判断をしないためにも重要なことになる．

本稿では，初めて免疫組織化学を行う研究者を対象に，免疫組織化学の基本的原理，基礎を説明する．その後，いくつかの応用事項，例えば抗原性の保持，標識物質（可視化材料）の選択，反応の評価，電子顕微鏡レベルにおける免疫組織化学（免疫細胞化学）について詳しく解説する．

I. 免疫組織化学の基本原理

免疫組織化学法は，免疫学の根本をなす，"自己"と"非自己"の認識のメカニズムを応用した研究手法である．自身の生体を構成する物質は"自己"として認識されるが，自身の生体構成に存在しない物質は"非自己"としてその物質を除去する働きが生じる．非自己を除去する場合には，その物質（これを抗原という）に特異的に結合し，中和除去する蛋白がBリンパ球から分化する形質細胞において産生される．この物質を"抗体"という．抗体は免疫グロブリンであり，抗原分子のうち，抗体とかみ合って結合する領域を"抗原決定基（エピトープepitope）"という．1つの抗原には，同じエピトープが複数あることもあるし，異なったエピトープが複数あることもある．この抗原に特異的な抗体が結合する反応を「抗原抗体反応」という．この抗原と抗体の複合体（抗原抗体複合体）に，標識物質を直接結合させて可視化する方法を直接法という．抗原に結合させた抗体（一次抗体）をさらに抗原と見立て，一次抗体に対する抗体（二次抗体）をさらに反応させる，つまり抗原抗体反応の反復を行うことにより反応の特異性を高める方法を間接法という（図1）．

抗原抗体反応を光学顕微鏡あるいは電子顕微鏡を用いて観察するためには，抗原抗体反応の可視化が必要で，それを"標識物質"という．細胞内の抗原抗体反応の可視化には大きく分けて2つの方法が汎用されている．それは「酵素標識法」と「蛍光標識法」の2つである．「酵素標識法」は酵素反応を利用して，酸化物の沈殿により，沈殿物質として可視化されることにより，酵素反応が生じたところに抗原抗体反応が生じており，従って，目的とする抗原，

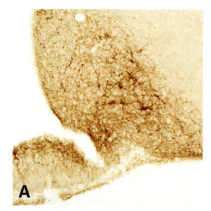

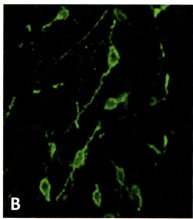

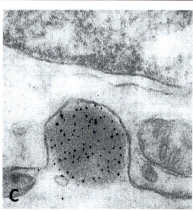

図1　各種の免疫組織化学像
（A）ラット脳（視床下部弓状核）におけるKisspeptin（キスペプチン）の局在を酵素抗体法により検索し，DABの沈殿物（茶褐色）で可視化した顕微鏡写真．（B）同じくラット脳（視床下部弓状核）におけるKisspeptin（キスペプチン）の局在を蛍光抗体法（蛍光色素としてAlexa Fluor 488を使用）を用いて可視化した顕微鏡写真．（C）免疫電子顕微鏡法（凍結超薄切片法）により，ラット下垂体プロラクチン細胞におけるプロラクチンの局在を金コロイドで標識した写真．細胞から開口分泌によって放出された瞬間の像．

すなわち探索したい標的物質が存在する仕組みで観察する方法である．一方，「蛍光標識法」は各種の蛍光物質（FITC，Alexa，Cy3，Qdot等）を用いて，抗原抗体反応が生じた部位を光らせることによって目的物質の局在を観察する方法で，この場合，この光を見出すための蛍光顕微鏡が必要となる．なお，蛍光標識法については，別途，詳細な解説がなされるので，本稿では基本的な内容を触れることにする．

酵素標識法では，標識物質としてdiaminobenzidine（DAB）を用いる．酵素反応液中に過酸化水素（H_2O_2）と horseradish peroxidase（HRP西洋わさびペルオキシダーゼ）が存在すると過酸化水素は$2H_2O_2 \rightleftarrows 2H_2O + O_2$の反応を起こし，ここで生じた酸素とDABが酸化沈殿反応を起こす．この酸化沈殿物（茶褐色で観察される）が顕微鏡下で標識物質として観察され，すなわち抗原抗体反応がおこった場所，抗原が存在する場所として可視化されることになる．

電子顕微鏡レベルでの免疫組織化学法（免疫電子顕微鏡法（免疫電顕法）Immunoelectron microscopy）では，抗原抗体複合物としてDAB-四酸化オスミウム（OsO_4）の沈殿物，あるいは金コロイドを標識物質として用い，可視化する．電子顕微鏡レベルでの蛍光抗体法は存在しない（図1）．

このように，免疫組織化学では「抗原」，「抗体」，「標識物質」が中心となる要素であり，常にこの3つの要素を考え，注意を払いながら反応を行うことが大切である．

II. 抗原の不動化と抗原の保存 〜背反する2つの要素をいかに両立させるかの重要性〜

免疫組織化学の目的は，目的物質（抗原）が細胞，組織のどこに存在するか（局在localization）を自らの目で確かめるということである．従って，試料作製を行う過程において，抗原の局在に影響を与えてはいけないことになる．そのために行うステップが，"固定"である．固定は単に細胞，組織の腐敗を防ぐという意味だけでなく，抗原の局在の不動化（固定）の意味を含むことになる．固定は化学的，あるいは物理的な処理で，光学顕微鏡レベルでの免疫組織化学試料観察ではホルムアルデヒド，電子顕微鏡レベルでの観察ではグルタールアルデヒドと四酸化オスミウムを用いた化学固定が一般的に行われる．

化学固定でどの様なことが起こっているかを簡単に記すと，細胞あるいは組織内のタンパク質，核酸，脂質分子どうし，あるいは分子内の特定なアミノ酸どうしを架橋して"ポリマー"が行われている．ポリマーになるとこれらの物質は化学的，物理的にも安定し，結果として腐敗や自己融解が防がれ，細胞，組織内における分子の移動も阻止される（不動化の完成）．

抗原物質となるのは主としてタンパク質であるが，一部の脂質，糖なども抗原となることもある．いずれにしても"抗原"であるということは，その検出に用意される"抗体"との間で「抗原抗体反応」を起こすことが必要である．この性質は"抗原性antigenesity"と称され，さらに厳密にいうと，抗原となり得る分子全体が抗原性を有しているわけではなく，それらの分子構造の中の特定部位が抗体との結合性を有していることが多い．この特定部位は"抗原決定基epitope"と呼ばれており，その大きさは通常，アミノ酸や糖にして数残基程度であることが多い．この抗原決定基の性状が変化すると，抗原はその抗原性を失い，抗体は抗原決定基を認識できず，従って抗原抗体反応が出来なくなる．生物試料の固定や様々な処理の過程で，抗原決定基がその性状を変えることなく抗原性を維持し続けること（「抗原性の保存」と称される）が抗原抗体反応には必要である．抗原性が保存されることは免疫組織化学にとっては極めて重要な要件となる．

生物試料は，そのままでは自己融解，腐敗をおこしてしまうので，また先に記した分子の不動化のために固定を行わなければならない．顕微鏡観察を行うための必要な作業である．しかし，固定によってタンパク質などが架橋され，ポリマーを構築すると，立体構造に変化が生じ，その結果として抗原決定基が分子構造によって包み込まれ，抗体と触れづらくなってしまうことがある（マスキングと呼ばれる）．この状態になると抗原抗体反応が起きづらくなり，すなわち抗原性が低下，あるいは失活することになる．つまり，固定は生物試料を観察するためには必須の作業であるが，一方で，免疫組織化学的には抗

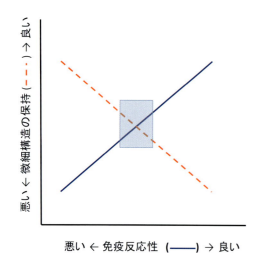

図2 固定の影響による微細構造保持と免疫反応性の相関を示した図

原性の失活という極めて大きな問題が生じることにもなる．ここに「抗原の不動化」と「抗原性の維持」という2つの重要なポイントが相反する状況が生じるのである．この相反事項をいかに両立させるか，言葉を換えると，双方にとってギリギリの妥協点を見出すかが常に課題となる（図2）．

上記に加えて，目的とする細胞，組織の種類，検出したい抗原の種類，使用する抗体の特性を考慮し，どの様な固定液を用いるかを考える必要がある．一般的，基本的には光学顕微鏡レベルの免疫組織化学を行う場合には，4％パラホルムアルデヒドとなるように0.1 Mリン酸緩衝液で調整した固定液が汎用されている．また，電子顕微鏡レベルの免疫組織化学では4％パラホルム－0.1～1％（抗原の種類や抗原性によって濃度を調整する）グルタールアルデヒドとなるように0.1 Mリン酸緩衝液で調整した固定液が用いられる．

III. 抗体

免疫組織化学がうまくいくか否かの大きな要因は一次抗体の選択にかかっている．信頼性が高く，染まり具合もきれいな免疫染色のためには良い抗体を用いることに尽きる．良い抗体とはいかなる抗体をいうのか．それは2つのポイント，すなわち特異性（specificity）と親和性（affinity）の高い抗体を良い抗体ということが出来る．特異性は，検出したい標的抗原だけを認識する精度であり，親和性は標的抗原への結合力の強さである．特異性が高ければ標的抗原以外の部位との非特異的結合が起こりづらくなり，また親和性が高い（力価の高い）抗体では，薄い濃度（大きな希釈倍率）の抗体で反応でき，結果としてきれいな免疫組織反応，免疫染色を効率よく行うことが出来る．

1. 抗体の構造

免疫グロブリンである抗体は2本の長いH鎖と2本のL鎖が結合し，全体としてY字形の形をなしている．H鎖とL鎖が対をなして並んでいる部分をFab部分，H鎖2本が並んでいる部分をFc部分という．従って，抗体はFab鎖の1対（2つ）とFcが1つから構成されている．哺乳類においては抗体はIgA, IgD, IgE, IgG, IgMの5つのクラスに大別される．免疫組織化学で用いる一次抗体はほとんどがIgGかIgMである．抗体をパパインという酵素で処理するとFab部分とFc部分に分離させることが出来る．また，ペプシンで処理するとFabが繋がったままF(ab')2とFcに分離する．このうち，抗体としての活性を有する，すなわち抗原と結合する抗原抗体反応を示すのはFabおよびF(ab')2であり，Fc部分には抗体としての活性がない．F(ab')2は還元反応によりFab'となり，これも抗原性を呈する．Fab, F(ab')2, Fab'は（Fc部分がないことにより）分子量が小さくなり，組織内への浸透度が高まる．また，Fc部分は細胞表面マーカー（Fcレセプター）と結合するが，Fc部分がないことによって，この細胞表面マーカーとの非特異的反応を起こす可能性がなくなり，従って抗原抗体反応における非特異反応の起こる可能性が減少するので二次抗体として好まれて汎用されることが多い（図3）．

2. 抗体の特異性

抗体の特異性はWestern blotting法による確認，抗原物質による吸収試験，抗原物質をコードするmRNAの検出などが行われる．Western blottingで予想される分子量と一致する単一バンドが確認出来ることがベストである．しかし，目的とするタンパク

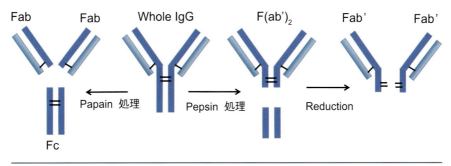

図3　抗体の基本構造とフラグメント

質(抗原)が電気泳動などによって分解し,そのために複数の反応(複数のバンド)が生じることもある.判断に迷う時には躊躇せず生化学の専門家などに相談することが一番である.

自身で抗体作製をしたり,抗原として用いた物質そのものを入手できる場合にはそれを用いて抗体吸収試験を行うことが出来る.さらに,検索標的となるタンパク質のmRNAに対するプローブが入手できる場合には,これを用いて *in situ* hybridizationを行い,その結果と,免疫組織化学の結果を比較検討することによって,抗体の信頼性を確認することも1つの方法といえる.

3. 抗体の親和性(力価)

抗体の持っている力価をそれ以上に高めることは不可能である.従って,作製時に力価の高い抗体作製を目指すことが望ましい.市販の抗体などで,推奨仕様希釈濃度の濃い(希釈倍率が大きい)抗体は一般的に力価が低く,希釈濃度の薄い(希釈倍率が小さい)抗体は一般的に力価が高いと言える.また,抗体は保存の仕方によって段々と力価が下がることがあるので,その保存には注意が必要である.手に入れた抗体が凍結乾燥してある場合には,指定量の超純水を加えて溶解し,少量(20 μl程度)ずつマイクロチューブに分注後,ディープフリーザーで−80°Cで凍結して保存することが一番望ましい.液体として手に入れた抗体も同程度に分注し,ディープフリーザーで−80°Cで凍結して保存することが出来る.これらの抗体を用いる時には凍結融解し,適切な希釈を行った後に使用する.この段階で,改めて再凍結することは,凍結融解の繰り返しによる抗体力価の低下を引き起こすことになるので絶対に避けるべきである.従って,余った抗体は4°Cで冷蔵保存し,出来るだけ早く使い切るようにしなければいけない.実際に用いる抗体の濃度がある程度判っている場合には最初の分注量等を調整し,使用時に抗体の余りが極力出ないようにストックすることも抗体を大切に用いるコツである.

実際に希釈して抗体として使用する場合は,我々は1%ウシ血清アルブミン(BSA : bovine serum albumin)を含む0.1 Mリン酸緩衝生理食塩水(PBS : phosphate-buffered saline)を用いている.BSAを添加することにより,抗体のチューブへの付着を防ぐとともに,実際の抗原抗体反応における非特異反応を軽減させる効果もあるからである.これまで使用したことのない抗体の至適希釈率を求める際には,1/50, 1/250, 1/500, 1/1,000というように,希釈倍率を5〜10倍ごとに,段階的にいくつか設定し,非特異的反応も起きず,出来るだけ抗体濃度の小さい,すなわち希釈倍率の小さい抗体(1/500と1/5,000のいずれでも十分な反応が観察されるのであれば1/5,000に希釈した抗体)を用いる.同じ抗原を検出することが出来る抗体が2種類あった場合,一方が1/200希釈,他方が1/2,000希釈で検出されるとすれば,後者のほうがはるかに,抗原との親和性が高い,すなわち力価が高いということになる.

4. 抗体の種類

抗体にはモノクローナル抗体(monoclonal antibody)とポリクローナル抗体(polyclonal antibody)の2種類がある.モノクローナル抗体は,抗原となる分子の単一のエピトープに対する抗体であり,ポリク

ローナル抗体は抗原のエピトープに対応する複数の認識部位を有する抗体である．モノクローナル抗体を用いた免疫染色では，非特異反応は起こりづらいが，試料の作製過程による抗原の修飾の状況によっては，モノクローナル抗体に対応する抗原のエピトープの変性やマスキング（実際はあるのに，ポリマー化などによって反応しにくいようになってしまう状態）によって，検出しにくい場合や，弱い反応しか出ない状況になることがある．

一方，ポリクローナル抗体では，複数のエピトープを認識し得るので，抗原抗体反応が出やすく，また強く反応しやすい．しかし，抗原分子以外にも反応して，非特異的反応も起こりやすいという欠点がある．

これらの特性を理解した上で，ある特別なエピトープを検出したい場合にはモノクローナル抗体を優先し，タンパク質の認識部位に拘らず，そのタンパクがある部位を強く同定したい場合にはポリクローナル抗体を用いればよい．

5. 交差性

抗体は通常，ラットのインスリンとか，マウスの成長ホルモンというように，ある動物（一般的には研究によく用いられる実験動物の抗原が多い）の抗原に対して作製するが，その抗原が動物間で必ず同一の構造であるわけでもない．この場合，作製された抗体が，動物種を超えて，抗原を認識し得るか否かは，不明なことがある．この性質を交差性という．動物種に関わらず，各動物に共通したペプチド配列を抗原にして抗体を作製すれば，この抗体を用いて，動物間の交差性が保たれ，どの動物でも染まるはずである．逆に，ある動物に特異的なペプチド配列を抗原にして抗体を作製すれば，その動物にしか反応しなくなり，交差性がないということになる．

6. 二次抗体

二次抗体は，一次抗体作製に用いた動物種の免疫グロブリンをヤギ，ヒツジ，ウサギ，ロバなどの動物に免疫して作製する．例えば，ラットに存在するAというタンパク質を抗原として，ウサギに免疫して（注射して）出来た抗体は「抗ラットAウサギIgG」となる．この場合，ウサギIgG（免疫グロブリン）をヤギに免疫して，出来た抗体は「抗ウサギIgGヤギIgG」ということになる．二次抗体には一次抗体全体を認識するものや一次抗体のFabやFc部分を認識するものがある．また，二次抗体には可視化に必要な標識物質が付加されていることが多く，例えば「抗ウサギIgG（H＋L）-HRP標識ヤギIgG（Fab）抗体」とあれば「一次抗体の免疫動物に用いたウサギのIgG（H＋L）に対するヤギのIgG（Fab）抗体で，標識物として酵素であるHRPが付いているという意味になる．二次抗体では初心者においてはまずは一次抗体の完全型（IgG（H＋L））に対する抗体を用いたほうが，ミスが少ないと思う．二次抗体の取り扱い（保存や注意点）は一次抗体と概ね同様である．

IV. 抗原抗体反応の可視化（標識物質の選択）

目的とする抗原を検出するために用いる抗体との抗原抗体反応が起こってもその場所が見えなければ意味がない．通常，抗体には"標識物質"が結合しており，この標識物質を見ることによって，間接的に「抗原抗体反応が生じた場所」（抗原の局在場所）を見ることになる．一次抗体に直接標識物質を結合させることもあるが（直接法），圧倒的に多く用いられているのは，二次抗体に標識物質を結合させて可視化をおこなう間接法である．二次抗体は一次抗体（二次抗体に対する抗原）に複数結合するので，多数の標識物質が結合することになり，免疫反応が増幅され，可視化がより明瞭になる利点がある．

標識物質には酵素と蛍光色素が大別される．前者を用いる場合は「酵素抗体法」，後者を用いる場合には「蛍光抗体法」とされる．蛍光抗体法については別途解説されるので，本稿では酵素抗体法について，まとめておく．

酵素抗体法にはPAP（peroxidase-anti-peroxidase complex）法，ABC（avidin-biotin-peroxidase complex）法，SAB（streptavidin-biotin-peroxidase complex）法などがある．頻用されているこの3つの方法について図解説明する．

(1) PAP法

二次抗体にHRPと抗HRP抗体の複合体が結合し，HRPを媒介として，酵素反応が起こり，その結果生

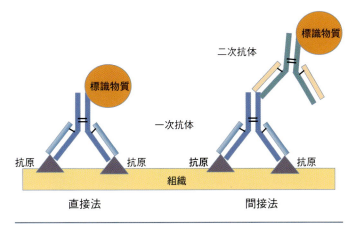

図4　直接法と間接法の原理

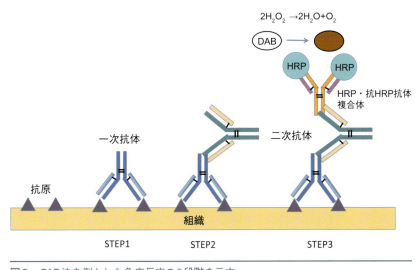

図5　PAP法を例とした免疫反応の3段階を示す

じた酸化沈殿物が見えるようになり，可視化が完成する（図4，図5）．

(2) ABC法

　糖タンパク質のavidinと低分子ビタミンであるbiotinの特異的結合力を利用し，予めHRPと結合したbiotinとavidinを反応させ，多くのHRPを有するavidin-biotin複合体を作成しておく．予めbiotin標識した二次抗体と一次抗体の間で反応を行い，さらにHRPが結合したavidin-biotin複合体を反応させると二次抗体に結合させたbiotinとHRPが結合したavidin-biotin複合体のavidin部分が結合反応を起こす．これによってHRPが多数標識された抗原抗体反応複合体が形成され，多数の酵素反応，すなわち増幅された酸化沈殿反応が起こり，見やすくなる（図6）．

(3) SAB法

　ABC法の変法で，biotin化した二次抗体と一次抗体の反応後，streptavidin-HRP複合体を反応させる．Streptavidinは*streptomyces abidinii*というグラム陽性細菌が合成するタンパク質で，biotinと強く結合する性質を有する．この性質を利用して，HRPを標識したstreptavidinを作成し，これをbiotin化した二次抗体と反応させ，一次抗体－biotin化二次抗体－streptavidin-HRP複合体といった結合体を構築すると多数のHRPが存在する場となり，その後の酵素反

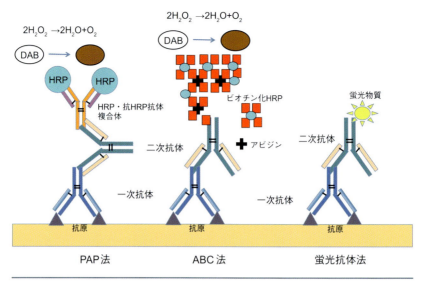

図6 PAP法，ABC法，蛍光抗体法の比較

応が増強されることになる．

HRPは酸化還元反応を引き起こす酵素であり，過酸化水素H_2O_2を酸化還元反応によってH_2OとO_2に分離する（$2H_2O_2 \rightleftarrows 2H_2O + O_2$）．ここで生じた酸素は，この酵素反応液に加えておいた発色剤であるDABを酸化し，茶褐色の酸化沈殿物を構成する．この茶褐色沈殿物を顕微鏡を通して観察することになる．HRPの代わりにalkaline phosphataze（ALP）を用いることがある．この場合にALPを標識した二次抗体を反応させ，その後，5-bromo, 4-chroro, 3-indolylphosphatase（BCIP）とnitro blue tetrazolium chloride（NBT）の含まれるpH 9.5のアルカリ水溶液中で反応させると，青紫色の沈殿が生じ，これを顕微鏡観察する．

[対照実験]

免疫染色が正しく作動しているか否かを確認することは重要な作業である．特に，初めて用いる抗体の場合には必修の作業である．対照実験には陽性対照実験（ポジティブ・コントロール）と陰性対照実験の2種類がある．陽性対照実験は，免疫染色そのものが正常に作動しているか否かを確認する実験で，確実に染色されることを確認するために，目的抗原が確実に存在することが判っている組織試料を用意し，実際に行う実験系と同じ条件で免疫染色を行い，予想通りに染色されることを確認する実験である．

一方，陰性対照実験は，目的抗原が確実にない組織標本や，一次抗体に過剰量の抗原を添加して，抗体を吸収した一次抗体，一次抗体の代わりに（免疫を受けていない）正常動物のIgG，あるいは一次抗体反応のステップを省いた実験系などを用いて，確実に染まらないことを確認する実験である．これらの実験を確実に行っておくことにより，実際の探索のための免疫染色時における染色状況を正確に判断することができる．

終わりに

免疫組織化学を的確に行うためには，試料作製過程における「固定」のステップが重要な要素となる．本講習会では，「組織の固定について」，「組織細胞化学のための標本作製の基本」と後述されるので，これらを参照されたい．また，電子顕微鏡レベルにおける免疫組織化学，すなわち免疫電子顕微鏡法も汎用される．紙面の関係でプロトコールを後ろに示すのみで詳細な説明は割愛するが，第36回組織細胞化学講習会テキスト（組織細胞化学2011 見るバイオサイエンス—基礎から最先端技術まで—）に「免疫電子顕微鏡の基礎と応用」（小澤一史 他）で詳細にまと

めているので，よろしければ参照されたい．

　免疫組織化学法は，方法論としてはおおよそ確立した手法であり，広く汎用される研究室でのルーチンワークと言っても過言ではない．従って，多くのマニュアルが分かり易く発表されており，初心者であってもだいたいは大きな問題を残すことなく遂行できる技術である．しかし，学会発表や論文上の結果を見ながら，長年の経験から，時々，「おやっ」と感じる発表に出会うこともまだ多々ある．これらは試料作製過程が不十分であったり，免疫染色の対照実験がきちんと確認されておらず，免疫反応の判定の読みに誤りがあったりする．自分の手許で行った反応において，組織標本の作製過程，用いた固定液や固定要件，用いた抗体の特異性の検定，用いた標識物質の適性，対照実験による確認，顕微鏡の扱いなど，常にチェックリストを用いながら確認する姿勢が大切である．「慣れ」で手を抜くことが一番の誤りのもとになることもしっかり銘記されたい．

　組織や細胞の「場」とその場に存在する「物質」の情報を一度に捉え，「場」の持つ「機能」を捉え，生命現象を解き明かす手段として，免疫組織化学法が正確に，またより広く用いられることを願う．本稿が多少なりともそのお役に立つのであれば，大きな喜びである．

文　　献

1) 千田隆夫，陳　華岳，清水洋二：免疫組織化学の原理と基礎．組織細胞化学2013（日本組織細胞化学会編），pp. 1–16, 2013.
2) 遠山育夫，加藤智子，柳沢大治郎，他：免疫組織化学の基礎と抗体の上手な使い方．組織細胞化学2016（日本組織細胞化学会編），pp. 1–17, 2016.
3) 加藤良平：酵素抗体法．染色・バイオイメージング実験ハンドブック　実験医学別冊，羊土社．
4) 小澤一史，澤井信彦，松﨑利行：免疫電子顕微鏡の基礎と応用．組織細胞化学2011（日本組織細胞化学会編），pp. 31–42, 2011.

光学顕微鏡（共焦点レーザ顕微鏡観察を含む）レベルでの免疫組織化学（酵素抗体法）の標準的プロトコール

［パラフィン切片の場合］

A．組織切片の作成

❶組織の固定：通常，灌流固定が推奨される．灌流固定が不都合な場合には，試料を出来るだけ小さくトリミングして，浸漬固定を行う．固定液は一般的には 4% パラホルムアルデヒド，4% パラホルムアルデヒド・0.1% ピクリン酸混合液などを用いる．室温で十分に灌流する．

> 注　固定液があまり冷却されすぎていると，血管攣縮を引き起こし，抹消まで固定液が回りづらくなるので注意．

❷組織の切り出し

❸浸漬固定：切り出した組織を灌流固定で用いたのと同じ固定液に浸漬する．この際には少し冷却した固定液（4℃）で数時間〜一晩固定する．

❹脱水：70% エタノールから順次 80%，90%，95%，100% エタノールに移行していく．それぞれの浸漬時間は組織の大きさにもよるが，少なくとも 1 時間くらいは浸漬する．この脱水は，慌てることなく，脱水不足が起こらないようにすることが大切．最後の 100% アルコールは 2〜3 回，新しいアルコールに変えて繰り返す．

❺脱アルコール：キシレン液に室温で 1〜2 時間浸漬する．キシレン液に浸漬する関係で，資料瓶は硝子製のものを使う．（プラスチック製のものだと，キシレン処理によって溶解する）

❻パラフィンの浸透と包埋，薄切
①キシレン・パラフィン混合液（1：1）60℃ で 1 時間〜一晩
②キシレン・パラフィン混合液（1：2）60℃ で 1 時間
③パラフィン液　1 時間×3
④包埋カップにパラフィンを満たして，薄切するときの方向を考慮して包埋する．
⑤カップごと冷水で冷やして固める．急激にカップを水に沈めると，パラフィンの塊に変形が起きやすく，後の作業がやりにくくなることがあるので慎重にゆっくりと固める．
⑥ミクロトームで厚さ 1〜10 mm の切片を作製する．
⑦ Poly-L-Lysine，aminosilane（APS）等で処理したスライドガラスに切片を貼り付ける．
⑧出来れば伸展器上で 40〜45℃ で 1 時間程度伸展，乾燥する．

B-1．免疫組織化学（酵素抗体法）

❶脱パラフィン
① キシレン　室温で 5 分（×3）
② 100% エタノール　室温で 5 分（×2）
③ 90% エタノール　室温で 5 分
④ 80% エタノール　室温で 5 分
⑤ 70% エタノール　室温で 5 分

❷ Phosphate-buffered saline（PBS）で洗浄する．
---必要な場合にはここで抗原の賦活化を行う---
抗原性賦活化
＊トリプシンやプロテアーゼを用いる酵素処理
＊マイクロウェーブやオートクレーブによる加熱処理

❸内因性ペルオキシダーゼ活性のブロック（重要！）：0.3% 過酸化水素付加メタノールに室温で 20〜30 分反応させる．0.5% 過ヨウ素酸水溶液で室温で 30 分程度反応させる方法もある．

❹ PBS で洗浄（5 分×3）

❺非特異的反応の除去：2〜10% 正常動物血清（二次抗体に用いる動物と同種の動物の血清）に試料をさらす．室温で 30 分．

❻一次抗体反応：ウェットな箱内にて 4℃ で 2 時間〜3 日間（抗体の力価などによって時間設定には幅がある）．一次抗体に非特異的結合抑制のために bovine serum albmin（BSA）やスキムミルクなどを添加することがある．

❼洗浄：PBSにて5分（×3）
❽二次抗体反応：酵素抗体法においての二次抗体にはPAP（peroxidase anti-peroxidase）法とABC（avidin biotin complex or SABC ; streptoavidin-biotin complex）法を用いるのが一般的である．二次抗体と室温で2時間程度反応させる．
❾PBSで洗浄（5分×3）
❿PAP複合体（あるいはavidin-biotin複合体，streptoavidin-biotin複合体）と反応（室温で2時間程度）
⓫PBSで洗浄（5分×3）
⓬発色：3,3′-diaminobentidine tetrahydrochloride（DAB）20 mgをTris-HCl緩衝液（pH 7.4）100 mLによく溶かす．この液に30%過酸化水素（H_2O_2）を20 μL加えて反応液とする．これに切片を浸す．顕微鏡で反応の程度を確認しながら，特異的な反応があり，かつバックグランドが低いぎりぎりの状態を見出す．そこで，切片を蒸留水に移し，反応を停止させる．
⓭核染色：10%ヘマトキシリンまたはメチルグリーンを用いて核染する．
⓮洗浄：水道水で（軽く水を流しながら）5分程度
⓯脱水：70%エタノールから順次2〜3分くらいずつ．80%，90%，95%，100%エタノールに移行していく．
⓰透徹：室温にてキシレンに浸す（1分×3）．
⓱封入
⓲観察

B-2．免疫組織化学（蛍光抗体法）
B-1の酵素抗体法の❶〜❼は同じである．
❽二次抗体（一次抗体を作製した動物の免疫グロブリンに対する抗体で，蛍光色素が標識されている．Alexa Fluor seriesが一般的によく用いられている．例えば緑色にAlexa 488，赤色にAlexa 568，594などを組み合わせて二重染色もよく行われる）．また同時にHoechst，DAPIなどの核染試薬を同時に反応させることもある．室温で2時間程度．この時，湿潤状態の反応箱を遮光することが大切！
❾洗浄：PBSで10分×3
❿封入：蛍光退色防止の薬剤が混入した封入剤を切片上に滴下，カバーガラスをかぶせる（気泡が入ると観察に邪魔になるので出来るだけ入らないように注意）．
⓫顕微鏡観察

［凍結切片の場合］
A．組織切片の作製
❶組織の固定：通常，灌流固定が推奨される．灌流固定が不都合な場合には，試料を出来るだけ小さくトリミングして，浸漬固定を行う．固定液は一般的には4%パラホルムアルデヒド，4%パラホルムアルデヒド・0.1%ピクリン酸混合液などを用いる．室温で十分に灌流する．

  注　固定液があまり冷却されすぎていると，血管攣縮を引き起こし，抹消まで固定液が回りづらくなるので注意．

❷組織の切り出し
❸浸漬固定：切り出した組織を灌流固定で用いたのと同じ固定液に浸漬する．この際には少し冷却した固定液（4℃）で数時間〜一晩固定する．
❹PBSにて洗浄（10分×3）
❺氷晶形成防止処置：凍結に伴う氷晶形成を防止するために30%スクロース/PBSに4℃の状態で，試料が試料瓶の底に沈むまで（大体2〜3日）浸漬する．
❻包埋
　①O.C.T compound（Tissue-Tek）に試料を包埋し，4℃で1〜2時間なじませる．
　②包埋カップにO.C.T compoundを満たし，切片の方向を考慮して包埋．
　③包埋カップごと液体窒素や液体炭酸ガスの気化を利用して凍結する．あまりやり過ぎると，試料が割れるので注意が必要．

❼薄切：クリオスタットを用いて厚さ 5〜50 mm の凍結切片を作製する．
❽ Poly-L-Lysine，APS 等で処理したスライドガラスに切片を貼り付ける．
❾乾燥：室温，あるいはドライヤーなどを用いて乾燥する．出来上がった切片は，−20℃ のフリーザーなどで保存することが出来る．

B. 免疫組織化学（蛍光抗体法）

凍結切片を用いて酵素抗体法を行うこともあるが，多くは蛍光抗体法を用いている．

❶ PBS で洗浄する．
　---必要な場合にはここで抗原の賦活化を行う---
　　抗原性賦活化
　　＊トリプシンやプロテアーゼを用いる酵素処理
　　＊マイクロウェーブやオートクレーブによる加熱処理
❷内因性ペルオキシダーゼ活性のブロック（重要！）：0.3% 過酸化水素付加メタノールに室温で 20〜30 分反応させる．0.5% 過ヨウ素酸水溶液で室温で 30 分程度反応させる方法もある．
❸ PBS で洗浄（5 分×3）
❹非特異的反応の除去：2〜10% 正常動物血清（二次抗体に用いる動物と同種の動物の血清）に試料をさらす．室温で 30 分．
❺一次抗体反応：ウェットな箱内にて 4℃ で 2 時間〜3 日間（抗体の力価などによって時間設定には幅がある）．一次抗体に非特異的結合抑制のために BSA やスキムミルクなどを添加することがある．
❻洗浄：PBS にて 5 分（×3）
❼二次抗体（一次抗体を作製した動物の免疫グロブリンに対する抗体で，蛍光色素が標識されている．Alexa Fluor series が一般的によく用いられている．例えば緑色に Alexa 488，赤色に Alexa 568，594 などを組み合わせて二重染色もよく行われる）．また同時に Hoechst, DAPI などの核染試薬を同時に反応させることもある．室温で 2 時間程度．この時，湿潤状態の反応箱を遮光することが大切！
❽洗浄：PBS で 10 分×3
❾封入：蛍光退色防止の薬剤が混入した封入剤を切片上に滴下，カバーガラスをかぶせる（気泡が入ると観察に邪魔になるので出来るだけ入らないように注意）．
❿顕微鏡観察

蛍光抗体法による多重染色

　従来の蛍光抗体法の多重染色は，異なる蛍光色素をラベルした異なる動物によって免疫した一次抗体を混ぜて行う（直接法）か，異なる動物によって免疫した一次抗体と蛍光色素二次抗体による間接法が一般的である．しかし，なかなか異種間免疫抗体を組み合わせることが難しいケースもある．最近では間接法において，第 1 回目の免疫反応後，同じ動物で免疫した別の抗体を用いて 2 回目の免疫反応を行い，交叉反応を防ぐ手段も考えられている．例えば，1 回目の反応と 2 回目の反応の間で，10 mM クエン酸緩衝液（pH 6.0）で 9 を用いて 90℃ で 15〜20 分反応させることによって最初の抗原抗体反応を失活させることができる．ただし，加熱によっても退色しない耐熱性の蛍光色素（FITC，Rodamin，Cy3，Cy5 など）を利用する必要がある．また Zenon 標識テクノロジー（Invitorogen）を用いた AlexaFluor などの高感度蛍光色素利用による方法も開発されつつある．

❺脱水：上昇アルコール（エタノール）系列で脱水を行う
　70% エタノール　（4°C，10 分 × 2）
　80% エタノール　（4°C，10 分 × 2）
　90% エタノール　（4°C，10 分 × 2）
　95% エタノール　（4°C，10 分 × 2）
　100% エタノール　（4°C，10 分 × 2）
　プロピレン オキサイド　propyrene oxide（4°C，10 分 × 2）
❻重合処理（樹脂へのなじませ）
　プロピレン オキサイド：エポキシ樹脂＝ 1：1 に 2〜3 時間
　プロピレン オキサイド：エポキシ樹脂＝ 1：3 に 6 時間〜一晩
❼エポキシ樹脂に包埋（60°C，3 日間）
❽超薄切片作製，切片をグリット（メッシュ）に回収．包埋後免疫反応法ではエッチング操作などの際の化学的反応を考慮し，グリット（メッシュ）を銅製ではなくニッケル製のグリット（メッシュ）を用いる．
❾エッチング Echting：1〜3% のメタ過ヨウ素酸ナトリウム溶液，あるいは 5〜10% 程度の過酸化水素溶液に反応させ，抗原の露出を促す．
❿ 0.1 M PB で洗浄（5 分 × 3）
⓫非特異反応を抑えるためのブロッキング：1〜5% BSA/PBS に切片の載ったグリット（メッシュ）を 15〜20 分反応させる．
⓬一次抗体との免疫反応（室温 2〜3 時間，または 4°C 一晩）：シャーレに濾紙を引き，蒸留水をかけ，湿らす（抗体の蒸発を防ぐ）．その上に，パラフィルムをひき，そこに一次抗体の droplet（30 μL 前後）を作り，この中に切片を上にした状態でグリット（メッシュ）を沈めるか，切片の載った面を下にして droplet に浮かべる．そして，シャーレのふたをして反応を進める．
⓭ 0.1 M PB で洗浄（5 分 × 3）（培養用の 6 穴，12 穴のディッシュを洗浄用に用いると，使い勝手がよい）
⓮金コロイド標識二次抗体（或いは金コロイド標識 protein-A）との反応．市販の抗体を 0.1 M PB で希釈し，一次抗体の反応方法と同様にして，反応させる（室温，2 時間）．
⓯ 0.1 M PB で洗浄，さらに蒸留水で洗浄する．
⓰電子染色：酢酸ウラニル，クエン酸鉛で染色．
⓱電子顕微鏡観察

V．LR White 包埋試料を用いた包埋後免疫反応法

❶ 0.1 M カコジル酸緩衝液で調整した固定液で固定後，細切後，同緩衝液で洗浄（この後の酢酸ウラニルによるブロック染色のために，リン酸緩衝液を用いるとリン酸と酢酸ウラニルが反応して，試料が汚くなるので，ここではカコジル酸緩衝液を用いる．ただし，カコジル酸にはヒ素成分が含まれており使用後の処理に十分な注意が必要である）．
❷ 50 mM マレイン酸緩衝液で洗浄
　（LR White の場合にはエッチングはしない）
❸ 2% 酢酸ウラニル/50 mM マレイン酸緩衝液でブロック染色（室温，1 時間）：この時に必ず遮光すること
❹脱水：親水性樹脂に包埋することを利用して，<u>部分的な脱水法</u>で，脱水による抗原性の低下を防ぐことができる．
　50% エタノールで軽く洗浄
　70% エタノール（10 分 × 2）
❺包埋剤へのなじませ
　70% エタノール：LR White ＝ 1：1（30 分 × 2）
　純粋な LR White（30 分 × 2）
❻ LR White 包埋：ゼラチンカプセルに LR White を満たし，試料をその中に包埋する．（50°C，3 日間）
❼以後，超薄切片作製，免疫反応を上述と同様に行う．金コロイド標識二次抗体との反応，洗浄後，1% 四酸化オスミウムの droplet に切片を浮かばせて，オスミウムによるコントラストをつける（15〜20 分）．乾燥後，クエン酸鉛による軽い電子染色を施し，電顕観察を行う．

VI. 凍結超薄切片法

❶ 固定：試料を細切し，固定液（4%パラフォルムアルデヒド–0.5～1%グルタールアルデヒド–0.2%ピクリン酸を含む 0.1 M PB など）で 2 時間ほど軽く固定する．

❷ 2.3 M 蔗糖液に 30 分～一晩浸漬する（氷晶防止操作）．

❸ 液体窒素冷却下プロパンあるいは直接液体窒素で凍結．蔗糖を接着剤として組織試料を試料ホルダーに載せる．この際に，薄切すべき部位に付いている過剰な蔗糖液を濾紙で十分に吸い取る．

❹ 凍結超薄ミクロトームを用いての薄切．薄切はチャンバー内の条件や室温などに左右されるので，最適の薄切環境を見出すことが重要である．薄切した切片は，睫毛を利用したプローブで回収．この際に，静電気が発生すると切片が飛んでしまうことがしばしばある．ミクロトーム本体のアース設定，静電気防止装置などの利用が望まれる．

❺ 切片の回収：徳安法による蔗糖を用いた回収が一般的である．ピックアップ液によって切片をグリッドに回収する．

> **注** ピックアップ液：0.1 M PB (pH 7.4) 中に 2.0 M 蔗糖と 0.75%ゼラチンを含む溶液

切片の載っている面を下にして，0.3%アガロースと 1%ゼラチンからなるプレートに置き，切片回収に用いた蔗糖を拡散させる．その後，プレートを作製したシャーレを室温に戻すと液化し，切片の載ったグリッドが浮かぶ．

❻ 0.01% glycine を含む PBS を加えて，グリッドを浮かせる．

❼ 切片を glycine-PBS で洗浄し，固定液を十分に洗い流す．Glycine は不飽和のアルデヒド基をブロックする作用を有する．

❽ 非特異反応のブロックのために，1% BSA で 2 時間反応させる．

❾ 一次抗体で反応（2～12 時間）．

❿ Glycine-PBS で洗浄．

⓫ 金コロイド標識した二次抗体，あるいはプロテイン-A と反応（2 時間）．

⓬ PBS でよく洗浄する．

⓭ 1% グルタールの加わった 0.1 M PB で 5 分間，再固定．

⓮ 0.1 M PB で洗浄．

⓯ 1% 四酸化オスミウム溶液で 15 分間固定．

⓰ 7% 蔗糖を含む蒸留水で洗浄．

⓱ ベルナールアセテート緩衝酢酸ウラニールで約 20 分ブロック染色．

⓲ アルコール上昇系列で脱水．

⓳ （加速剤の入っていない）100% LR White に 2 回浸し薄い包埋をする．グリッドを濾紙で挟み，余分な樹脂を取り除く．

⓴ 60°C で一晩重合する．

㉑ 場合によって，酢酸ウラン，クエン酸鉛による電子染色を施して，電顕観察する．

組織の固定について―形をみて機能を識る大切な入口―

宮崎　龍彦

Key words：固定（fixation），化学固定（chemical fixation），物理固定（physical fixation），架橋剤（cross-linking fixative），ホルムアルデヒド（formaldehyde），グルタルアルデヒド（glutaraldehyde），エタノール（ethanol），浸漬固定（immersion fixation），培養細胞（cultured cells），灌流固定（perfusion fixation），マウス（mouse）

はじめに

　組織の固定の理想は生体の中で営まれている活動の形態がそのままに不溶化，不動化されることであり，四半世紀前の本書に渡辺慶一先生は以下のように記述している．「組織形態学に於ける"固定"の意義は，組織，細胞の構造の正確な保持にあることは論を待たないところであろう．そのためには組織，細胞の構造，構築の主成分であるタンパク質，その他，糖質，脂質，あるいはこれらの複合物質が融解，流出しないよう不動化（immobilization）すること，すなわち"固定（fixation）"が必要となる．通常の光顕，電顕による形態観察ばかりでなく，これが酵素組織化学，免疫組織化学になるとその局在観察を行おうとしている物質が素早く不動化され，あるべき場所に正確に止められていなければならないし，この要件は電顕観察ではさらに厳しいものとなる．そればかりか，それらの物質の酵素活性や，抗原性，あるいはRNA，DNAの *in situ* hybridizationではそれらの相補性が充分に保存されていなければならない．このように，組織化学に於ける"固定"には，①組織，細胞の構造，および観察の主目的にあたる種々の生物活性を持った物質の迅速，厳密な不動化という要件の他に，②それらの生物活性をできるだけ正常に近い状態に保存しなければならないという，もう一つの要件も加わってくる．そして，この①と②は全く相反するものである．即ち，①の要件を厳密に満たそうとすると②はそれだけ多く失活するし，②の要件を完璧なものにしようとすると①はかなり損なわれる．これら，2つの要件をバランスよく満たす"固定"を行うことは大変なことである．」[1]．この基本は現在でも全く変わりなく，これを充分理解した上で目的に最適な固定法を選択することが重要である．

　組織を固定することは，時間軸を止めることであるが，実際にはその組織・細胞が循環不全に陥った瞬間から自己融解や腐敗という望ましくない変化が始まる．そのため，迅速に固定を行うことが必須となる．一般的に用いられるホルムアルデヒドなどの架橋剤による化学固定では組織への浸透速度は2 mm/Hr.程度である．これでは組織塊の中心部では固定が完了する前に生理活性物質の移動・失活・分解や組織の自己融解が起こってしまう．そこで用いられる手法が灌流固定である．本稿ではまず固定の原理と固定剤，固定の条件および組織と培養細胞の標準的なプロトコールについて述べ，続いて灌流固定について実例を示しながら解説する．

I. 固定の原理と固定剤，固定の条件

　固定とは生物を構成する分子を不動化し安定化させることによって達成される．これは分子を本来の場所に留めることで，分子に対して「Freeze!」と命じ従わせるということになる[2]．文字通り凍結（Freeze）を用いた固定法もあり，多くの点で優れた方法であるが，これについては別稿で解説される．ここでは，固定法の分類と薬剤を用いた固定の原理について述べる．

岐阜大学医学部附属病院病理部

1. 化学固定と物理固定

固定法は大きく分けて化学固定と物理固定に大別できる．

1）化学固定（chemical fixation）

細胞組織内の高分子物質の分子内または分子同士を架橋固定剤（cross-linking fixative）によって架橋することによる固定を化学固定という．主な固定剤としてはホルムアルデヒド（formaldehyde），グルタルアルデヒド（glutaraldehyde），四酸化オスミウム（osmium tetroxide）がある．ホルムアルデヒドによる架橋反応は可逆的で，熱処理などによってある程度外すことが可能である．この反応は架橋剤自体が固定される分子の間に入り込むものであり，固定される分子の性質に与える影響が少なく酵素組織化学や免疫組織化学に適している．架橋の程度（固定の深さ）や部位（エピトープそのものやその周辺が架橋されるか否か）によっては酵素活性や抗原性に影響を与えることもあるので，固定剤の種類や固定条件が染色および解析の結果に大きな影響を及ぼす．

2）物理的固定（physical fixation）

一方で，物理的固定とは凝固剤（coagulating fixative）によって分子に変性（denature）と凝固沈殿（coagulation and precipitation）をもたらす固定と，凍結もしくは加熱による熱変性により分子を不動化する固定のことをいう．エタノール，アセトン，ピクリン酸がよく用いられ，他にも酢酸，クロロホルムなどが補助的に用いられることがある．これらの薬剤によってタンパク質では水分子が除去されてアミノ酸と有機溶媒間に水素結合が形成され，またアミノ酸間の水素結合が破壊されて変性（二次，三次構造の変化）し，それらが塊状になって凝固沈殿が起こる．加熱により，アミノ酸間の水素結合と疎水結合が破壊されて新しい結合が形成され，さらに時間経過とともに新しいS-S結合が形成されることにより変性と凝集が起こる[3]．これらの反応は不可逆的で，しかも固定された分子はかならずしも不動化しておらず，流失の可能性もある．そのため，形態の保持には必ずしも最適ではないが，主に凍結切片の固定には種々の組み合わせで使われている．架橋剤と凝固沈殿剤の作用の概念図を図1に示す．

2. 代表的な固定剤

固定に用いられる薬剤はいずれも刺激性や腐食性が強く人体に有害である．多くは労働安全衛生法の特定化学物質障害予防規則（特化則）や有機溶剤中毒予防規則（有機則）で取扱方法が規制されており，実際の使用にあたっては吸入・接触をできるだけ避けるように注意を要する．できるだけ局所排気装置内（ドラフトなど）で扱うようにする．特に，ホルムアルデヒドは化学物質排出把握管理促進法（PRTR法）や化学物質審査規制法（化審法）でも規制されており，廃棄にあたっては固化するかタンクに貯留するかして専門の廃棄物処理業者に処理を委託する必要がある．努々，実験室の排水口に流すようなことはあってはならない（表1）．

2-1. 化学的固定剤

1）ホルムアルデヒド（formaldehyde, CH₂O, HCHO）

架橋剤の最も代表的なものである．アルデヒドの中で最も単純な構造を持つ．ホルムアルデヒド単量

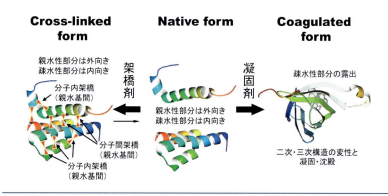

図1　化学固定（架橋剤）と物理固定（凝固剤）によるタンパク質の固定作用

表1 代表的な化学固定剤

	ホルムアルデヒド	グルタルアルデヒド	四酸化オスミウム
化学式	HCHO	OHC(CH$_2$)$_3$CHO	OsO$_4$
固定対象物質	アミノ酸 タンパク質 核酸 脂質	アミノ酸 タンパク質 核酸	脂質
架橋形成の強さ	強い	非常に強い	強い
組織浸透性	良い	悪い	悪い
電子散乱力（電顕像形成力）	ない	ない	強い
用途	光顕観察用試料一次固定	電顕観察用試料一次固定	電顕観察用試料後固定

体は刺激臭を持つ無色の気体である．これが重合したものがパラホルムアルデヒド（paraformaldehyde, HO(CH$_2$O)nH）で，白色の粉末，若しくは顆粒として販売されている．ホルムアルデヒドの飽和（c.a. 37% w/v）水溶液をホルマリン溶液と呼ぶ．ホルムアルデヒドは自然酸化によりギ酸とメタノールに分解してしまうため，これを防ぐために約10％のメタノールが添加されて市販されている．これを水で10％に希釈したものが10％ホルマリンである．よって10％ホルマリンのホルムアルデヒド濃度は約3.7％になる．ホルマリンはギ酸の影響を受けて強酸性になるため，酵素活性や抗原性，核酸の保存には向いておらず，後述する4％パラホルムアルデヒド溶液（4% PFA/PB），または中性緩衝ホルマリンを使用するべきである．市販の中性緩衝ホルマリンと中性ホルマリンは以下の点で異なる．中性緩衝ホルマリンはリン酸バッファーで緩衝してあるため希釈してもpHが7.4～7.6に保たれる．一方，中性ホルマリンはホルマリン溶液に沈降炭酸カルシウムや炭酸マグネシウムを加えてギ酸を中和したもので，希釈するとpH 4.0程度になる．よって緩衝のつかない「中性ホルマリン」の使用は薦められない．また，施設によっては未だ20％ホルマリンを使用しているところもあるが，10％ホルマリンに比べて組織への浸透が良い以外は，過固定や酸化の進行により，形態・抗原性・核酸いずれの保存に関しても優れているところはない．むしろ，後述するように検体とホルマリン液の量的関係，即ち組織に対して充分量の固定液を使用することが大切である．

4％パラホルムアルデヒド（4% PFA/PB）溶液は，パラホルムアルデヒドを0.1 Mリン酸緩衝液（phosphate buffer：PB）で溶解したものであり，pHや浸透圧をコントロールできるため形態の保持，結果の再現性が高くなる（表2-❶）（図2）．

ホルムアルデヒドによる架橋反応はグルタルアルデヒドに比べると弱く不安定であり，電顕レベルの微細構造の保持には不十分である．一方で組織への浸透性はよいし，架橋反応に可逆性があるため，免疫組織化学染色を行う際に熱処理を行って，抗原性の再賦活化（antigen retrieval）を行うことができる．そのため，免疫電顕（電顕標本の免疫組織化学染色）を行う場合には，後述のように塩化カルシウムや塩化マグネシウムを加えたパラホルムアルデヒド溶液による標準化固定法を用いることもある[3]（表2-❺）．

ホルムアルデヒドによるタンパク質の架橋反応は下記のごとく複数の段階で進行すると考えられている[2]．即ち；

①ホルムアルデヒドがタンパク質の側鎖やアミノ末端と反応してメチロール基を付加（図2（a）①）．

②メチロール基の一部は脱水してシッフ塩基（イミン）を形成（図2（a）②）．

③シッフ塩基が同一タンパク質内または別のタンパク質の側鎖やアミノ末端と反応してメチレン橋（methylene bridge）による架橋を形成（図2（a）③）．

また，ホルムアルデヒドは下記のごとくアミノ酸のチオール基にも同様にメチレン橋を形成する．

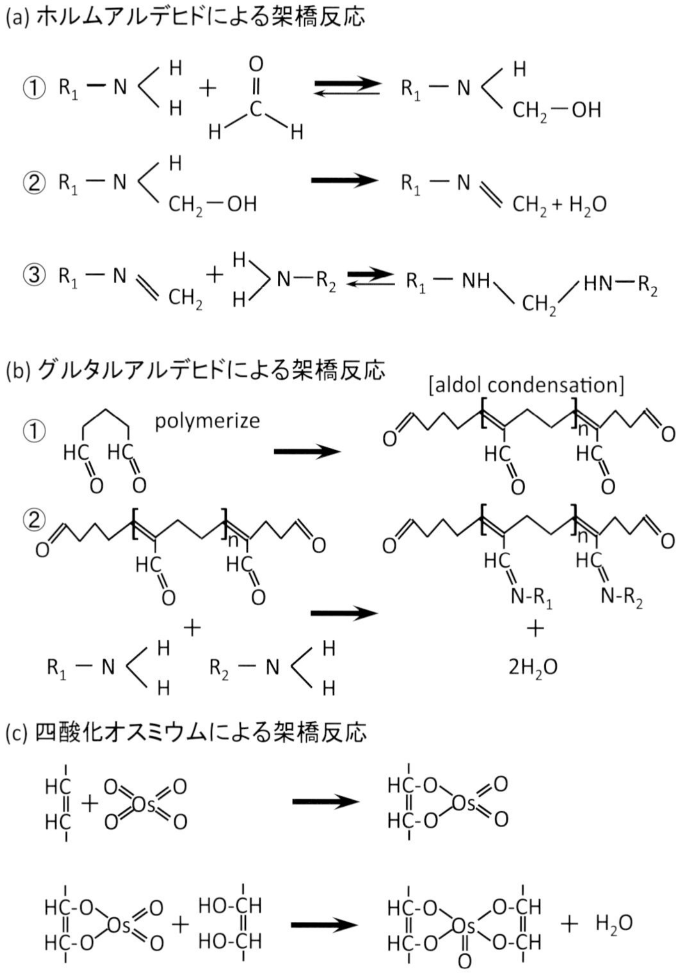

(a) ホルムアルデヒドによる架橋反応

① $R_1-NH_2 + HCHO \rightleftharpoons R_1-NH-CH_2-OH$

② $R_1-NH-CH_2-OH \rightarrow R_1-N=CH_2 + H_2O$

③ $R_1-N=CH_2 + H_2N-R_2 \rightleftharpoons R_1-NH-CH_2-HN-R_2$

(b) グルタルアルデヒドによる架橋反応

① グルタルアルデヒド polymerize → [aldol condensation] オリゴマー/ポリマー

② オリゴマー/ポリマー + R_1-NH_2 + R_2-NH_2 → 架橋体 + $2H_2O$

(c) 四酸化オスミウムによる架橋反応

アルケン + OsO_4 → オスミウム酸エステル

オスミウム酸エステル + ジオール → 架橋体 + H_2O

図2　化学固定剤によるタンパク質の架橋作用

R_1-SH + O=CH$_2$ ⇔ R_1-S-CH$_2$OH
R_1-S-CH$_2$OH + SHR$_2$ ⇔ R_1-S-CH$_2$-S-R$_2$ + H$_2$O

　これらの架橋の大部分は加熱によって開裂する．この原理を応用して，免疫組織化学染色に於ける抗原性の再賦活化の熱処理が行われる[4]．

2）グルタルアルデヒド（glutaraldehyde, C$_5$H$_8$O$_2$, OHC(CH$_2$)$_3$CHO）

　グルタルアルデヒドは，主に電子顕微鏡標本の固定に用いられる架橋剤である．ホルムアルデヒドと同様に主にアミノ基と結合してシッフ塩基（イミン）を形成し，さらに他の官能基と結合し，安定した架橋を形成する．ホルムアルデヒドに比べて架橋は強固で，組織の微細構造が良く保たれ，加熱や酸に対しても安定している．水溶液中では，ジアルデヒド（図2(b)①），一水和物，二水和物，環状ヘミアセタールの混合物であるが，強固な蛋白の架橋は，モノマーが持つ2個のアルデヒド基で架橋されるのではなく，アルドール縮合によって形成されたオリゴマー/ポリマーにより形成されるものと考えられている（図2(b)②）[2,3,5]．架橋が強固な一方で，組織への浸透性は低く，ホルムアルデヒドの1/10程度で，均一に固定されるのは組織の辺縁0.2 mm程度といわれている．そのため単体で固定液として使用されることは殆ど無く，4% PFA/PBに0.1～5%の濃度で混和して使用されることが多い．強固な架橋により酵

表 2　組織学的解析に用いられる固定剤とその調製プロトコール

❶ 4% パラホルムアルデヒド（PFA）/0.1 M リン酸緩衝液（pH 7.4）
　A 液　0.2 M リン酸緩衝液（pH 7.4）（0.2 M PB）
　　原液①　リン酸水素二ナトリウム・12 水和物（Na$_2$HPO$_4$-12H$_2$O）270.7 g を蒸留水で撹拌溶解し 3.5 L とする．
　　　（1 L 原液には 193.4 g）4℃ または室温で保存．
　　原液②　リン酸二水素ナトリウム・2 水和物（NaH$_2$PO$_4$-2H$_2$O）31.2 g を蒸留水で撹拌溶解し 1.0 L とする．4℃ または室温で保存．
　　[調製]　用時調製推奨．原液①をビーカーに適当量とり，pH メーターでチェックしながら原液②を加え，pH 7.4 に合わせる．概ね原液①と原液②は 3：1 前後で pH 7.4 になるはずである．カビが生えやすいので，0.02% アジ化ナトリウム（NaN$_3$）を添加，若しくはオートクレーブして 4℃ 保存する．4℃ 保存で 1〜2 ヶ月は使える．
　B 液（16% PFA）溶液　調製はかならずドラフト中で行う．
　　ヒーティングスターラ上で，200 ml のビーカー若しくは三角フラスコに蒸留水 80 ml をとり，パラホルムアルデヒド（paraformaldehyde）16 g を投入する．撹拌しながら約 60℃ まで加温する．白濁するので，1 N NaOH を数滴，透明になるまでゆっくり入れる．あら熱を取り，蒸留水で 100 ml にする．僅かに溶け残りが出るので，No. 2 グレードの濾紙で濾過して密閉できる褐色ビンにとる．4℃ 保存で 1〜2 ヶ月は使える．
　　[調製]　A 液と B 液と蒸留水を 2：1：1 で混合し，4% パラホルムアルデヒド溶液として使用する．原則として用時調製．ドラフト内もしくは局所排気付きの実験台で行う．保存するときは 4℃ で保存．2〜3 日以内に使い切ることを推奨．

❷ 4% PLP 固定液（periodate-lysine-paraformaldehyde，原法は 2%）
　C 液（0.1 M lysine/0.05 M リン酸緩衝液，pH 7.4）：1.83 g のリジン塩酸を 50 ml の蒸留水に溶解する．0.1 M Na$_2$HPO$_4$ で pH 7.4 に調整．0.1 M リン酸緩衝液 pH 7.4 を加えて 100 ml とする．4℃ 保存で 10 日間程度使用可能．
　　[調製]　C 液と上記 B 液（16% PFA）を 1：3 で混合し，メタ過ヨウ素酸ナトリウム（sodium metaperiodate：NaIO$_4$）を 214 mg/dl の割合で溶解する．用時調製．

❸ ザンボニ（Zamboni）固定液（0.2% picric acid ＋ 2% paraformaldehyde）
　D 液（飽和ピクリン酸溶液）ピクリン酸 2.1 g を 150 ml の蒸留水に溶解する．過飽和となるので，No. 2 グレードの濾紙で濾過する．
　E 液（320 mOsm PB）
　　スターラ上で 800 ml の蒸留水にリン酸二水素ナトリウム・2 水塩（NaH$_2$PO$_4$-2H$_2$O）3.74 g，リン酸水素二ナトリウム・12 水塩（Na$_2$HPO$_4$-12H$_2$O）45.1 g を撹拌溶解し蒸溜水で最終 1.0 L に調整する．
　　[調製]　上記 B 液（16% PFA）125 ml，D 液 150 ml を混ぜ，E 液を加えて最終 1.0 L に．

❹ 電子顕微鏡固定液（4% パラホルムアルデヒド＋2.5% グルタルアルデヒド/1.25 mM 塩化カルシウム（CaCl$_2$）/1.25 mM 塩化マグネシウム（MgCl$_2$）/0.1 M リン酸緩衝液固定液）
　F 液（1 M CaCl$_2$）スターラ上で蒸留水もしくは超純水 150 ml に 22.2 g の CaCl$_2$ を撹拌溶解し，200 ml にメスアップする．調製後オートクレーブし，4℃ もしくは室温保存．
　G 液（1 M MgCl$_2$）スターラ上で蒸留水もしくは超純水 150 ml に 40.6 g の MgCl$_2$ を撹拌溶解し，200 ml にメスアップする．調製後オートクレーブし，4℃ もしくは室温保存．
　[調製]
　　上記 A 液（0.2 M PB）　12.5 ml
　　上記 B 液（16% PFA）　10 ml
　　25% グルタルアルデヒド液（市販されている，電子顕微鏡グレードを使用）2.5 ml
　　F 液　50 µl
　　G 液　50 µl を混合する．作業はドラフト内で行う．
　　＊グルタルアルデヒド濃度を 0.5% や 1.0% とする変法もある．

❺ 標準化固定法用固定液（免疫電顕用）
　① 灌流固定液（4% PFA ＋ 2.5 mM CaCl$_2$＋1.25 mM MgCl$_2$＋2.9% glucose/0.1 M HEPES buffer pH 7.4）
　　1 M HEPES 緩衝液　HEPES 23.8 g を 75 ml の蒸留水に溶解，pH メーターでモニターしながら 5 N NaOH で目的の pH に調製，蒸留水で 100 ml にメスアップ
　　1 M HEPES（pH 7.4）　10 ml
　　上記 B 液（16% PFA）　25 ml
　　グルコース　2.9 g
　　上記 F 液　250 µl
　　上記 G 液　125 µl を混合し，蒸留水で 100 ml にメスアップ．作業はドラフト内で．
　② 浸漬固定液（4% PFA ＋ 2.5 mM CaCl$_2$＋1.25 mM MgCl$_2$＋2.9% glucose/0.1 M HEPER buffer pH 8.5）
　　1 M HEPES（pH 8.5）　10 ml
　　上記 B 液（16% PFA）　25 ml
　　グルコース　2.0 g
　　上記 F 液　250 µl
　　上記 G 液　125 µl を混合し，蒸留水で 100 ml にメスアップ．作業はドラフト内で．

❻ 2% 四酸化オスミウム液（電子顕微鏡後固定液）有毒，揮発性．取扱はドラフト内で．
　四酸化オスミウム　1 g（1 アンプル）を 50 ml の蒸留水で溶解（溶解に時間がかかる）
　二重蓋のできる褐色ビンにラベルを剥がしてアンプルごと入れ，蒸留水を入れて振盪し，褐色ビンの中でアンプルを割って撹拌．揮発性が強いので，二重蓋をしてパラフィルム等で密閉し，4℃ 保存．1% で使用する場合は 0.1 M PB（pH 7.4）で希釈．

素活性や抗原性も低下するため，電顕による微細構造観察には比較的高濃度で，酵素組織化学や免疫組織化学などエピトープの立体構造の保持が必要な場合には低濃度で用いられる．

グルタルアルデヒドは独特の臭気があり揮発性も刺激性も強く，毒性もあるので取り扱いは必ずドラフト内で行い，水溶液は使い切りを原則とする．短期間保存するときは密閉できる褐色ビンに入れて4°Cで保存する．

3）四酸化オスミウム（Osmium tetroxide, OsO₄）

四酸化オスミウムは，脂肪酸の不飽和結合（二重結合）と反応して脂肪酸に付加され，さらに他の脂肪酸の不飽和結合と反応して脂肪酸を架橋することで脂質を固定すると考えられている．よって，細胞膜・細胞内小器官の脂質二重膜や細胞内脂肪滴表面のリン脂質の固定に用いられ，電顕観察に於ける微細構造の保持に重要である．リン酸緩衝1％溶液として用いられることが多い．四酸化オスミウムはタンパク質も強固に固定するが，高次構造の破壊や切断も伴うため生物活性の保存は非常に悪く，また，組織への浸透性は悪いので組織化学の一次固定に用いられることは殆どなく，**電顕標本作成の後固定液として用いられる**．

腐食作用が極めて強いので，必ずドラフト中でゴム手袋着用の上で扱う．独特の臭いを感じたら，自分の嗅神経の一部も固定されてしまったと思って良い．1 gのアンプルで販売されているので，ラベルを剥がして糊をきれいにとり，可能なら超音波洗浄して後，二重蓋のできる専用の褐色ビンに入れ，必要量の蒸留水もしくはPBを加え，蓋をして強く振盪し，ビンの中でアンプルを割る．さらにそれを別の密閉容器に入れて冷蔵保存する．**オスミウムも前述のグルタルアルデヒドも，サンプルや抗体を保管する冷蔵庫には入れてはいけない**．オスミウムの蒸気がコンタミするとすべてが固定される．その場合，冷蔵庫の内壁が黒く染まるので失敗はすぐ判る．

2-2．代表的な物理的固定剤（凝固沈殿剤）

1）エタノール（ethanol, C₂H₆O, CH₃CH₂OH）

エタノールなど極性有機溶媒によるタンパク質への作用は，エタノールの持つ脱水作用によってアミノ酸と有機溶媒間に水素結合が形成され，おもにタンパク質の三次構造で見られるアミノ酸同士の水素結合を分断させることにより高次構造が破壊され，変性・沈殿が起こるというものである（図1）[2,3]．未固定凍結切片や塗抹細胞，培養細胞の固定に使われることが多いが，架橋剤による固定においてもパラフィンや樹脂への包埋過程で脱水に使われており，これらの標本もエタノールによる固定作用の影響を受けていることになる[2,6]．

2）アセトン（acetone, C₃H₆O, (CH₃)₂CO）

エタノールと同様，極性有機溶媒であるアセトンも未固定凍結切片や培養細胞の固定に用いられる．脱水を工夫して形態保持を改善したAMeX固定法にも応用される（後述）．

3）ピクリン酸（picric acid, C₆H₃N₃O₇, C₆H₂(OH)(NO₂)₃）

ピクリン酸はタンパク質や核タンパクを沈殿させる．酸によるタンパク質の変性は，タンパク質の塩基性側鎖にプロトンが付加し，ポリペプチド鎖間の正の電荷による強い斥力によってポリペプチドがほどけることによって起こる．単体で固定液として用いられることはなく，ザンボニ液（Zamboni solution）（表2-❸）やブアン液（Bouin solution）（ピクリン酸飽和水溶液：ホルマリン：氷酢酸＝15：5：1）など混合固定液の成分として用いられることが多い．細胞の可溶性部分の固定，ペプチド抗原の保持に優れるといわれ，免疫組織化学の領域でしばしば用いられる．一方で，酵素反応を阻害することがあり，反応前に充分除去する必要がある．灌流固定で用いる場合，全身がくまなく黄染するので灌流の確認ができるという利点もある．

4）酢酸（acetic acid, C₂H₄O₂, CH₃COOH）

酸による蛋白の変性・沈殿を誘導する．単体で用いられることはあまりなく，ブアン液やカルノア液など混合固定液の成分として用いられる．

5）クロロホルム（chloroform, CHCl₃）

未固定凍結切片の固定に用いるカルノア（Carnoy）液やメタカーン（Methacarn）液など混合固定液の成分として用いられる．カルノア液は100％エタノール：クロロホルム：氷酢酸＝6：3：1の混合液，メタカーン液は100％メタノール：クロロホルム：氷酢酸＝6：3：1の混合液である．いずれも固定力が強く，**短時間の固定（1分程度）で形態や核酸が保持**

される．凍結切片を用いた術中迅速病理診断の現場などでよく使われる．

3. タンパク質以外の分子の固定
1）核酸と核タンパク質
　厳密には常温で核酸を固定する薬剤はない．ホルムアルデヒドやグルタルアルデヒドは45℃以下ではDNA間やRNA間に架橋を形成しないが，核酸－タンパク間の架橋構造により組織標本上で固定される．DNAを観察対象とするときは，前述のカルノア液など有機溶媒系固定液が有効であり，RNAを対象とするときは4%ホルムアルデヒドが有効である．ホルムアルデヒドによる固定では，**中性緩衝していないと酸性環境となり，DNA，RNAの断片化が顕著に起こる**ため，後に核酸を抽出して解析したり，in situ hybridizationで解析したりするときに不具合を引き起こす．一方グルタルアルデヒドはこのような変化を殆どひき起こさないといわれている[3,7,8]．

2）炭水化物（糖鎖）
　炭水化物は多様で，すべてに適したオールマイティーな固定剤はなく，異なった炭水化物それぞれに最適な固定法を選択する必要がある．糖蛋白の場合は，タンパク質部分が架橋剤によって固定される．また，糖鎖を固定する固定液としてはperiodate-lysine-paraformaldehyde（PLP）液が多用される（表2-❷）．PLP固定液はメタ過ヨウ素ナトリウム酸（sodium periodate, $NaIO_4$）とリジン（lysine）によって糖鎖を架橋する．ただし，糖鎖を過ヨウ素酸で酸化してアルデヒド基にするので**糖鎖抗原を対象とする免疫組織化学染色やレクチン染色には適さない**．

3）脂質
　一般的に用いられるアルデヒド系の固定剤では脂質そのものは通常は固定されず，周囲の蛋白による構造を固定することで脂質の不動化を図っている．有機溶媒系の固定だけでは，脂質は溶媒中に流失してしまう．四酸化オスミウムは脂質を架橋固定するが，非常に扱いづらく，**電子顕微鏡標本作成においてのみ実用的である**．そのため，光顕レベルではアルデヒド系固定液を使用せざるを得ない．この場合，脂質は膜上で移動可能なので，クラスター形成などアーティファクトを観察する可能性も念頭に置く必要がある[2,9]．

4. 固定の条件
　実際に固定を行う場合には，固定の様式，固定液の組成，pH，濃度，浸透圧，量，温度など目的に合わせて種々の条件を最適化する必要がある．

1）固定の様式
①浸漬固定（immersion fixation）
　浸漬固定は組織を固定液の中に文字通りドボンと漬け込む固定法である．ヒト組織の固定はほとんど浸漬固定が行われている．組織の死後変化を避けるためにも，できるだけ素早く，充分量の固定液に浸漬する必要がある．また，固定液が組織内部に到達するのには時間がかかる．そのため厚みのある，若しくは大きいままの組織では，表面は固定されても内部は固定液が到達する前に自己融解したり腐敗したりする恐れもある．固定剤の浸潤速度は，肝臓組織では4%ホルムアルデヒドで2 mm/Hr，3%グルタルアルデヒドで0.2 mm/Hrといわれている[2]．よって，できるだけ組織を薄く，もしくは小さくすることが好ましいが，その一方でオリエンテーションを明らかにするためには余り小さく切り刻むことも難しく，バランスを考えてトリミングと固定を行う．光顕標本作成時は，組織に割を入れたり，2〜3 mm厚にスライスしたりする工夫が必要である．電子顕微鏡用の試料は，グルタルアルデヒドも四酸化オスミウムも組織への浸透が極めて悪いので，0.5 mm角程度に細切して固定する．
　また，未固定凍結切片を浸漬する場合はむしろ過固定に気をつける必要がある．

②灌流固定（perfusion fixation）
　生体，とくに実験動物の固定に理想的な固定法である．浸漬固定では組織の辺縁と中心部では固定剤の到達にタイムラグができ固定ムラが生じるが，灌流固定では，組織の隅々まで張り巡らされた毛細血管網を利用して固定液を送達できる．そのため，素早く，ムラ無く固定できる．筆者の施設では，ヒトの切断肢が病理診断のためにしばしば提出されるが，このような場合も動脈断端から灌流固定を行い，良好な標本作成ができている．
　灌流固定は，固定液を隅々の細胞まで到達させることが目的であり，固定の進行は，組織取り出し後に続けて行われる浸漬固定が主に担う．

③急速凍結置換固定（immediate freeze substitution）

急速凍結置換固定は組織を凍結により瞬時に不動化した後に，結晶化した氷を氷点下の有機溶媒内で徐々に融かし，同時に有機溶媒に加えた固定剤で化学固定を行う方法である．

詳細は文献2のプロトコールを参照されたい．

2）固定液の量

浸漬固定の場合，組織量の約20倍の固定液に浸漬する．可能であれば振盪しながら固定することが望ましい．

灌流固定の場合，組織の隅々まで固定液が到達して組織の硬さが一定となる量が必要である．成熟ラットでは，体重あたり約1 L/kgの固定液（体重400 gだったら400 ml）が，マウスでは体重あたり，2 L/kg程度（体重20 gなら40 ml）が適量と考えられる．

3）固定液の温度

化学固定剤の場合，固定の速度は温度が高いほど速く，浸透が比較的速いホルムアルデヒドでは40℃での固定を推奨する意見もある[3]．しかし，その一方で組織・細胞の自己融解や腐敗も温度が高いほど速く進行する．浸漬固定では固定液到達のタイムラグによる組織中心部の死後変化が大きくなる．そのため，できるだけ標本を薄くした上で，4℃での固定が推奨される[2]．一方，灌流固定の場合は組織への固定液の到達が速く，虚血から固定までの時間が短いので固定温度を高く設定することも可能である．筆者らは室温（約25℃）もしくは37℃で行っている．

一方，エタノールやカルノア液など物理的固定液，PLP液などの混合固定液による浸漬固定では4℃が推奨される．アセトンを用いた固定では−20℃から始めて4℃に遷すと形態保持が幾分改善する．

4）固定液の濃度

ホルムアルデヒドは4％を原則として用いる（ホルマリンであれば約10％相当）．電顕標本を作製するときは，ここに0.5～2.5％までのグルタルアルデヒドを混合する．免疫組織化学染色の染色性を気にして0.5～1％程度の低濃度で固定することもあるが，形態の保持はやや悪くなる．4% PFA/PB溶液でやや短めに固定して，あとで熱処理による抗原再賦活化を行った方が良い結果が得られることも多い．主目的に合わせて選択すべきである．

5）固定液のpHと緩衝液の種類

動物細胞において，細胞質のpHは7.0前後，核のpHは7.6前後である．pHの大きな変化はタンパク質の相互作用に変化をもたらし，微細構造に傷害を与えることがある．よって，生理的なpHで固定を行うことが望ましく，リン酸緩衝液を用いてpH 7.2～7.4に調製した固定液が用いられることが多い．前述の通り，中性緩衝ホルマリンを，できれば4% PFA/PB溶液を使って固定すべきである．

緩衝液に求められる性質として，①pH 7.2～7.4付近での緩衝能が高い，②固定剤と化学反応を起こさない，③酵素組織化学の場合酵素活性を阻害しない，という3点が重要である．リン酸緩衝液は①②に関しては非常に優れているが，リン酸を分解する酵素（phosphatase類）の活性検出には向かない．その場合，HEPES緩衝液（表2-❺①）や，PIPES，カコジル酸緩衝液などを用いる[3]．PIPES，カコジル酸緩衝液の作成方法は他稿を参照されたい．

6）固定液の浸透圧

高張液中では細胞は収縮し，低張液中では膨化する．よって，正常な形態の保存，抗原の細胞内もしくは組織内での移動を最小限に留めるためには固定液の浸透圧を調整することは非常に重要である．アルデヒド類は電荷がなく，ほぼ自由に細胞内外を移動できるため理論的には浸透圧に影響を及ぼさないが，固定が進むと膜の透過性が変化してアルデヒドの濃度も浸透圧に影響を及ぼすようになる．ホルムアルデヒドは実効的な浸透圧をほぼ0と考えて良い．一方，グルタルアルデヒドは，その浸透圧の約半分が固定液の浸透圧に寄与すると言われている[3]．よって，ホルムアルデヒド溶液の浸透圧は緩衝液の浸透圧とほぼ同じと考えられ，そこに1％グルタルアルデヒドが加わると＋50 mOsmの浸透圧が加わることになる．

生体の浸透圧は約300 mOsmと考えられており，0.1 Mリン酸緩衝液（約200 mOsm）に0.1 Mのショ糖やブドウ糖（約100 mOsm）を加えるとほぼ等張の固定液にできる．ここに1％グルタルアルデヒドを加えて，やや高張な固定液として使用しても固定は上手くいく．図3に中性緩衝ホルマリンと4% PFA/PBで固定した糸球体腎炎マウスモデルの腎臓組織を示す．中性緩衝ホルマリン固定に比べて，4% PFA/PBで固定の腎臓組織では糸球体微細構造の保持や，尿

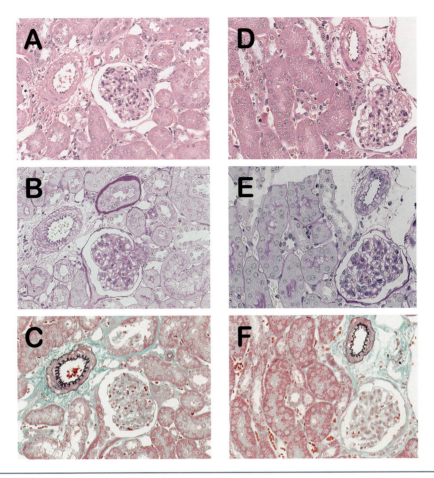

図3 固定液の浸透圧の違いによる組織像の差異
A, B, C：10%中性緩衝ホルマリン．D, E, F：4%パラホルムアルデヒド/0.1 M PB溶液固定．A, D：HE染色，B, E：PAS染色，C, F：Elastica-Masson（ゴルドナー変法）染色．4% PFA/PB固定組織の方が糸球体の微細構造がより保たれ（A, B vs D, E），低張液では尿細管上皮の変性脱落で内腔が空いて見えるが（A），4% PFA/PB固定では尿細管上皮が保たれている（D）．尿細管の刷子縁の保存も後者ではより良い（B vs E）．中性緩衝ホルマリン固定では尿細管内の再吸収蛋白の赤染に細胞内移動（偏り）が見られる（C）が，4% PFA/PB尿細管内の再吸収蛋白の赤色に偏りが少ない（F）．

細管の刷子縁構造保持，尿細管上皮細胞内の蛋白の細胞内移動が抑制されている，など優れた標本となっている．

7）固定液の添加物

前述のようにショ糖，ブドウ糖やPVP（poly-vinylpyrrolidone ポリビニルピロリドン）が固定液浸透圧の調整のために添加される．

構造の保持のために，カルシウムやマグネシウムイオンが構造保持のために添加される．マグネシウムイオン（一般的には1.25 mM MgCl$_2$を添加）はDNAを安定化し，分散・核の膨化を防ぐ．カルシウムイオン（一般的には1.25〜2.5 mM CaCl$_2$を添加）

は細胞膜や細胞内の膜の負に帯電したリン脂質やタンパク質と結合してアルデヒドによる架橋反応を促進し，膜の安定化に寄与する．また，アルデヒドによる固定が進行するとタンパク質の等電点は低下し，負の荷電が増し，ドナン平衡により細胞内には陽イオンと水が流入し細胞は膨化する傾向にあるが，カルシウムイオンはタンパク質の負の荷電を中和し，水分の流入による細胞の膨化を防止すると考えられている[3,10]．

8）固定時間

固定時間は標本の固定液への暴露開始から，組織の深部まで固定が完了するまでの時間，即ち①固定

液が組織や細胞に到達するまでの時間と，②固定液によって充分な固定作用を発揮するのに必要な時間を合わせたものと考える．①は前述のように4% PFAで2 mm/Hr，3%グルタルアルデヒドでは0.2 mm/HRと言われており，組織を適切な厚さにスライスすることによりコントロールする．

冷アセトンなど物理的固定液で固定する場合は，浸透が悪いことを意識すべきである．

②はホルムアルデヒドで組織を固定する場合，ホルムアルデヒドの結合量が飽和するのは25℃では約36時間，37℃では約24時間である[3]．

近年，病理診断においては免疫組織化学染色もしくはDNA，RNAの解析よって分子標的薬の適応を定量的・定性的に評価する「コンパニオン診断」が行われるようになってきた．これを行うためには，過固定による免疫組織化学の偽陰性や核酸の断片化による不具合を避けるため，固定時間を長くとも72時間以内に抑えるべきと推奨されている．

5. 実際の固定のプロトコール

これまで，固定のしくみや試薬，コントロールすべき条件について記述したが，それらを踏まえた実際の固定のプロトコールを以下に列記する．固定法の選択にあたっては，①光顕レベルでの観察が目的か，電顕レベルでの観察が目的か，②組織化学，免疫組織化学で何を検出したいのか，という2つのポイントを考慮することが大切である．電顕観察ではより強い固定が求められる一方，組織化学，免疫組織化学染色を行う場合，ターゲットとなる分子の性質・立体構造の保持が求められる．最近では，免疫組織化学においては熱処理による抗原性再賦活化でほとんどの抗原はホルムアルデヒド固定でも検出できるようになっている．まずは4% PFA/PB固定を選択すると良い．電顕観察が必要なときは，低濃度（0.5～1%）のグルタルアルデヒドを加えたものを試してみるのも良い．さらに，培養細胞の固定では比較的「浅く，均一な」固定を行うことができるが，形態の保持に主眼を置くのか，組織細胞化学，免疫組織細胞化学による分子の検出に主眼を置くのかを考えてプロトコールを選択すべきである．蛍光染色を用いる場合には，自家蛍光をできるだけ少なくする工夫も必要になる．

5-1. 主に光顕観察に用いる固定法

1）ホルムアルデヒドによる浸漬固定

大きな組織を固定する場合は，できるだけ2～3 mm厚までにスライスする．無理な場合も組織に割を入れて中心部にアルデヒドが到達しやすくする．検体の20倍量の4% PFA/PB（表2-❶）もしくは10%中性緩衝ホルマリンに摘出後できるだけ迅速に浸漬する．浸透圧を気にする場合，0.1 Mショ糖やブドウ糖を加えると良い．固定は密閉容器内で行う．室温もしくは4℃で8時間～24時間固定する．後々DNAやRNAの解析を行う可能性がある場合や，分子標的の免疫組織化学染色によるコンパニオン診断を行う場合はどんなに長くても固定時間が72時間を超えてはいけない．固定後は充分に水洗してから脱水，パラフィン包埋の工程に進む．

2）PLP（periodate-lysine-paraformaldehyde）固定

PFAによるタンパク質の固定とともに糖鎖も固定することを目的として行う．PLP固定液の作成法は表2-❷を参照．

❶ 数ミリ角にトリミングした組織を4℃で4～6時間固定するのが標準的なプロトコールである．1晩固定でも良いが免疫組織化学染色に用いる場合染色性が落ちる可能性もある．

❷ 固定後0.01 M PBSで洗浄する．

❸ 4℃で5%ショ糖/PBS，10%ショ糖/PBS，15%ショ糖/PBS，20%ショ糖/PBSに各4～6時間（一晩おく工程があっても良い）浸漬．

❹ OCTコンパウンドに包埋して凍結切片作成．ガラスへの接着が悪いので必ずシラン系コーティングスライドガラスを用いる．

3）ザンボニ固定

ザンボニ固定液の作成法は表2-❸参照．

❶ 4℃で6～12時間固定する．

❷ 固定後は水洗せずに70%エタノールに還し，脱水⇒キシレン透徹⇒パラフィン包埋の工程に進む．

4）AMeX固定法

基本的には冷アセトン固定であるが，形態保持の為に脱水の過程を工夫した固定法である．パラフィン包埋用の固定で，膜蛋白抗原や核酸の保存が良いので，表面マーカーの免疫組織化学染色やパラフィン切片からDNA，RNAを抽出して解析するのにも向いている．

❶冷アセトン　−20℃　一晩
❷4℃の冷アセトン中に遷し，室温で15分放置して温度を室温に合わせる．
❸アセトン（❷の使い回しではなく新しいアセトン）に遷す．室温　15分
❹安息香酸メチル（methyl benzoate, $C_8H_8O_2$, $C_6H_5CO_2CH_3$）に室温，15分×2回浸漬
❺キシレン　室温，15分×2回浸漬
❻パラフィン　2時間以上　→　包埋

5-2．おもに電顕観察に用いる固定法
1) 電子顕微鏡固定液（4%パラホルムアルデヒド＋2.5%グルタルアルデヒド/1.25 mM 塩化カルシウム（$CaCl_2$）/1.25 mM 塩化マグネシウム（$MgCl_2$）/0.1 Mリン酸緩衝液固定液）による固定

免疫電顕を行うときはグルタルアルデヒド濃度を0.5〜1%にする変法もある（表2-❹）．
❶塩化ビニールもしくはパラフィン板上に1〜2 ml程度の固定液を置き，水玉を作る．
❷数ミリ角の組織を水玉に入れ，二つに割って先をとがらせた両刃カミソリを使って水玉内で組織を0.5 mm角以下の大きさに細切する．
❸電顕用固定ビンに固定液ごと遷し，4℃で1〜2時間固定する．→脱水へ（別稿参照）

2) 標準化固定液を用いた電顕固定法
❶灌流固定液（表2-❺①）を用いて灌流固定する．（方法はII項参照）
❷組織を切り出し，同固定液中で1ミリ角以内にトリミングし，室温で2時間浸漬固定する．
❸浸漬固定液（表2-❺②）に遷し，室温で一晩浸漬固定する．

3) 四酸化オスミウムによる電顕用後固定
1%OsO_4液の調製は表2-❻参照．
❶グルタルアルデヒドによる一次固定後，PBSで室温10分×2回洗浄
❷1%四酸化オスミウム液を加え，4℃で1時間後固定．→脱水以降の工程に進む．

5-3．マイクロウェーブ照射による固定
1970年代よりタンパク質の熱変性による固定を目的にマイクロウェーブ照射が用いられてきた．PBSや固定剤を含む緩衝液中で加熱処理を行うものである．これを熱処理として捉えた場合には，表面と内部の温度の差異，組織の蓄熱や膨張による破壊，固定不良など多くの問題点が指摘される．しかし，①マイクロウェーブの振動により架橋剤の組織内への拡散速度を増す，②タンパク質と架橋剤の反応を増す，③アルデヒドをモノマー化し，反応性を増すという観点で温度上昇を防いで間欠照射すると，浸漬固定でも迅速に見事な固定が可能になる．水平らは水槽（ペトリ皿）に水を8分目入れ，皿の周辺に固定瓶を置き，中に固定液をペトリ皿の水位と同じまで入れてマイクロウェーブを照射することを推奨している[11]．

筆者らは，以下のプロトコールでマイクロウェーブ固定を行っている．

光顕標本の場合，組織を3 mm厚までにトリミングし，水深3 cm程度の固定液が入ったサンプル容器に入れる．容器の蓋は密閉せず浮かせておく．500 mlのビーカー内にクラッシュアイスを入れ，同程度の水位になるように水を加えたものをターンテーブルの真ん中におき，それを取り巻くようにサンプル容器を並べる．温度調整機能のついたマイクロウェーブ照射装置（東屋医科器械MI-77）にセットし，ターンテーブルを回しながら上限温度37℃，間欠照射（照射3秒，間欠4秒）照射強度3の条件で1分，マイクロウェーブ照射を行う．

照射後，室温で2時間〜1晩浸漬固定し，次のステップに進む．

電顕標本の場合，大きめのシャーレに固定液とほぼ同じ水位に合わせて氷水を張り，細切して固定液に入れたサンプル瓶をシャーレ内におく．サンプル瓶は密閉しない．上記の条件で20秒照射を行い，その後4℃で1時間〜2時間浸漬固定して次のステップに進む．

5-4．培養細胞の観察に用いる固定法
1) 培養細胞の4% PFAを用いた固定（光顕）
❶培養シャーレもしくはcell chamberに培養液が入っている状態で，培養液と同量の固定液（4% PFA）（表2-❶参照）を加え，4℃もしくは室温で15分浸漬固定．
❷アスピレーターで培養液と固定液の混ざったものを除き，4%PFAを加えてさらに4℃もしくは室温で15分浸漬固定．

形態の保持は良いが，自家蛍光を発するようになるので蛍光抗体法には注意が必要．免疫細胞化学（酵素抗体法）を行う場合，サポニン等による細胞膜に穴を空ける処理が必要．

2) 0.1 M sucrose添加4% PFAによる固定

❶培養シャーレもしくはcell chamberに培養液が入っている状態で，培養液と同量の固定液（4% PFA）（表2-❶参照）を加え，4℃もしくは室温で15分浸漬固定．

❷アスピレーターで培養液と固定液の混ざったものを除き，PBSで軽く洗浄する．

❸0.1 M sucrose添加4% PFAを加えて4℃もしくは室温で15分～30分浸漬固定．

Sucrose添加により，ほぼ等張の固定液となっており，形態の保持が非常に良い．自家蛍光を発するようになるので蛍光抗体法には注意が必要．免疫細胞化学（酵素抗体法）を行う場合，サポニン等による細胞膜に穴を空ける処理が必要．

3) 培養細胞の100%メタノールによる固定

❶培養シャーレもしくはcell chamberの培養液をアスピレーターで除き，PBSもしくは生理食塩水で軽く洗浄する．

❷アスピレーターで洗浄に使ったバッファーを除き，充分量のメタノールを加えて4℃で15分浸漬固定．

形態の保持は今ひとつ，膜に局在する分子の検出には向かないが，素早く固定でき，自家蛍光も少なく蛍光抗体法に適している．

4) アセトンを用いた培養細胞の固定

❶培養シャーレもしくはcell chamberの培養液をアスピレーターで除き，固定補助剤（Morphosave®）で15分，室温で処理する．

❷固定補助剤をアスピレーターで除き，PBSもしくは生理食塩水で軽く洗浄する．

❸冷アセトンで4℃，15分～30分固定．

一般的にアセトン固定では形態の保持が悪いとされるが，比較的形態が保持され，膜に局在する分子の蛍光抗体法や免疫細胞化学に適している．

II. 灌流固定の実際について

前項では固定に関する概論・総論事項，おもな固定液・固定法について述べてきた．この項では，動物組織の固定に理想的と思われる灌流固定について，実例に沿って解説する．筆者が普段取り扱っているマウスの灌流固定について記述するが，薬液量など数字として表せるパラメーターはラットの場合の数字を併記する．

1. 準備

1) ホルムアルデヒドを扱う環境

ホルムアルデヒド溶液をベースとした固定液を用いるため，この作業はできるだけドラフト内で，最低でも局所排気装置がついた実験台で行うべきである．なお，ホルムアルデヒドは空気より重いので，排気口は固定されるマウスと同じか，低いところに設置されていないとほとんど意味が無い．筆者らはドラフト内で行っている．

2) 固定を行うステンレスバットと敷物

灌流固定は，脱血と固定液灌流の二段階で行われる．マウスの場合，液量は大して多くないので，トレー（大きめのステンレスバットでよい）に紙タオルを敷いて吸水させ，使用後は密閉して廃棄する．ラットの場合は，液量が多くなり，紙タオルでは吸水しきれないので，吸水樹脂を紙タオルの間に2 g程度挟むか，市販の吸水シートを使って吸い取らせ，密閉して廃棄する．吸水シートには12×23 cm大とちょうど良いサイズのフラットなものがドラッグストアで売られており，安価で使いやすくお薦めできる．その上にピンが刺せるような厚手のゴム板もしくは発泡スチロールの厚板（50 mlファルコンチューブのベースを裏返しで使うことを推奨），さらにその上にもう一枚紙タオルを敷く（図4①）．動物固定はピンを用いても良いが，昨今の動物福祉に鑑みると四肢をテープで紙タオルに貼り付けることが勧められる．

3) 麻酔用の容器

イソフルランやエーテルでマウスを麻酔するときには，広口の密閉容器（ガラスでもプラスチックでもよい）に紙タオルを一枚いれ，そこに30 ml程度の薬剤を染みこませる（図4②）．ペントバルビタール系麻酔薬（ネンブタール（50 mg/ml）10倍希釈液を0.06～0.1 ml/10 gBW）や塩酸ケタミン（80 mg/kgBW）＋塩酸キシラジン（10 mg/kgBW）混合麻酔薬の腹腔内注射で麻酔するときは，特に必要ない．

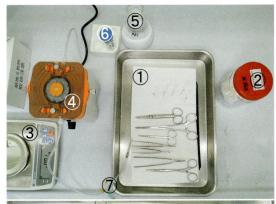
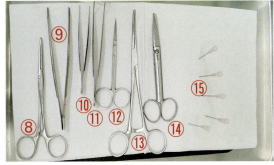

図4　マウス・ラットの灌流固定・解剖に必要な器具・機材
①ステンレスバットとゴムまたは発泡スチロールのマット，紙タオル．②麻酔用容器（中に紙タオル）．③電子天秤（体重・臓器測定用）．④ペリスタポンプ（点滴バックで代用可）．⑤灌流用PBS．⑥固定液．⑦エアトラップ付き点滴チューブと注射針（22G）．⑧ペアン鉗子直．⑨無鈎ピンセット直（中）．⑩無鈎ピンセット直（小）．⑪無鈎ピンセット曲（小）．⑫眼科剪刀．⑬ペアン鉗子曲．⑭外科剪刀．⑮固定用18G注射針．

4）灌流用の機器類

灌流のためには，ペリスタポンプ（図4④）を使うか，もしくは，点滴の空き容器かイルリガートル2個を90 cmの高さにセットし，三方活栓で繋いだものを準備する．ペリスタポンプを使う場合，脱血に用いるPBSと固定液をかたちの違う容器に入れ（図4⑤⑥）チューブの差し替えでそれぞれを灌流する．自然落下で灌流する場合，2つのイルリガートルにそれぞれPBSと固定液を入れる．三方活栓より動物側にクランプもつける．いずれの方法でも灌流用の針は**22Gの注射針**，もしくは**23Gの翼状針**（ラットでは**18G注射針**）を用いる．注射針の手前に**エアトラップを必ず挟む**．刺入が深すぎて心臓を突き破らないように，針先から5 mmのところにマジックで印をつける，もしくはタコ糸を巻いて瞬間接着剤で固定するか，ゼリー状瞬間接着剤でリングをつける．

5）解剖器具（図4⑧〜⑮）

ペアン鉗子直1本，ペアン鉗子曲1本，無鈎ピンセット（中）直1本，無鈎ピンセット（小）直1本，無鈎ピンセット（小）曲1本，外科剪刀（直）1双，眼科剪刀1双，動物固定用の18G針6本，が必要である．ラットの場合は，小型の骨剪刀も必要となる．

6）灌流液と固定液

①灌流液には10 mM PBSを用いる．汎用性の高いDulbeccoのPBS（DPBS(−)）がよく用いられる．

DPBS(−)原液　使用時10倍希釈

蒸留水800 mlに以下を攪拌溶解する．

塩化ナトリウム（NaCl）	80 g
塩化カリウム（KCl）	2 g
リン酸水素2ナトリウム2水塩（$Na_2HPO_4 2H_2O$）	14.4 g
リン酸2水素カリウム（KH_2PO_4）	2 g
アジ化ナトリウム（NaN_3）	2 g

溶けたら蒸留水でup to 1 Lに調製する．
使用時蒸留水で10倍希釈する．

②固定液　表2❶〜❺参照

7）その他

体重や臓器重量を量るための電子天秤を傍らに置いておくと便利である．ラテックスもしくはニトリルの手袋を必ず着用する．さもなくば自分の手も固定されてしまう．換気に不安がある場合，活性炭マスクの使用を推奨する．

2. 動物の麻酔

麻酔容器にマウスを入れ，イソフルランもしくはジエチルエーテルで1〜2分間程度麻酔する．

ペントバルビタール系麻酔薬を使用する場合，80 mg/kgBWの割合で投与する．体重30 gのマウスの場合，50 mg/mlのペントバルビタール溶液を50 μl（体重400 gのラットであれば640 μl）程度腹腔内投与する．25G〜27Gの注射針を使用する．

いずれにしても深麻酔を施した上で次のステップに進む．

3. 心臓の剖出

麻酔後，下腹部正中の皮を鑷子で持ち上げ，外科剪刀で腹壁を切開する（図5A）．ボンネットを開けるように切ると後の作業が楽になる．腹腔臓器を露出し，必要があれば下大静脈から22Gの針をつけた2.5 mlの注射器で採血する（図5B）．そのあと腹壁を開いた展開線の延長で開胸し，心臓を露出させる．

4. 心臓穿刺と脱血

心停止になる前にピンセット（小，曲）で右心耳を持ち上げ，袋状に切り取る．素早く心臓をピンセット中でつまみ上げて，心尖部から灌流用の針を左心室に挿入する．心室壁を貫通したら，そっと左室流出路に沿って2～3 mm（ラットでは5～6 mm）針先を進める．

穿刺後すぐにペリスタポンプを始動し，3～5 ml/分（ラットでは40～60 ml/分）の速度で10 mM PBS（室温）を用いて灌流する．灌流液がしっかり入れば，マウスは万歳をするように手足を伸ばし，首が後傾する．灌流前には肝臓はうっ血して暗赤色調を呈し，手足，尻尾も少しピンクがかって見える．脱血が進むと，肝臓は淡黄褐色に，手足・尻尾はほぼ白色調に見える（図5D）．

5. ラインのつなぎ替え

ペリスタポンプ使用の場合，一度ポンプを止め，

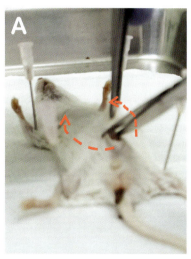
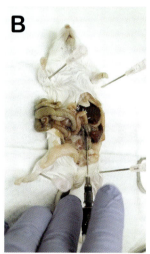
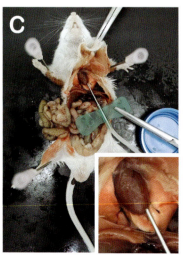
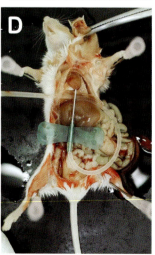

図5　マウスの灌流固定の実際
A：麻酔後，下腹部正中の皮を鑷子で持ち上げ，外科剪刀で腹壁を切開する．矢印のように，ボンネットを開けるように切ると後の作業が楽になる．B：必要なら下大静脈から採血する．灌流前は肝臓はうっ血して暗赤色調を呈し，手足，尻尾も少しピンクがかって見える．C：腹壁を開いた展開線の延長で開胸し，注射針を左心室に2～3 mm程度刺入し，右心耳を切る．PBSを30 ml程度灌流した後，固定液を灌流する．体重の2倍程度の固定液を灌流すれば充分である．D：灌流固定後，肝臓は淡黄褐色に，手足・尻尾はほぼ白色調に見える．背伸びをしたように，頭部は後傾し，四肢は自然に伸展される．

PBSに差してあったチューブを固定液の容器に入れる．自然滴下の場合，一度クリップを締め，三方活栓を切り替える．このとき，ラインにエアを噛まないよう充分気をつける．灌流回路中に空気が混入すると，血管内空気塞栓を形成し，そのあと何をやっても灌流できなくなってしまう．

6．固定液の灌流

固定液も脱血と同じように灌流する．固定液が末梢まで到達すると，さらに手足が伸びる．マウスでは2 L/kgBW（体重30 gのマウスなら60 ml程度），ラットでは1 L/kgBW（体重400 gのラットなら400 ml程度）の固定液を灌流する．灌流が終わる頃には固定による明らかな硬直が見られる．特にグルタルアルデヒドの入った固定液で灌流すると顕著である．

7．灌流後の臓器切り出し

灌流が終わったら，すぐに各臓器を切り出す．切り出した臓器は，同じ固定液で2時間〜一晩浸漬固定する．

電顕標本を作製するときは，前述の通り固定液の水滴中で細切する．凍結切片の作成に進むときは（例えばPLP灌流固定），固定後に凍結保護を行う．即ち，5%から20%までのショ糖/PBSに数時間ずつ浸漬して凍結時の氷塊の形成を防ぐとともに余剰の固定液を洗い流す．

8．組織化学，免疫組織化学の応用

灌流固定を行った組織では，電子顕微鏡観察に堪える微細構造と，免疫組織化学染色が可能な抗原性の保持が同時に得られることも多い．図6に，4%

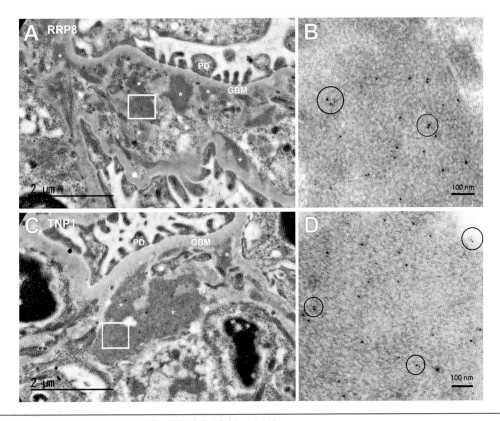

図6　糸球体腎炎モデルマウスの免疫電子顕微鏡像（文献12より）
　　A, B：抗RRP-8（10 nm gold particle）およびIgG（5 nm gold particle）によるマウス腎臓の二重免疫電顕像．C, D：抗TNP-1（10 nm）およびIgG（5 nm）による二重免疫電顕像．4%パラホルムアルデヒド＋1%グルタルアルデヒド/0.1 M PB溶液で灌流後4℃で30分固定．脱水後LR whiteに包埋．Post embedding法による染色．いずれも内皮細胞下のelectron dense deposit内にRRP-8もしくはTNP-1とIgGが隣接して陽性シグナルを示す．1%グルタルアルデヒドを用いても固定時間を短めにとると，免疫原性は損なわれない．

パラホルムアルデヒド＋1％グルタルアルデヒド／1.25 mM塩化カルシウム（CaCl$_2$）/1.25 mM塩化マグネシウム（MgCl$_2$）/0.1 Mリン酸緩衝液固定液で灌流固定後，30分間浸漬固定して作成した糸球体腎炎モデルマウス腎臓標本の二重免疫電顕写真を示す．自己抗原と目される分子とIgGに対してpost embedding法でそれぞれ10 nmと5 nmの金コロイド標識した特異的抗体を用いている．内皮細胞下のelectron dense depositに二種類の径の金粒子が隣接して認められており，この自己抗原分子の免疫複合体が沈着していることを証明し得た[12]．灌流固定により比較的短時間の固定で超微形態と抗原性の保持を両立できた例と考える．

おわりに

組織化学で用いる固定法の原理，基本的方法論および灌流固定の実際について述べた．固定は形態学的・組織化学的解析の出発点であり，これが上手く出来ていないとすべては砂上の楼閣となってしまう．ありのままのかたちの保持と生体内での分子の機能の保持は，これまで述べたように相矛盾するものである．このことをよく理解した上で，目的に合った固定法を選択し，自分の研究に最適化することが肝要である．本稿の内容が成功に結びつく一助となれば幸いである．

文献

1) 渡辺慶一：序（組織細胞化学のための固定法とその周辺）．組織細胞化学1990（日本組織細胞化学会編），学祭企画，東京，p. 1, 1990.

2) 相見良成：固定法の原理と基礎技術．組織細胞化学2014（日本組織細胞化学会編），pp. 1–13, 2014.

3) 山下修二：固定法と抗原の賦活化．組織細胞化学2011（日本組織細胞化学会編），pp. 13–30, 2011.

4) 堤 寛：免疫染色の工夫と落とし穴．組織細胞化学2015（日本組織細胞化学会編），pp. 61–76, 2015.

5) Wine Y, Cohen-Hadar N, Freeman A, et al.: Elucidation of the mechanism and end products of glutaraldehyde crosslinking reaction by X-ray structure analysis. Biotechnol. Bioeng. **98**: 711–718, 2007.

6) Fowler CB, O'Leary TJ, Mason JT: Modeling formalin fixation and histological processing with ribonuclease A: effects of ethanol dehydration on reversal of formaldehyde cross-links. Lab. Invest. **88**: 785–791, 2008.

7) Lu K, Ye W, Zhou L, et al.: Structural characterization of formaldehyde-induced cross-links between amino acids and deoxynucleosides and their oligomers. J. Am. Chem. Soc. **132**: 3388–3399, 2010.

8) Slegers H, Fiers W. Studies on the bacteriophage MS2. 23. Fixation of the MS2 RNA acid structure by formaldehyde. Biopolymers **12**: 2023–2031, 1973.

9) 村手源英，石井久美子，小林俊秀：脂質を見る．組織細胞化学2005（日本組織細胞化学会編），pp. 159–167, 2005.

10) Yamashita S, Okada Y. Mechanisms of heat-induced antigen retrieval: analyses in vitro employing SDS-PAGE and immunohistochemistry. J. Histochem. Cytochem. **53**: 13–21, 2005.

11) 水平敏知，長谷川博司，能登谷満：マイクロウェーブ照射（MWI）固定による組織・細胞化学的研究のための基本．組織細胞化学1993（日本組織細胞化学会編）pp. 1–14, 1993.

12) Onishi S, Adnan E, Ishizaki J, et al.: Novel Autoantigens Associated with Lupus Nephritis. PLoS One **10**: e0126564, 2015.

13) 宮崎龍彦：組織の固定について―モデル動物の最適な固定法をもとめて．組織細胞化学2017（日本組織細胞化学会編）pp. 17–32, 2017.

組織細胞化学のための標本作製の基本

大野　伸彦[1,2]，東　森生[1]，藤原　研[1]，齊藤百合花[3]，志茂　聡[4]

Key words：凍結切片（cryosection），パラフィン切片（paraffin section），凍結固定（cryofixation），生体内凍結技法（*in vivo* cryotechnique），凍結置換固定（freeze-substitution fixation），グリセリン（glycerol），ショ糖（sucrose），脱水（dehydration），薄切（sectioning）

はじめに

　生体の正常な機能や疾病の病態生理には必ず「かたち」の裏付けが存在する．その「かたち」を司る様々な分子の分布を明らかにするために多くの手法が存在し，それらは異なる長所と短所を持つ．その中でも組織化学を用いた手法は，標識されていない細胞や組織の中で特定の構造や分子を可視化して観察することができるため，研究のみならず臨床でも欠くことのできない技術として用いられている．ほとんどの場合，固定された試料をそのまま標識あるいは観察することは難しく，様々な処理を行って観察が可能な標本を作製する必要がある．その中でも特に広く用いられているのが，光学顕微鏡で試料を観察するための切片の作製である．こうした切片の作製方法は複数存在し，それぞれが異なる特徴を持つため，それらの特徴を理解し，実験の材料や環境，必要なデータに応じて適切な手法を選択することが重要である．本項の目的は，一般的に多く使用される「化学固定法」と，物理固定法の中でも比較的広く用いられている「凍結固定法」により固定された試料から，パラフィン切片と凍結切片を作製する上での基本的な工程を理解することである（図1）[1]．そして，具体的な方法について筆者の経験を踏まえて述べるだけでなく，これらの切片作製方法の特徴についても理解し，自らの実験において適切な方法を選択することができるようになること，また問題が起こった際に初歩的なトラブルシューティングについて対処できるようになることを目指す．

I. 切片作製方法の特徴
〜パラフィン切片と凍結切片の違い〜

　通常の光学顕微鏡観察を行う場合，免疫染色などの代表的な染色は大きな組織塊の深部では難しいことが多いこと，あるいは光の透過や散乱の問題から，試料の深部は観察対象としてあまり適さないこと，などの理由から，固定された大きな試料から薄い切片を作製する必要がある．試料から薄い切片を上手く作製する際には，試料の硬さがとても重要である．ビブラトームなどを用いれば，組織を柔らかいままでも数十μm程度の厚みには薄切できるが，それ以上の薄さで安定して切ることが難しい場合も多く，また均一な厚みで再現性良く薄切するためには技術が必要である．免疫染色を行ったり，光学顕微鏡観察を行うためには数十μmは厚すぎる場合も多いため，試料を何らかの方法で硬くして薄切する必要がある．例えば，透過型電子顕微鏡を用いた超微形態観察においては，数十nm厚の非常に薄い切片を作製するため，組織を硬い樹脂（プラスチック）に埋め込んで薄切する[2]．一方，一般的な光学顕微鏡用の切片作製法には，試料を凍らせて切片を作製する凍結切片作製法と，試料をパラフィン（蝋）に埋め込んで薄切するパラフィン切片作製法が広く用いられている．

[1) 自治医科大学医学部解剖学講座組織学部門，2) 自然科学研究機構生理学研究所分子生理研究系分子神経生理研究部門，
3) 帝京科学大学医学教育センター，4) 健康科学大学健康科学部作業療法学科

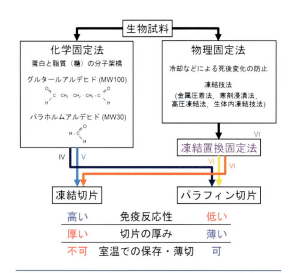

図1 異なる固定法からの試料作製法の概略と凍結・パラフィン切片の各特徴
文献1より修正・転載.

凍結切片とパラフィン切片は大きく異なる特徴を持っており，したがってそれらの利点・欠点をふまえた上で，どちらを実験に使用するのか，選択することが肝要である（図1）[1]．凍結切片の特徴としては，パラフィン切片と比較して以下の3点が挙げられる．（a）凍結切片はパラフィン切片よりも高い免疫反応性を得られることが多く，凍結切片では免疫染色が可能でも，パラフィン切片では使用できない抗体が非常に多く存在する．（b）凍結切片はパラフィン切片よりも厚いことが多く（>5 μm厚），蛍光染色と共焦点レーザー走査型顕微鏡を組み合わせるなど，切片の厚みの影響が少ない方法を用いて観察する必要があることも多い．（c）室温での保存や薄切が可能なパラフィン切片と異なり，凍結切片は保存や薄切には十分な冷却が必要であるため，日常の病理診断などにおける多数のサンプルの作製と保存には，パラフィン切片に比較するとコストが大きい．どちらを用いても問題のない場合もあるが，デメリットによって実験に支障をきたさぬよう，実験を始める前にこれらの特徴についてよく吟味しておく方が望ましい．

例えば，ヘマトキシリン－エオジン染色などの組織化学的染色を行う場合や，DAB（diaminobenzidine）反応を用いた免疫組織化学染色を行う場合は，作製した標本が通常の光学顕微鏡で上手く観察しやすいパラフィン切片を選択する．こうした酵素抗体法は，蛍光標識法のように多色の標識を行うことが難しいが，DABの免疫反応を四酸化オスミウム（OsO_4）によって固定することで反応性を増強し，標本として長期に保存できるメリットがある[3,4]．凍結切片はパラフィン切片よりも高い免疫反応性を得られる場合が多いため，パラフィン切片上での免疫染色では検出が難しい抗体を持っている場合は，凍結切片を用いた免疫染色実験を行う必要がある．連続切片での実験を行う際には，試料の薄切や切片の取り扱いの際に変形しやすく，厚くなりやすい凍結切片よりも，パラフィン切片の方が作製しやすい場合がある[5]．しかし，厚い切片は必ずしもデメリットではなく，蛍光標識と共焦点レーザー走査型顕微鏡による光学的切片画像の取得を組み合わせて，深さ（Z軸）方向の連続画像を再構築することで，三次元的な抗原の分布を解析することも可能である[6]．また，上記のDABとオスミウムの反応産物は電子顕微鏡上で観察可能である．そのため，免疫染色後の切片から電子顕微鏡用の試料作製を行うことで，切片上の超微形態像の中で，標的抗原の分布の情報を取得することもできる[7,8]．これは「包埋前免疫電顕法」と呼ばれる手法の一種であり，詳細は他項に譲るが，こうした観察の際には形態の保存状態の良い凍結切片を使用する必要がある．

試料によっては切片作製の工程の前に，特定の処理が必要となることがある．骨組織などの硬組織の試料作製を行う場合は，そのままでは上手く薄切ができないため，脱灰処理を行うことがある[9]．具体的な手順としては，組織を数％程度のEDTAを含む緩衝液（リン酸緩衝液など）に浸漬し，その後に通常の試料作製を行う．浸漬時間は組織のサイズなどに応じて適宜調節する．また，そのままでは切片にできない浮遊細胞の試料作製では，例えば遠心してペレットにしたり，アガロースなどの包埋剤中に細胞を埋め込むことで，組織片と同様に処理できる状態にする．具体的には浮遊細胞を遠心して集め，上清を捨てた後に固定液を加えて化学固定を行う．化学固定後，再度遠心して上清を捨て，緩衝液で2～3回洗浄する．アガロースに埋め込む場合は，緩衝液に数％程度のアガロースを加えたものを加熱してアガロースを溶かした後，触れるくらいに温度が下

がるまで待ってから加え，そのまま細胞ごと固まらせる．ペレットもしくはアガロース片は注意深く取り出してトリミングし，組織塊と同様に試料作製に用いることができる．

試料が異なる方法によって固定された場合，その後の試料の作製方法に影響することがある．次の項では特に化学固定法と凍結固定法に焦点を絞り，固定と試料作製の関連と特徴について述べる．

II. 固定方法の選択と切片作製法への流れ ～化学固定と凍結固定を中心に～

生体に由来する組織は，その構造や分子の分布が虚血などを含む様々な要因によって刻々と修飾を受けるため，試料作製にあたってはまず固定（fixation）を行う必要がある．固定の方法としては，パラホルムアルデヒドやグルタールアルデヒドなどの薬品による化学反応を用いる「化学固定法」が多く用いられているが，「物理固定法」と呼ばれる冷却・加温などを用いる方法も存在する[10,11]．細胞や組織を凍らせて固定を行う「凍結固定法」は後者に分類され，現在でも頻繁に用いられている．

固定を行う上で重要と考えられる点は，観察の目的や得ようとする情報，さらには使用可能な設備を考慮した上で固定法を選択することである．詳細は他項に譲るが，例えば同じ試薬を用いた生体組織の化学固定を行う場合でも，サンプルを切離して固定液に浸漬する「浸漬固定法」と，固定液を経血管的に組織に注入する「灌流固定法」がある．浸漬固定法は，切除した組織を切り分けて多数のサンプルを採取したり，ヒトなどの灌流が難しい動物から得られた組織に対しても応用が容易である，などの多くのメリットを持つが，組織の中心部では固定液の浸透に時間がかかるため，組織の表面からの距離によって固定状態に差が生じやすいデメリットがある．灌流固定法は血管に固定液を注入することで固定液を組織の深部まで浸透させやすく，固定液を心臓から流すことで，全身の大きな臓器も固定できるが，灌流圧の影響は不可避であり，また灌流のための技術と設備を要する[5]．その具体的な工程については後で詳しく述べるが，これらの化学固定法により固定されたサンプルからの切片作製法は共通である．

一方で，前述した凍結固定法の特徴と試料作製は，化学固定法とは異なる部分がある．凍結固定法では試料を瞬時に凍結することで固定を行うため，徐々に進む化学反応によって固定を行う化学固定法と比較して，水溶性の分子の経時的な移動と流失を改善できること，また化学固定に関連した収縮などのアーチファクトが軽減されること，抗原によっては化学固定試料と比較して免疫反応性が良好になる場合があることなどのメリットがある[5,12,13]．しかし同時に，凍結固定法にも注意点が存在する．その最も大きいものが，凍結固定では氷晶の形成が起こるため，組織の広い領域を解析することがしばしば困難になるという点である[13,14]．生物試料を凍結する際の氷晶の形成については，凍結切片作製の際にも問題になる場合があるため，次項で詳しく説明する．また凍結固定試料からの切片作製の際には後述の凍結置換固定法が使用されるが，凍結置換固定法の際には有機溶媒を使用するため，脂質などの脂溶性分子の流失が起こるため，こうした分子の試料内での検出が困難になる場合がある[15]．

凍結固定法の中にも，異なる特徴をもつ複数の手法が存在する．特殊な機器の内部で高圧環境を作り，その中で凍結固定を行う「高圧凍結法」，極低温に冷却された金属にサンプルを圧着して凍結する「金属圧着法」，極低温の液体にサンプルを浸漬して固定する「寒剤浸漬法」は代表的な方法である（図2）[16,17]．これらの凍結技法は切除した組織の固定に用いられるため，前述の浸漬固定と同様，ヒトから得られた組織の固定や多数のサンプルの採取が可能などといった長所と，組織の切除に伴う虚血・酸欠のアーチファクトが起こりやすいといった短所を持つ．ま

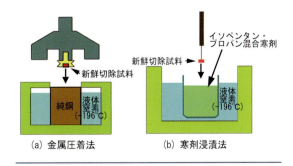

図2　金属圧着法（a）と寒剤浸漬法（b）の模式図
文献32より転載．

た，高圧凍結法では金属圧着法や寒剤浸漬法に比較して，明らかな氷晶のみられない範囲が格段に広いというメリットがある一方で，高価な専用の機器が必要であること，固定できる組織のサイズに制約があることなどが挙げられる．金属圧着法は高価な機器は不要で，簡便かつ比較的安定して試料を凍結することが可能であるが，圧着の際に試料の変形がおきないように留意する必要がある．寒剤浸漬法は高価な機器が不要で，試料の圧着などによる形態変化のアーチファクトはほとんどない簡便な方法であるが，後で詳しく述べるような固定用の寒剤を準備する必要がある．

寒剤浸漬法から派生した極めてユニークな特徴をもつ凍結固定法として，「生体内凍結技法(in vivo cryotechnique)」がある(図3a)[18]．上記の凍結固定法では，凍結前に動物の生体組織を切除する必要があるが，生体組織は切除すれば血行が途絶して死後変化が進行するため，虚血や酸欠，あるいは機械的ダメージによるアーチファクトが生じる[5,19]．生体内凍結技法では，冷却された液体の寒剤を標的臓器にかけ，生体内の組織を切除することなく，直接凍結固定する．そのため，虚血や酸欠，あるいは灌流圧によるアーチファクトを防止し，血流や呼吸などの動きによりダイナミックに変化する臓器の組織像の観察や，秒単位の高い時間分解能でのシグナル変化の組織内での検出，化学固定や組織の切除では容易に分布が変化してしまう蛋白や分子の保持などに有用である(図3b)[14,20-24]．まるで生きている状態の臓器のスナップショットを撮ったような組織像を得ることのできる方法である．しかし生体内凍結技法では生きたままの標的臓器に直接寒剤をかける必要があるため，生きたままで露出が困難な臓器や，かけた寒剤による周辺の組織へのダメージが問題となる場合には工夫が必要となる(図3b)[25,26]．

こうした凍結固定法を行った場合でも，異なる試料作製過程を経るものの，前述の化学固定法の場合と同様に凍結切片，パラフィン切片はどちらも作製することができる．また，それらの切片の種類の選択は，化学固定法の場合と同様に目的や設備を考えて行えばよい(図1)．こうした各固定方法の長所と短所，特に得たい情報がきちんと保持されるのか，また対象となる動物，臓器への使用が可能かどうかについて理解した上で適切な方法を選択し，その必要な情報の取得に有利な試料作製方法を考慮することが重要である．

III. 生物試料の凍結の注意点 ～氷晶形成の問題～

ここでは凍結切片作製および凍結固定法の際に問題となる氷晶形成について説明する．生物試料は凍らせることによって硬くなり，またその氷の中に構成成分の分布が保持されるが，実際には不用意に凍らせると氷の結晶(氷晶，微小な氷の粒)が，種々の程度で形成されてしまう[27]．この形成される氷晶が大きくなると，組織や細胞の圧迫や変形が起きることで形態像が破壊され，さらに構成分子が偏在してアーチファクトを生じる．形成される氷晶の大きさには，冷却のスピードや冷却時の周囲の圧，凍る液体の成分などが影響する．凍る液体の成分が氷晶

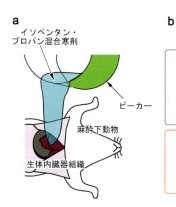

図3 簡便な麻酔下マウス肝臓の生体内凍結技法(a)．ユニークな長所と短所を有する生体内凍結技法の特徴(b) 文献32より修正・転載．

の大きさを変化させることは，後で詳しく述べるように凍結切片作製の際に凍結保護剤を用いて氷晶形成を抑制できることが示している．すなわち凍結切片の作製時には，ショ糖やグリセロールを含む凍結保護剤を十分に浸透させるため，凍結の際に氷晶が形成されにくく，したがって作製された組織切片上に氷晶による組織のダメージが少ないのである．

一方で凍結固定を行う際には多くの場合，組織は未固定の状態であるので凍結保護剤を十分に浸透させることはできない．その代わり，冷却速度もしくは冷却時の周囲の圧力を変えて，氷晶形成を防止する．冷却速度が十分速い（数万℃/秒），もしくは冷却時の圧力が十分高い（例：数千Pa）条件であれば，形成される氷晶が非常に小さくなるため，光学顕微鏡で検出できる氷晶が減少し，光学顕微鏡上では組織像の破壊は確認できなくなる．こうした原理によって組織の破壊を最小限におさえ，凍結することで組織を固定する手法が前述の凍結固定法である[27]．凍結固定法により作製された試料組織塊の表面近くと深部で氷晶の大きさを比較すると，氷晶の大きさが冷却速度によって変化することがよくわかる．すなわち，組織塊の深部の冷却は表面からの熱伝導によっておこるため，冷却速度は深部の方が，表層部と比較して常に遅くなる．したがって，速い速度で冷却された試料の表層部近傍では氷晶が小さいために確認できない場合でも，組織塊の深部をみると，氷晶による組織のダメージが明瞭に認められる（ス ポンジのように組織に小さい穴が無数に観察される）状態になっていることが多い（図4）．高圧凍結法でも氷晶の形成は抑制され，急速に凍結する場合と比較して広い範囲が観察可能だが，やはり組織塊の深いところでは氷晶による組織の破壊は避けられず，また凍結の速度が遅すぎると大きな氷晶の形成が起こる．したがって凍結固定法を行う場合は，氷晶がみられない部位（例えば試料表層近傍）に焦点を絞って観察に用いる心構えが必要である．

前項で凍結固定法では化学固定法と比較して，良好な免疫反応性が得られる場合があることを述べた．つまり凍結固定法と後述する凍結置換固定法を用いて作製された組織切片上で免疫染色や **fluorescence *in situ* hybridization** を行う場合，化学固定法で作製した場合に必要であった抗原賦活化処理を行わなくても良好な結果が得られることがある[28]．そのため，抗体の希釈により抗体の使用量の節約につながったり，細胞の核内抗原の検出を容易にすることができる．こうした凍結固定のメリットのメカニズムの一つとして，凍結の際に形成された光学顕微鏡では観察できないレベルの微細な氷晶が，抗体やプローブの浸透を促進する間隙の形成を担っている可能性がある．実際，免疫染色の際に染色性を向上させる方法として，試料の凍結と融解を反復することが行われる[29]．ただしその他の機序も考えられる．例えば，凍結置換固定を行う際にアセトンなどの有機溶媒を使用するため，その脱脂作用に

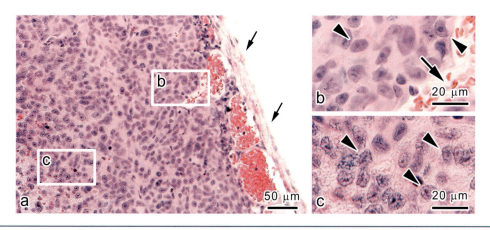

図4 凍結固定―凍結置換固定法により作製された腫瘍モデル組織パラフィン切片のヘマトキシリン-エオジン（HE）染色像
表層近く（a，矢印）の血管内赤血球は明瞭で（b，矢印），腫瘍細胞核に氷晶を認めないが（b，矢頭），深部では氷晶形成により腫瘍細胞核にスポンジ状の空胞が認められる（c，矢頭）．文献13，32より修正・転載．

よって細胞膜成分が除去されて抗体の浸透が促進されていること，あるいは凍結操作を含む工程の中で標的分子内のエピトープが露出されること，などの可能性も挙げられる．しかしいずれにしても，化学固定法により免疫染色が上手くいかない場合には，凍結固定法は試してみる価値のある固定法である．

これまでパラフィン切片と凍結切片，化学固定法と凍結固定法を中心にその特徴について述べてきた．以降のセクションではパラフィン切片，凍結切片，および凍結固定からの切片作製の3つに分けて，各試料作製法の実際の手技やその注意点について述べる．

IV. パラフィン切片の作製の実際

パラフィン切片作製の具体的手順を図5aに示す．パラフィン切片の作製過程では，水分を多く含む試料を疎水性のパラフィンの中に包埋するため，有機溶媒を使った脱水やパラフィンの浸透を行い，また後半では融解したパラフィンを取り扱うため，60°C前後の高温下での作業が必要となる．具体的には，まず固定済みの試料を緩衝液を用いて十分に洗浄し，その後に徐々に濃度を増加させたエタノール系列に浸漬して脱水する．そしてキシレンの浸透を行い，その後にキシレンとパラフィンの混合液，ついで融解したパラフィンに浸漬して，パラフィンを浸透させる．融解した状態のパラフィンを浸透させる際にはパラフィンが固まらないように，パラフィンの融点以上の温度（約60°C）で試料を処理する．約60°C程度でパラフィンを十分に浸透させた後，金属性の型の中に試料を移し，専用の台の上で冷却してパラフィンを固まらせることによって，試料ブロックを完成させる（図5f–i）．

こうした過程において，いくつかの注意点がある．疎水性のキシレンやパラフィンが組織中に十分浸透するためには，その前にエタノールにより十分に試料中の水分を除いておく必要がある．そのためには，エタノールは保存中に吸湿する場合があるため，モレキュラーシーブ（吸水剤）などで完全に脱水したエタノールを用いて，キシレン処理の前に試料を完全に脱水するとよい．一方で，パラフィンのエタノールに対する溶解度は低いため，パラフィンを浸透さ

せる前に，キシレンの浸透を十分に行っておく必要がある．ただし，キシレン処理を長時間行うと試料が硬くなり，切削に支障をきたす場合がある．こうした異なる溶液を用いた処理は，容器内に試料を入れ，その容器ごと試料を浸漬することで行うと，簡便である（図5b–e）．パラフィンは異なる融点のものが販売されているが，融点によって硬さが異なる．一般に硬いパラフィンの方が薄い切片の作製には向いているが，組織がもろくなる場合もある．そのため，融点が低く柔らかいパラフィンを適量混合して，自分の用途や対象臓器に合った硬さに調節する．大体57°C前後の融点の高いものと，50°C前後の融点の低いものを3：1位で混合したものを使用するのは一案である．

パラフィンブロック作製の後は，ミクロトームを用いて切片を作製する．凍結切片作製の場合と比較すると，薄い切片（1～5 μm厚）の作製が容易である．切った切片は水上に浮かべると伸展されるので，それをスライドグラス上に拾い上げ，そのスライドグラスを伸展板上に乗せて加温することで，乾燥させる（図5j, k）．乾燥させた切片は常温で保存可能である．ただし，数か月を超える長期間の保存は，免疫染色性などの低下につながることもあるため，長期間の保存はブロックの状態で行い，使用の際に切片を作製して速やかに用いる．切片作製の際に試料を冷却することで硬さを微妙に調節したり，周囲の湿度を変えたりすることが，切片作製の成否に影響する場合がある．ミクロトームには主に滑走型と回転型が存在し，多くの場合は施設に備え付けのものや慣れているものを使用することになるが，それぞれにメリットとデメリットがある．回転型ではハンドルの回転運動が試料の上下運動に変換され，機械的に切片が作製されるため，試料から多数の連続切片を作製したり，硬い試料を薄切する際に有用である．

パラフィンの中に水溶液はほとんど浸透しないため，パラフィン切片を染色に用いる際は，まず組織中からパラフィンを除去する処理（脱パラフィン）を行う（図5l–o）．具体的な手順としては，最初にキシレン，トルエンといったパラフィンをよく溶かす有機溶媒を用いて切片中のパラフィンを融解・洗浄し，その後にそれらの有機溶媒をエタノールによって洗浄し，その後に水分を浸透させる．この脱

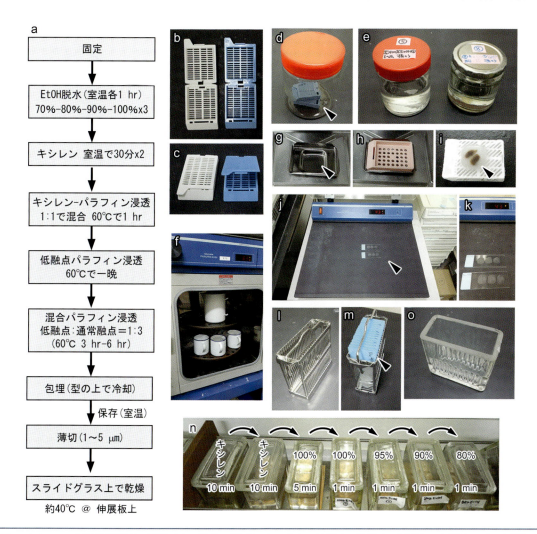

図5 パラフィン切片作製過程の概略（a）．試料は型（b, c）に入れ，容器内の溶液中に浸漬して処理する（d, 矢頭）．エタノールはプラスチック容器で大丈夫だが（e, 左），キシレンには溶けないガラス容器を使用する（e, 右）．パラフィンの浸透はオーブン中で行う（f）．浸透した試料は型に入れ（g, 矢頭）試料台とともに冷却し（h），試料台上に包埋する（i）．薄切した試料はスライドグラス上に載せ，伸展板上で乾燥させる（j, k, 矢頭）．切片を載せたスライドグラスはホルダーに挿入し（l, m, 矢頭），キシレンおよびエタノール系列で所定の時間，処理を行う（n）．その後，バット中の緩衝液に浸漬し（o），染色に用いる．文献1より修正・転載．

パラフィンの際に使用される溶液の種類や処理時間などは施設や研究者によって異なる場合も多いが，一例を提示する（図5n）．この脱パラフィンの際には，スライドグラスを専用のラックに入れて移動をさせると，多数の切片を処理する場合に効率的である（図5m）．脱パラフィンを行っても，経験上，組織切片内のパラフィンの完全な除去は難しいが，その後の切片の染色や観察に問題を生じない程度にパラフィンを除去することが目的である．逆に染色などが上手くいかない場合には，脱パラフィンで使用

している溶液が古くなっていないかなど，問題の有無について検証する必要がある．

V．凍結切片の作製の実際

凍結切片作製の具体的工程を図6aに示す．凍結切片を作製する際には，薄い切片の作製を可能にするため，水分を多く含む生物組織を凍らせて硬くすることが最初のステップである．そして凍って硬くなった試料をクライオスタットなどの専用のミクロ

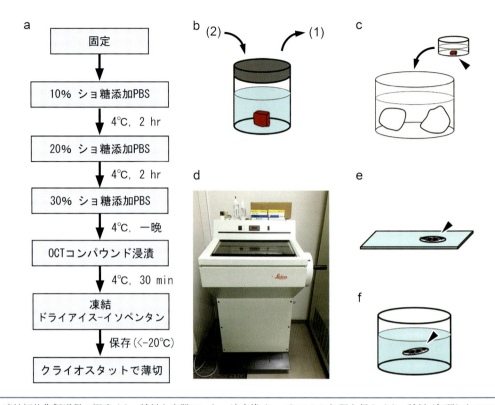

図6 凍結切片作製過程の概略（a）．試料を容器にいれ，液交換（1→2）により処理を行う（b）．試料（矢頭）をOCTコンパウンド浸漬後，型ごとドライアイスで冷却した寒剤中に浸漬して凍結する（c）．薄切に使用するクライオスタット（d）．切片（矢頭）はスライドグラスに貼り付けるか（e），溶液中に浮遊させて（f）染色に用いる．文献1より修正・転載．

トームで薄切する．薄切した凍結切片はスライドグラス上に接着させて乾燥，もしくは溶液中に浮遊させて融解した後，リン酸緩衝生理食塩水（phosphate buffered saline: PBS）などで洗浄し，各種染色に用いることができる．

凍結切片作製の際のポイントの一つは，前述のように生物組織をそのまま凍結させると氷晶による組織の破壊が起こってしまう問題をどのように解決するかである．すなわち，凍結切片作製の原理は，氷晶形成によるアーチファクトを防止しつつ組織を凍結して硬化させ，薄い切片の作製を可能にすることである．そして通常の凍結切片作製の際には，強力な凍結保護剤を組織に十分浸透させてから試料を凍結することで，氷晶による組織の破壊を広い範囲で防止する．凍結保護剤としてはグリセリン（例：20％グリセリン含有PBS）やショ糖（例：30％ショ糖含有PBS）などを含む溶液が用いられることが多い．

具体的な手順としては，固定済みの組織を緩衝液で洗浄後，凍結保護剤中に長時間，浸漬する（図6b）．浸漬に用いる凍結保護剤の濃度を徐々に上昇させて浸透を行うことも多いが，高濃度の凍結保護剤にいきなり浸漬しても，大きな問題がないことも経験する．凍結保護剤の十分な浸透を促し，深部での氷晶形成を十分に防止するため，一晩以上，あるいは大きな組織では数日以上，十分な浸漬時間を確保することが，良好な結果を得るために重要である．また使用する凍結保護剤の量も，一般的な浸漬固定や脱水などの処理の際と同様，十分な量（組織の体積の10倍以上を目安に）使用し，必要に応じて新しい液に1～2度交換する．一般的に抗原性の保持などには低温環境がよいため，凍結保護剤の浸透も固定と同様に冷蔵庫内などの低温下で行う場合が多い．十分な凍結保護剤の浸透の後は，市販の包埋剤（OCTコンパウンド®）などに試料を浸漬し，凍結させて包埋する（図6c）．凍結の際は型（市販のものもあり）に包埋剤を分注し，組織を沈めた後は10～30分程度，

なじませる．なじませない場合は凍結試料の薄切の際に，包埋剤と試料の分離を経験することがある．試料凍結の際に非常に温度の低い液体窒素（−196℃）などを使用すると試料にひびが入ってしまい，きれいな切片を作製することが難しくなる場合がある．ドライアイスで冷却したアセトンやイソペンタン（約−80℃）などの適切な温度の寒剤を使用する方が，上手くいく場合もある（図6c）．氷晶の形成は凍結の速度に依存し，凍結保護剤は氷晶の形成を抑制するが完全には防止できない．ディープフリーザー内でゆっくり温度を下げるなど，凍結の際の温度低下が遅すぎると，凍結保護剤を浸透させた組織であっても氷晶形成が起こり，無数の穴が組織の内部に観察されることがある．

試料を凍結した後は，組織が融解しないように，低温下（−20℃）で保存する必要があり，多くの場合はディープフリーザーなどに入れて保存する．使用の際には組織を融解しないように専用の機器（クライオスタット）を使って，大体5〜30 µm程度の厚みで薄切する（図6d）．切片の取り扱いの方法として，担体（ほとんどの場合はスライドグラス）に貼り付ける方法（貼り付け法）と液中に浮かせたまま使用する方法（浮遊法）がある（図6e, f）．貼り付け法の場合は無処理のスライドグラスでは染色操作中にはがれてしまうことが極めて多いため，必ず剥離防止処理済みのスライドグラスに貼り付ける．こうした剥離防止処理を施したスライドグラスは市販のもの（例：松浪MASコートスライドグラス®）を購入するのが便利であるが，自分でスライドグラスに処理を行って作製することも可能である[24]．試料をスライドグラスに貼り付けた場合は，十分に（1時間以上）風乾し，冷凍庫で保存する．ケースバイケースではあるが，乾燥した切片を−20℃以下で数か月程度，保存した場合でも，十分染色結果を得ることが可能である．一方，浮遊法の場合は，切り出した切片をそのまま緩衝液中に移して浮遊させ，そのまま冷蔵庫で保存したり，あるいはすぐに切片を緩衝液で洗浄して染色液に浸していくことで，染色を行うことができる．ただし，浮遊切片の緩衝液中での冷蔵保存は，染色性の減少やカビの繁殖などの問題のため，数週間以上の長期保存に適さない．長期の保存の場合は，凍結保存液（例：1% PVP-40，30%ショ糖，30%エチレングリコール含有

0.1 Mリン酸緩衝液）などの専用の溶液に浸漬して，−20℃以下の低温下で保存することが望ましく，そうすれば数年以上に渡って切片を良好な状態で保存することが可能である．組織を乾燥させる貼り付け法と比較すると，浮遊法では組織の形態の保存が良好であることが多い．保存した凍結切片は，緩衝液中で水戻しおよび洗浄を行って，染色などのその後の工程に使用する．

凍結切片をスライドグラスなどに貼り付けた場合，切片のシワや気泡が問題になることがある．こうした問題を完全に解決することが難しいが，大きい試料の場合には試料の不要な部分をトリミングして取り除くのは一つの解決法である．また，クライオスタットのアンチロールプレートの位置の調節とクリーニングを行うことで改善することが多い．クライオスタット内部温度が高すぎたり，低すぎたりしている場合も，上手く切片が作製できなくなることがあるため，温度計で確認したり，温度を変えて薄切を試みることも，良い結果につながることがある．切片をスライドグラスに載せる際に，スライドグラスを切片に押し付けてのせる方法で上手くいかない場合は，スライドグラスをクライオスタットの内部で十分冷却しておき，切り出された切片をスライドグラス上に移して筆などでシワを十分にのばし，指などでスライドグラスを温めると，のばされた切片を溶かしてスライドグラス上に付けることができる．またスライドグラスの親水性が低いとシワになる場合があるため，スライドグラス処理の状態を確認するのは一案である．これらを含め，トラブルシューティングを行ってもどうしても上手くいかない場合は，浮遊法を検討する．浮遊法では染色後に組織をスライドグラス上に時間をかけてのせることができるため，気を付ければ気泡やシワが問題になることはあまりない．

VI. 凍結固定法と凍結置換固定法およびその後の切片作製

最後に凍結固定を用いた標本作製法について，前述の各凍結固定法に言及しながら紹介する．既に述べたように，「凍結固定」とは試料を冷却して，生体内のすべての成分を瞬時に氷中に閉じ込める方法で

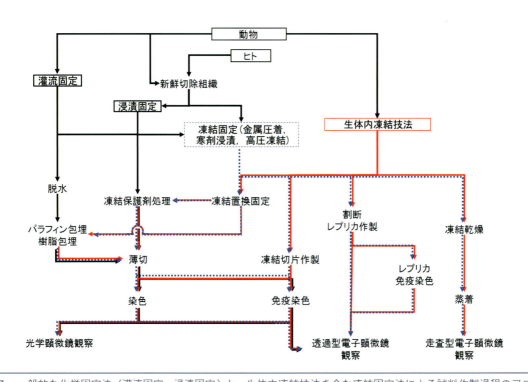

図7 一般的な化学固定法（灌流固定，浸漬固定）と，生体内凍結技法を含む凍結固定法による試料作製過程のフローチャート
生体内凍結技法後は（赤線），その他の凍結固定法と同様に（青点線），様々な試料作製方法を用いることができ，凍結置換固定後に化学固定法と同様の切片作製と光学顕微鏡観察が可能である．文献32より修正・転載．

ある．実はこの凍結された試料を用いて様々な試料作製方法を適用でき，光学顕微鏡だけでなく電子顕微鏡レベルでも，様々な情報を得ることが可能である（図7）．本項では特に光学顕微鏡による観察が可能なパラフィン切片や凍結切片を作製するための，凍結置換固定法の応用に焦点を絞り，その具体的な手順を述べる．

切除組織の凍結固定法には既に述べたように，特殊な機器が必要な高圧凍結法，そして比較的簡便に行いやすい急速凍結法として，金属圧着法と寒剤浸漬法が挙げられる．高圧凍結法は専用の機器の内部で高圧環境を作り出し，その中で試料を冷却することによって，凍結固定を行う手法である[16]．金属圧着法は，組織を非常に低温に冷却した金属塊に圧着し，凍結する方法である（図2）[17]．圧着に用いる金属ブロックの冷却には入手がしやすい液体窒素（−196℃）や，高価で取り扱いは煩雑であるがさらに低温の液体ヘリウム（−269℃）が用いられる（図8）．金属は熱伝導率の良いものが望ましく，高純度の銅塊の表

寒剤	融点 (℃)	沸点 (℃)	温度差 (℃)
エタノール	−114	79	193
イソペンタン	−160	28	188
アセトン	−94	57	151
プロパン	−188	−42	146
窒素	−210	−196	14
ヘリウム	−272	−269	3

図8 凍結用液性寒剤の種類，およびその融点と沸点
文献32より転載．

面を鏡面仕上げしたものが用いられる．寒剤浸漬法の寒剤は低温であり，かつ沸点と融点の差が大きく，試料冷却時に気化しにくい液体である必要がある．なぜなら試料表面で気化すると，形成されたガス層が熱伝導を低下させるからである．液体窒素や液体ヘリウムは非常に低温であるが，沸点と融点の差の温度差が小さく，寒剤として適切ではない（図8）．一方，イソペンタンやプロパンは，沸点と融点の大きな温度差をもち，寒剤として優れる（図8）．特に，

組織細胞化学のための標本作製の基本　43

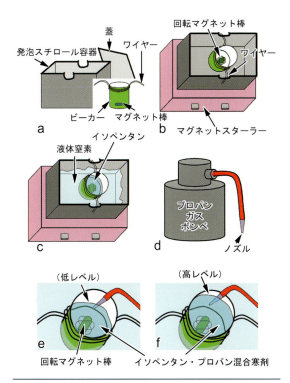

図9　液性イソペンタン・プロパン混合寒剤の簡便な作製法
　50 ml程度のビーカーにワイヤーを巻き付け(a)，発泡スチロール容器につるした際に，ビーカーの下端部が容器の底につかないように高さを調節(b)．容器に液体窒素を注ぎ，ビーカーにイソペンタンを15 ml程度入れ，そのビーカーを容器内でつりさげて，ビーカーの下端部を冷却すると同時に，ビーカー中に回転マグネット棒を入れ，全体をマグネットスターラー上に置き，イソペンタンを撹拌(c)．イソペンタン中に市販のボンベからプロパンガスを吹きこむ(d, e)．プロパンガスを吹き込み続けるとプロパンが液化して全体量が徐々に増加し，全体量が約45 mlのイソペンタン・プロパン混合寒剤が完成(f)．文献32より修正・転載．

イソペンタン・プロパン混合寒剤は簡便に作製することができ(図9)，高い冷却能力を持つため，有用である[1,30]．また凍結する組織は小さい方が冷却されやすい[31]．凍結の際は，針やピンセットなどを使って，寒剤の中に迅速に浸漬する(図2b)．
　一方，生体内凍結技法では生きた動物の対象臓器を露出し，上述の液性寒剤(イソペンタン・プロパン混合寒剤)を直接かけ，急速に凍結する[32]．例えば肝臓の固定を行う場合，麻酔をした動物を開腹し，出血や乾燥に注意して肝臓を露出する．次に，寒剤をこの露出された肝臓に直接かけて凍結する(図3a)．

かけた後は，温度が上昇するのを防ぐため，凍結された組織，もしくは組織だけが難しい場合は個体ごと，別の容器に満たした液体窒素内に速やかに浸漬する．そして標的臓器を液体窒素中に浸したままで回収し，その後の試料作製に用いる．
　凍結固定法により凍結した試料は，そのまま温度を上昇させると組織が融解してアーチファクトが避けられない．そのため凍結固定の後に温度を上昇させる場合は，凍結された組織構造を保持するための処理を行う必要がある．その代表的なものの一つが凍結置換固定法であり，凍結置換固定法は凍結固定された試料を室温で取り扱えるようにするための，特殊な化学固定法である[17,33]．凍結置換固定法を用いた後は，通常の化学固定された試料とほぼ同様な試料作製過程を経て，凍結切片やパラフィン切片を作製することができる(図10)[1]．
　凍結置換固定を行う場合，まず凍結置換固定液という，有機溶媒中にパラホルムアルデヒドなどの固定剤を含む溶液を作製しておく必要がある(図10a, b)[1]．有機溶媒としては，エタノールやメタノールも報告があるが，アセトンが最も形態保持が良いとされている[15]．パラホルムアルデヒドなどの固定剤は有機溶媒に難溶性であるため，高濃度の水溶液(例えば20%パラホルムアルデヒド水溶液，75%グルタールアルデヒド水溶液)を準備し，有機溶媒と混合した後に，脱水剤(モレキュラーシーブなど)を加え，この脱水剤を何度か交換することで，十分に脱水する(図10a)．形態観察や免疫染色などで良い結果を得るためには，作製した凍結置換固定液の長期の保存は避け，冷蔵庫内での数日程度の保管の間に使用する．高濃度の固定液や脱水剤は市販されているものを購入すると便利である．モレキュラーシーブを含む有機溶媒は振盪すると白濁する場合があるが，こうして白濁した液は使用しても問題はない．一方で，パラホルムアルデヒドの最終濃度が2%よりも高くなると，脱水後にパラホルムアルデヒドが析出して凍結置換液が混濁することがあるので，パラホルムアルデヒドの終濃度は2%程度にした方がよい．
　実際に凍結置換固定を行う際は，組織塊の容積に対して十分量(できれば10倍以上)の凍結置換固定液を容器に分注し，その容器をドライアイスで冷却したアセトン(約−80℃)に浸漬し，撹拌して十分に

44

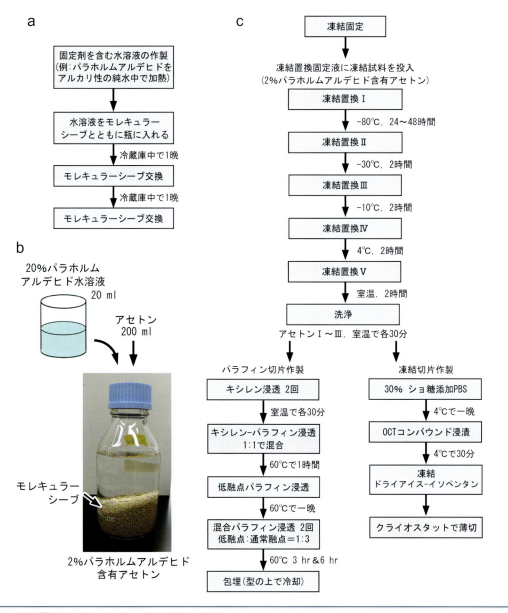

図10 凍結置換固定法とその後の切片作製法の概略
凍結置換固定液の作製方法（a）とモレキュラーシーブで脱水中の2%パラホルムアルデヒド含有アセトン（b）．凍結置換固定後にパラフィン切片もしくは凍結切片の作製が可能である（c）．文献1より転載．

冷却する（図10c）．次にこの容器内の冷却された凍結置換固定液の中に，凍結固定され，液体窒素中に維持されていた組織を投入する．この容器を−80℃で1〜2晩静置し，その後で徐々に温度を上昇させていく．厳密にコントロールされた速さで温度を上昇させるための凍結置換固定用機器も市販されているが，−20℃のフリーザー内に2時間，4℃の冷蔵庫内に2時間，室温に2時間というように，容器を異なる温度環境下に徐々に移していくことで簡易的に温度を上昇させる方法でも，試料を作製することができる[34,35]．その後，室温の純アセトン中で洗浄し，パラフィン切片もしくは凍結切片の作製に移る．凍結置換固定液に加える固定剤の種類は，目的に応じて選択する必要がある．例えば，免疫染色を行って光学

顕微鏡観察を行う場合には，免疫反応性が維持されやすいパラホルムアルデヒドのみを含む凍結置換固定液を用いるが，一方で良好な形態の保持を目的としたり，パラホルムアルデヒドでは良好な抗原の保持ができない場合は，グルタールアルデヒドを含有する凍結置換固定液の方が良好な結果が得られる場合もある[22]．なお，凍結固定された試料を用いて電子顕微鏡観察を行うことも可能であり，その場合は細胞の膜形態の保存を良好にするため，四酸化オスミウムを使用した凍結置換固定を行う[5,14]．

凍結置換固定後に光学顕微鏡用の試料を作製する場合，パラフィン切片と凍結切片の作製が可能である（図10c）．パラフィン切片を作製する場合は，凍結置換固定が終了した段階で既に固定とともに凍結置換固定液中の有機溶媒の作用によって脱水が行われているため，モレキュラーシーブなどで十分脱水したアセトンを用いて洗浄を行った後は，キシレンの浸透のステップに直接移行できる．キシレンの浸透とパラフィンの浸透，パラフィン包埋を行い，ミクロトームで薄切するステップは，化学固定された試料と同様である（図5）．凍結切片を作製する場合は，凍結置換固定後の試料をアセトンで洗浄後，化学固定された試料の場合に使用したものと同様の30％ショ糖や20％グリセリンなどを含有する凍結保護剤に直接浸漬する（図6）．最初は脱水された試料が浮いてしまうことが多いが，試料に凍結保護剤が速やかに浸透することで，数時間後には試料が凍結保護剤の液中に沈む．十分に凍結保護剤を浸透させた後，化学固定試料と同様に包埋剤中で凍結し，クライオスタットで切片を作製する．凍結置換固定を用いた場合でも，パラフィン切片と凍結切片のメリットやデメリットは化学固定された試料の場合と同様である（図1）．したがって凍結固定後の切片作製方法の選択は，作製した試料からどのような情報をどの観察方法を用いて得る予定なのか，あるいはどのような設備で試料を保存・薄切するのか，などを考慮して行う必要がある．

おわりに

固定後の組織を用いて組織化学的な標識を行い，光学顕微鏡での観察を可能にするための試料作製方法の中で，現在でも頻繁に用いられる凍結切片とパラフィン切片は，その作製工程もそれぞれのメリットとデメリットも多くの点で異なっている．また，固定法，特に化学固定法や凍結固定法の選択によってもこれらの切片作製に至る過程に違いが生じることから，各固定法と試料作製方法の特徴を理解し，適切に選択した上で，実際のプロトコールを検討する必要がある．こうした試料の固定から切片作製に至る過程は対象となる試料・臓器によっても特別な処理や注意が必要なものもあり，どうしても各自で経験を積み，習熟していかなければならない部分も多い．しかしながら，多くの研究者がつまずきやすい部分があることも事実であり，本項ではこれらの点を背景知識も含めて概説することを試みた．本項が研究目的や置かれた環境をふまえて最適のアプローチを選択し，各自の技術を発展させていく上での一助になれば幸いである．

文 献

1) 大野伸彦, 齊藤百合花, 志茂 聡, 他：組織細胞化学のための標本作製の基本—簡便な凍結技法の意義—. 組織細胞化学2017（日本組織細胞化学会編），pp. 33–44, 2017.
2) Harris KM, Perry E, Bourne J, et al.: Uniform serial sectioning for transmission electron microscopy. J. Neurosci. **26**: 12101–12103, 2006.
3) Graham RC, Jr., Karnovsky MJ: The early stages of absorption of injected horseradish peroxidase in the proximal tubules of mouse kidney: ultrastructural cytochemistry by a new technique. J. Histochem. Cytochem. **14**: 291–302, 1966.
4) Scopsi L, Larsson L-I: Increased sensitivity in peroxidase immunocytochemistry. Histochemistry **84**: 221–230, 1986.
5) Ohno N, Terada N, Ohno S: Histochemical analyses of living mouse liver under different hemodynamic conditions by "in vivo cryotechnique". Histochem. Cell Biol. **126**: 389–398, 2006.
6) Terada N, Ohno N, Li Z, et al.: Detection of injected fluorescence-conjugated IgG in living mouse organs using "in vivo cryotechnique" with freeze-substitution. Microsc. Res. Tech. **66**: 173–178, 2005.
7) Terada N, Ohno N, Yamakawa H, et al.: Immunohistochemical study of a membrane skeletal molecule, protein 4.1G, in mouse seminiferous tubules. Histochem. Cell Biol. **124**: 303–311, 2005.

8) Ohno N, Terada N, Yamakawa H, et al.: Expression of protein 4.1G in Schwann cells of the peripheral nervous system. J. Neurosci. Res. **84**: 568–577, 2006.

9) Zea-Aragon Z, Ohtsuki K, Ohnishi M, et al.: Immunohistochemical study of the upper surface layer in rat mandibular condylar cartilage. Histol. Histopathol. **19**: 29–36, 2004.

10) Hayat M: Chemical fixation. In "Principles and Techniques of Electron Microscopy". Macmillan Press, London, pp. 1–78, 1989.

11) Ohno N, Terada N, Fujii Y, et al.: "In vivo cryotechnique" for paradigm shift to "living morphology" of animal organs. Biomed. Rev. **15**: 1–19, 2004.

12) Ohno N, Terada N, Murata S, et al.: Application of cryotechniques with freeze-substitution for the immunohistochemical demonstration of intranuclear pCREB and chromosome territory. J. Histochem. Cytochem. **53**: 55–62, 2005.

13) Ohno N, Terada N, Bai Y, et al.: Application of cryobiopsy to morphological and immunohistochemical analyses of xenografted human lung cancer tissues and functional blood vessels. Cancer **113**: 1068–1079, 2008.

14) Ohno N, Terada N, Saitoh S, et al.: Extracellular space in mouse cerebellar cortex revealed by in vivo cryotechnique. J. Comp. Neurol. **505**: 292–301, 2007.

15) Bridgman PC, Reese TS. The structure of cytoplasm in directly frozen cultured cells. I. Filamentous meshworks and the cytoplasmic ground substance. J. Cell Biol. **99**: 1655–1668, 1984.

16) Moor H, Bellin G, Sandri C, et al.: The influence of high pressure freezing on mammalian nerve tissue. Cell Tissue Res. **209**: 201–216, 1980.

17) 大野伸彦，齊藤百合花，寺田信生，他：凍結技法の基礎から免疫組織化学と光イメージングへの応用．組織細胞化学 2014（日本組織細胞化学会編），pp. 15–26, 2014.

18) Ohno S, Terada N, Ohno N, et al.: "In vivo cryotechnique" for examination of living animal organs, further developing to "cryobiopsy" for humans. Recent Res. Devel. Mol. Cell Biol. **6**: 65–90, 2006.

19) Saitoh Y, Terada N, Saitoh S, et al.: Histochemical approach of cryobiopsy for glycogen distribution in living mouse livers under fasting and local circulation loss conditions. Histochem. Cell Biol. **133**: 229–239, 2010.

20) Saitoh Y, Terada N, Ohno N, et al.: Imaging of thrombosis and microcirculation in mouse lungs of initial melanoma metastasis with in vivo cryotechnique. Microvasc. Res. **91**: 73–83, 2014.

21) Saitoh Y, Terada N, Saitoh S, et al.: Histochemical analyses and quantum dot imaging of microvascular blood flow with pulmonary edema in living mouse lungs by "in vivo cryotechnique". Histochem. Cell Biol. **137**: 137–151, 2012.

22) Terada N, Ohno N, Saitoh S, et al.: Immunoreactivity of glutamate in mouse retina inner segment of photoreceptors with in vivo cryotechnique. J. Histochem. Cytochem. **57**: 883–888, 2009.

23) Terada N, Ohno N, Saitoh S, et al.: Immunohistochemical detection of hypoxia in mouse liver tissues treated with pimonidazole using "in vivo cryotechnique". Histochem. Cell Biol. **128**: 253–261, 2007.

24) Terada N, Ohno N, Ohguro H, et al.: Immunohistochemical detection of phosphorylated rhodopsin in light-exposed retina of living mouse with in vivo cryotechnique. J. Histochem. Cytochem. **54**: 479–486, 2006.

25) Ohno N, Terada N, Saitoh S, et al.: Recent development of in vivo cryotechnique to cryobiopsy for living animals. Histol. Histopathol. **22**: 1281–1290, 2007.

26) Ohno N, Terada N, Ohno S: Advanced application of the in vivo cryotechnique to immunohistochemistry for animal organs. Acta Histochem. Cytochem. **37**: 357–364, 2004.

27) Plattner H, Bachmann L. Cryofixation: a tool in biological ultrastructural research. Int. Rev. Cytol. **79**: 237–304, 1982.

28) Ohno N: Application of cryotechniques with freeze-substitution for the immunohistochemical demonstration of intranuclear pCREB and chromosome territory. J. Histochem. Cytochem. **53**: 55–62, 2005.

29) Terada N, Banno Y, Ohno N, et al.: Compartmentation of the mouse cerebellar cortex by sphingosine kinase. J. Comp. Neurol. **469**: 119–127, 2004.

30) Jehl B, Bauer R, Dorge A, et al.: The use of propane/isopentane mixtures for rapid freezing of biological specimens. J. Microsc. **123**: 307–309, 1981.

31) Costello MJ, Corless JM: The direct measurement of temperature changes within freeze-fracture specimens during rapid quenching in liquid coolants. J. Microsc. **112**: 17–37, 1978.

32) 大野伸彦，齊藤百合花，寺田信生，他：免疫組織化学と光イメージングへの凍結技法の応用．組織細胞化学 2015（日本組織細胞化学会編），pp. 47–59, 2015.

33) Shiurba R: Freeze-substitution: origins and applications. Int. Rev. Cytol. **206**: 45–96, 2001.

34) Li Z, Ohno N, Terada N, et al.: Immunolocalization of serum proteins in living mouse glomeruli under various hemodynamic conditions by "in vivo cryotechnique". Histochem. Cell Biol. **126**: 399–406, 2006.

35) Kamijo A, Saitoh Y, Ohno N, et al.: Immunohistochemical study of mouse sciatic nerves under various stretching conditions with "in vivo cryotechnique". J. Neurosci. Methods **227**: 181–188, 2014.

酵素抗体法実践入門

鴨志田伸吾[1]，大﨑 博之[1]，島方 崇明[2]，河村 淳平[2]，桑尾 定仁[2]

Key words：酵素抗体法（immunoenzyme method），ポリマー法（polymer method），抗原抗体反応（antigen-antibody reaction），発色（color development），抗原賦活化（antigen retrieval），加熱処理（heat treatment），蛋白分解酵素処理（proteolytic treatment），トラブルシューティング（troubleshooting），脱灰（decalcification），内因性活性物質（endogenous activity），背景染色（background staining），特異性（specificity），二重染色（double staining）

はじめに

免疫組織化学染色（immunohistochemical staining; 免疫染色 immunostaining とも呼ばれる）は，抗原抗体反応を利用して，組織・細胞内に局在する特定抗原（主として蛋白質）を特異的に可視化できる優れた組織細胞化学的手法である．免疫組織化学染色は，酵素を標識物質とする酵素抗体法（immunoenzyme method）と蛍光色素を標識物質とする蛍光抗体法（immunofluorescence method）に代表される．

酵素抗体法には，1）染色標本を光学顕微鏡で観察できる，2）ほとんどの抗原がパラフィン切片上で検出可能である，3）組織構造内の抗原発現（陽性）細胞を同定できる（大まかな細胞内局在の判定も可能），4）染色標本をほぼ永久的に保存できる，5）過去のパラフィンブロックを使った後向き研究が可能である，など多くの利点をもつ．そのため，酵素抗体法はとくにホルマリン固定パラフィン包埋病理組織標本に広く応用されている．

本稿では，酵素抗体法をこれから始めてみたい，酵素抗体法について改めて見直してみたいと考えている研究者・技術者のために，基礎的・実践的な内容（原理，抗原賦活化法とその選択，ブロッキング処理，標準的プロトコール，試薬の調製法，トラブルの原因と対策，特異性の確認，酵素抗体二重染色法）について解説する．

I. 酵素抗体法の原理[1-3]

酵素抗体法は，抗原抗体反応と可視化（酵素反応による発色）という2つのプロセスを骨格としている．多くの検出システムが開発されてきたが，それらを感度が低い方法から列挙すると，直接法＜間接法＜ペルオキシダーゼ・抗ペルオキシダーゼ（peroxidase［POD］anti-POD, PAP）法，アルカリホスファターゼ・抗アルカリホスファターゼ（alkaline phosphatase［ALP］anti-ALP, APAAP）法＜アビジン・ビオチン複合体（avidin-biotin-enzyme complex, ABC）法＜標識ストレプトアビジン・ビオチン（labeled streptavidin-biotin, LSAB または SAB）法≦2ステップポリマー法＜3ステップポリマー法（intercalated antibody-enhanced polymer［iAEP］法とも呼ばれる）＜catalyzed signal amplification（CSA）法となる．現在最も普及しているのはポリマー法（2ステップまたは3ステップ）である．

以上から，本稿の解説は，ホルマリンまたは中性緩衝ホルマリン固定パラフィン包埋組織材料を対象に，ポリマー法を用いて検出することを前提とさせていただく．

1. 抗原抗体反応

ポリマー法の原理図を図1に示す．2ステップポリマー法では，一次抗体（非標識）の反応に次いで，ポリマー試薬（ポリマーに多数の酵素と二次抗体が標

---

[1] 神戸大学大学院保健学研究科病態解析学領域，[2] 東大和病院病理細胞診断科

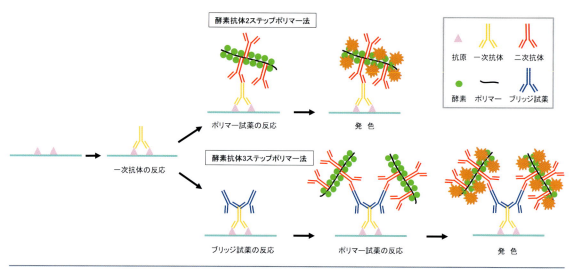

図1　酵素抗体ポリマー法の原理
2ステップポリマー法では、1次抗体の反応後にポリマー試薬（ポリマーに2次抗体と酵素を多数結合させた試薬）を反応させる。その後、ポリマーに標識された酵素の活性を利用して基質を発色させる。3ステップポリマー法では、2ステップポリマー法にブリッジ試薬をサンドイッチすることによってさらに感度が高まる。

識されている）を反応させる。すると、抗原・一次抗体・二次抗体・ポリマー・酵素の複合体が形成される。最終的に、この複合体中の酵素活性を利用して基質を発色させる。

3ステップポリマー法では、一次抗体とポリマー試薬の間にブリッジ試薬（抗体ないしは一次抗体とポリマー試薬の結合性を強める物質）を反応させる。浸透性が高められるため、2ステップポリマー法に比べて2～5倍高い感度が得られる。したがって、2ステップポリマー法で十分な染色強度が得られなかった場合は、3ステップポリマー法に変更するとよい。

ポリマー法はABC法やLSAB法以上に高感度であることに加えて、内因性ビオチンによる非特異反応（後述）を回避できるという利点をもつ。なお、ポリマー法の試薬・キットは多くのメーカーから入手可能である。

2. 可視化（発色）

ポリマーに標識された酵素（PODまたはALP）の活性を利用して基質を発色させ、抗原局在部位を可視化する。標識酵素としてはPODが最も高頻度に利用される。ALPは酵素抗体二重染色法（後述）に応用されることが多い。表1に、キットとして市販されている主な発色基質を示す。

PODは、過酸化水素の存在下で酸化を触媒する酵素である。PODを標識酵素とする場合、発色基質としてはジアミノベンチジン（3,3'-diaminobenzidine,

表1　酵素抗体法の主な発色基質

POD用発色基質	ALP用発色基質
ジアミノベンチジン（DAB；茶褐色）	BCIP/NBT（青紫色）
アミノエチルカルバゾール（AEC；赤色）	ファストレッド（赤色）
VIP（赤紫色）	ニューフクシン（赤色）
4-クロロ-1-ナフトール（青灰色）	フクシン＋（赤色）
テトラメチルベンチジン（TMB；青色）	パーマネントレッド（赤色）
パーマブラック（黒色）など	パーマレッド（赤色）*
	パーマブルー（青色）*
	パーマグリーン（緑色）*など

上記はいずれも発色キットとして市販されている。*POD用もある。

DAB) を使うのが基本である．その原理は，

$$2\alpha H (DAB[無色]) + H_2O_2 \rightarrow 2\alpha (DAB の酸化物[茶褐色]) + 2H_2O$$

として表される．すなわち，DAB（水素供与体）の水素がPODにより過酸化水素（水素受容体）へ転移されると，DABが酸化，重合を起こし，茶褐色の不溶性沈殿物が形成される．ポリマー法ではPODが多数標識されているため，形成される茶褐色分子団が大きく，それゆえ強い発色が得られる．

一方，ALPを標識酵素，ジアゾニウム塩（ファストレッド，フクシンなど）を発色基質として発色する場合の原理としては，ナフトールリン酸エステルがALPの作用でナフトールとなり，それがジアゾニウム塩と結合し，赤色の不溶性アゾ色素が生成される．また，ブロモクロロインドリルリン酸（5-bromo-4-chloro-3-indolyl-phosphate: BCIP）／ニトロブルーテトラゾリウム（nitro blue tetrazolium: NBT）が発色基質の場合は，BCIPがALPにより脱リン酸化を受け，その反応によりNBTが還元される結果，青紫色の不溶性ホルマザン色素が生成される．

II. 抗原賦活化 [1,2,4]

ホルマリンを中心としたアルデヒド系固定液で固定された組織材料では，メチレン架橋，アミノ酸残基末端の封鎖などによって蛋白質の高次構造が変形するとともに，カルシウムイオンや金属陽イオンが共有結合し，抗原決定基がマスキングされていると考えられている．こうした架橋反応および高次構造の変化は，パラフィンブロック作製のための脱水過程でさらに強まると推測されている．マスキングを取り除くことにより抗原決定基を露出させ，抗体を結合しやすくする処理方法を抗原賦活化antigen retrievalという．抗原賦活化法は加熱処理と蛋白分解酵素処理に代表される．

1. 加熱処理
加熱方法と加熱溶液に分けて解説する．
1）加熱方法の種類
加熱方法としては電子レンジ（マイクロウェーブ；3～5分を3～6回），オートクレーブ（121℃，5～10分），圧力鍋（121℃，5～10分），温浴槽（95～98℃，40分）などがある．以下には，著者らがよく利用している圧力鍋処理と温浴槽処理の手技について具体的に述べる．

A. 圧力鍋処理の手技
圧力鍋処理は，①安価で操作が簡便である，②短時間で大量の切片を処理できる，③切片の損傷が少ない，④加熱ムラを生じない，⑤加熱中に加熱溶液の量が減少することがない，⑥最適条件設定が容易であるといった多くの利点をもつ．

❶電磁調理器に圧力鍋をのせる．
❷圧力鍋に水道水を全容量の1/5ほど入れ，その中に加熱溶液を満たした耐熱性容器を入れる．
　［補足］耐熱性容器としては，ステンレス製かTPX（メチルペンテンポリマー）製がよい．
❸鍋に軽く蓋をした後（ロックしないこと），電磁調理器の電源を入れ，強火で沸騰させる．
　［補足］沸騰するまで5～10分かかる．
❹切片を鍋内の耐熱性容器に入れ，しっかりと鍋の蓋をして，ダイヤル（セレクター）を加圧マークにあわせる．数分すると圧力がかかり始めると同時に，安全ロックピン（圧力インジケーター）が上がってくる．
　［補足］耐熱性容器に蓋をする必要はない．小型の圧力鍋には，ダイヤル（セレクター）がない機種もある．
❺安全ロックピン（圧力インジケーター）のリングが2本見える状態まで圧が上がったら（あるいは蒸気口から蒸気が噴き出し始めたら），弱火にする．
　［補足］弱火にすることにより，圧力レベルを一定に保つ．
❻弱火にしてから5～10分経過後，電磁調理器の電源を切る．
❼安全ロックピン（圧力インジケーター）が完全に下がるまで，そのまま放置（自然減圧）する．その後，鍋の蓋を外す．
　［補足］大気圧に下がるまで，5～10分かかる．
❽作業用ゴム手袋をして圧力鍋から容器ごと取り出し，20～30分間室温放置（自然冷却）する．
　［補足］急冷すると，核内抗原の染色性が減弱することがある（後述）．

❾容器内に水道水を少量ずつ注ぎ入れる（加熱溶液が水道水に置換されるまで；1～数分間）．

B. 温浴槽処理の手技

処理に時間がかかる（圧力鍋処理よりも加熱温度が低い分，加熱時間を延長させる必要がある）が，手技が簡便で安定している．

❶耐熱性容器に加熱溶液を入れ，温浴槽内で95～98℃になるまで加温する．
［補足］適正温度までのタイムラグをなくすために，耐熱性容器および温浴槽に軽く蓋をしておく．必ず温度を確認すること．
❷切片を加熱溶液内に入れ，耐熱性容器および温浴槽に軽く蓋をして，40分間加熱する．
❸温浴槽の電源を切る．
❹作業用ゴム手袋をして圧力鍋から容器ごと取り出し，20～30分間室温放置（自然冷却）する．
❺容器内に水道水を少量ずつ注ぎ入れる（加熱溶液が水道水に置換されるまで；1～数分間）．

2）加熱溶液の種類

加熱溶液の成分とpHは抗原賦活化効果に強く影響する．代表的な加熱溶液として，10 mMクエン酸緩衝液（pH 6.0），10 mMクエン酸緩衝液（pH 7.0），1 mM エチレンジアミン四酢酸（ethylenediamine tetraacetic acid: EDTA）液（pH 8.0）や1 mM EDTA含有10 mMトリス塩基（pH 9.0）があり，これら4種の溶液を常備しておくことをすすめる．メーカーが独自で開発した加熱溶液も多数市販されている．ただし，圧力鍋法で加熱する場合は，界面活性剤を含んだ加熱溶液を使用してはならない（突沸するため危険）．

2. 蛋白分解酵素処理

蛋白分解酵素（プロテアーゼ）とは，ペプチド結合（-CO-NH-）を加水分解（切断）する酵素の総称である．ペプチド鎖の末端側から切断する酵素群をペプチダーゼ，ペプチド鎖の内部を切断する酵素群をプロテイナーゼと呼ぶ．抗原賦活化を目的として用いられる蛋白分解酵素はプロテイナーゼに属し，0.05% プロテアーゼ・タイプXXIV（ズブチリシンともよばれる；室温10分），0.05% プロテイナーゼK（室温10分），0.1%トリプシン（37℃，30分），0.4%ペプシン（37℃，20分）などの方法がある（ただし，適切な酵素濃度・反応時間は，固定条件や組織の種類によって異なる）．プロテアーゼ・タイプXXIVとプロテイナーゼKは基質特異性が低いため，応用範囲が広い．

3. 抗原賦活化法の選択

酵素抗体法の実施に先立って，至適条件を決定するための予備実験を行う必要があるのは言うまでもない．その中で最も重要な作業は，抗原賦活化法の選択である．その理由としては，1）抗原のマスキングは抗原決定基レベルで起こっているため，同じ抗原に対する抗体でも認識部位が異なれば，適した抗原賦活化法も異なることが多い，2）抗原賦活化処理を必要としない（あるいは処理をしない方がよい）抗体もある，3）適した抗原賦活化法は固定条件によっても異なる（迅速かつ正確に固定された組織では，むやみな抗原賦活化は避けた方が良い），などがあげられる．

実際には無処理切片，加熱処理（前述した4種の加熱溶液），蛋白分解酵素処理（プロテアーゼ・タイプXXIVとプロテイナーゼK）を施した切片各々の染色所見を相互に比較し，最適条件を選択する．図2に具体例をいくつか供覧する．

III. ブロッキング処理

1. 内因性POD

血球系細胞や一部の上皮細胞がもつ内因性POD活性は，パラフィン切片ではとくに好酸球や赤血球（ヘムがもつ偽POD活性）に残存している．そのため，標識酵素がPODの場合は，内因性POD活性をあらかじめ除去しておかないと，抗原抗体反応による特異的発色産物を判断しにくくなる．当然ながら，ALPを標識酵素とする場合は，内因性PODのブロッキング処理は不要である．参考までに，ALPを標識酵素とした場合の染色過程で，内因性ALPのブロック操作は必要ないと考えてよい（パラフィン包埋された状態ではALPがほとんど失活している）．

2. 内因性ビオチン

ミトコンドリア内に多く含まれる内因性ビオチンは通常，パラフィン包埋ブロックの作製過程で失活するが，加熱処理を施すと賦活化されてしまう．それが，ABC法やLSAB法を用いた際に，非特異的な

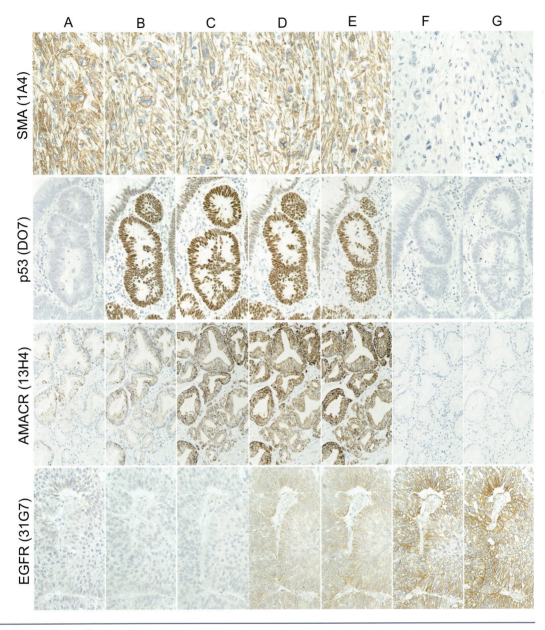

図2 抗原賦活化法の選択
A：無処理，B：クエン酸緩衝液（pH 6.0）中での加熱処理，C：クエン酸緩衝液（pH 7.0）中での加熱処理，D：EDTA液（pH 8.0）中での加熱処理，E：EDTA含有トリス塩基（pH 9.0）中での加熱処理，F：プロテアーゼ・タイプXXIV（ズブチリシン）処理，G：プロテイナーゼK処理.
一段目：腹腔内平滑筋肉腫．smooth muscle actin（SMA）染色．マウスモノクローナル抗体（クローン1A4）を使用．無処理切片（A）で最も強い陽性反応が得られているため，抗原賦活化を行うべきではない．
二段目：大腸腺腫内腺癌．p53染色．マウスモノクローナル抗体（クローンDO7）を使用．加熱処理を施した場合（B～E）に陽性反応が認められる．加熱溶液間で染色強度に差がない場合，最も標準的かつマイルドなクエン酸緩衝液（pH 6.0；B）を選択する．
三段目：前立腺癌．alpha-methylacyl-CoA racemase（AMACR）染色．ウサギモノクローナル抗体（クローン13H4）を使用．抗原賦活化には加熱処理が有効であるが，高pHの溶液（D，E）でより効果が高い．
四段目：膀胱尿路上皮癌．epidermal growth factor receptor（EGFR）染色．マウスモノクローナル抗体（クローン31G7）を使用．細胞膜に限局した強い陽性反応は，蛋白分解酵素処理を施した切片（F，G）に認められる．

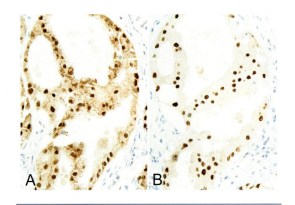

図3 加熱処理による内因性ビオチンの賦活化
乳腺アポクリン癌．androgen receptor 染色．マウスモノクローナル抗体（クローン AR441）を使用，EDTA 液（pH 8.0）中での加熱処理を実施．A：LSAB 法．B：2 ステップポリマー法．LSAB 法で染色した切片（A）では，核の androgen receptor 特異反応とともに，細胞質内に顆粒状の非特異反応（内因性ビオチンによる）が確認される．しかし，ポリマー法を用いた場合（B）は，内因性ビオチンの反応は認められない．

細胞質内顆粒状反応の原因となる（図3）．この反応は，高 pH の加熱溶液を用いた場合にとくに強い．内因性ビオチンをブロックするためには，0.1% アビジン溶液を反応させ，洗浄後 0.01% ビオチン溶液で処理する．しかし，ポリマー法を用いた場合は内因性ビオチンの影響を考慮する必要はない．

3．その他の非特異反応

陰性荷電した組織成分と陽性荷電した抗体分子との間に生じる静電結合や結合組織における疎水性の増強などによって，非特異反応が生じることがある．それをブロックするには，一次抗体反応の前に 5% 正常動物血清（二次抗体と同じ動物種）または 0.25% カゼイン溶液を室温で 10 分間反応させる．

IV．酵素抗体法（2 ステップポリマー法）の標準的プロトコール[1,2]

ホルマリン固定パラフィン切片を対象とし，POD 標識ポリマー試薬を用いて検出する場合の手順を示す．

❶切片の作製
［補足］パラフィン切片（厚さは通常でよい）をシラン系剥離防止剤がコーティングされたスライドガラスへ張付し，45〜50℃で伸展する．

❷脱パラフィン（キシレン），脱キシレン（100% エタノール），親水（下降系列エタノール），（流水洗，5 分間）
［補足］脱パラフィンが不完全だと，抗体液がはじかれてしまう．次のステップ（内因性 POD のブロッキング）で 0.3% 過酸化水素含有メタノールを用いる場合は，親水途中の 95% エタノールから直接（水洗せずに）ブロッキング液へ切片を移す．

❸内因性 POD のブロッキング：0.3% 過酸化水素含有メタノール，室温 30 分間（または 3% 過酸化水素水，室温 5 分間）
［補足］過酸化水素を扱う際には，ゴム手袋を着用する．

❹流水洗，5 分間
［補足］次のステップ（抗原賦活化）で蛋白分解酵素処理を行う場合は，切片をさらに 50 mM トリス塩酸緩衝食塩水（Tris-buffered saline: TBS; pH 7.6）または 10 mM リン酸緩衝食塩水（phosphate-buffered saline: PBS; pH 7.2）へ移す．

❺抗原賦活化（必要な場合）
［補足］使用する一次抗体ごとに予備比較試験を行い，抗原賦活化の必要性や最適な抗原賦活化法を検討することが重要である（前述）．

❻流水洗，3 分間

❼TBS または PBS で洗浄，3 分間 2 回
［補足］PBS 中のリン酸が ALP 活性に影響を及ぼすため，少なくとも ALP 標識ポリマー試薬を用いる場合は TBS を使用しなければならない．

❽非特異反応のブロッキング（必要な場合）
［補足］本ブロッキング処理の終了後は，スライドガラスをたててブロッキング液を吸い取り，洗浄せずに一次抗体を滴下する．

❾一次抗体の反応（湿潤箱中），室温 60 分間，4℃一晩など
［補足］組織周囲の余分な洗浄液（TBS または PBS）を拭き取った後，組織の大きさに応じて適量の抗体液（10〜150 μL）を滴下する．そして，スライドガラスを揺らせながら切片上の抗体を十分に攪拌する．切片上に生じた気泡は，組織を傷つけないよう注意深く取り除く．

⑩ TBSまたはPBSで洗浄，3分間3回
　［補足］3ステップポリマー法の場合は，ここへ以下のステップが加わる．
　・ブリッジ試薬の反応（湿潤箱中），室温15〜30分間
　・TBSまたはPBSで洗浄，3分間3回
⑪ ポリマー試薬の反応（湿潤箱中），室温15〜60分間
　［補足］一次抗体の動物種に対応する市販ポリマー試薬・キットを使用する．試薬の滴下の仕方は，一次抗体の場合と同じである．陽性反応が弱いあるいは結果が安定しない場合は，反応時間を60分間まで延長すると，十分な陽性反応が得られることが多い．
⑫ TBSまたはPBSで洗浄，3分間3回
⑬ 基質溶液（DAB溶液など）で発色，鏡検しながら1〜10分間
　［補足］DABの場合，陽性部位は茶褐色を呈する（その他の発色基質の色調は表1を参照）．DABには発癌性があるため，取扱い時は使い捨て手袋等を用いる．
⑭ 流水洗，3分間
⑮ ヘマトキシリンなどで核染色，流水洗後に色出し，再度水洗
　［補足］発色基質と色相が異なる核染色液を用いる．茶系基質や赤系基質にはヘマトキシリン，青系基質にはケルンエヒトロートを用いるのが一般的である．なお，加熱処理を行った場合は，核染色時間を延長した方がよい．
⑯ 脱水（上昇系列エタノール），透徹（キシレン），封入（非水溶性封入剤）
　［補足］DABで発色した標本は，脱水・透徹を経て，非水溶性封入剤で封入する．一方，発色産物が有機溶剤に溶出してしまう基質を用いた場合は，二重封入法（欄外を参照）を利用するとよい．
⑰ 光学顕微鏡で観察
【参考】二重封入法の手順：①組織周囲の余分な水分を拭き取る．②適量の永久標本用マウンティングメディウム（Dako社）またはCC/Mount（Diagnostic Biosystems社）を滴下する．③マイクロピペットチップを横にして使い，封入剤が組織全体を覆うよう均一に広げる．④ホットプレート（伸展器）上で完全に固化させる．⑤最後に，非水溶性封入剤とカバーガラスを用いて封入する．なお，脱水・透徹を行わずに水溶性封入剤で封入した場合は，標本の長期保存ができない．また，風乾後にキシレンを通し，非水溶性封入剤で封入する方法では，結晶や沈殿物が形成される場合がある．

V. 試薬の調整法

具体的な調整法は以下の通りである．なお，調整の手間を省くために，市販の調整済み溶液や濃縮液を使用するのもよい．

1. 洗浄用緩衝液
1）TBS（pH 7.6）
　トリス（ハイドロキシメチル）アミノメタン6.07 gを蒸留水100 mLに溶かした後，さらに塩化ナトリウム8 gを溶解する．これに2 N塩酸（濃塩酸を6倍希釈）を加えながらpH 7.6に調整し，蒸留水で全量を1 Lにする．
2）PBS（pH 7.2）
　リン酸二水素ナトリウム・二水和物3.3 g，リン酸水素二ナトリウム・十二水和物28.7 gおよび塩化ナトリウム85 gを蒸留水で溶解し，全量を10 Lとする．

2. 内因性PODブロッキング液
1）0.3%過酸化水素含有メタノール
　メタノール99 mLに30%過酸化水素水（原液）を1 mL加える．
2）3%過酸化水素水
　蒸留水90 mLに30%過酸化水素水（原液）を10 mL加える．

3. 加熱溶液
1）10 mMクエン酸緩衝液（pH 6.0）
　A液：クエン酸・一水和物2.10 gを蒸留水100 mLに溶解する．
　B液：クエン酸三ナトリウム・二水和物2.94 gを蒸留水100 mLに溶解する．
　A液18 mLとB液82 mLを混合し，これに蒸留水900 mLを加える．
2）10 mMクエン酸緩衝液（pH 7.0）
　上記1）の10 mMクエン酸緩衝液（pH 6.0）1 Lに

1N水酸化ナトリウム（4 g /100 mL）を少しずつ加えて，pH 7.0に調整する．

3）1 mM EDTA液（pH 8.0）

EDTA・二ナトリウム0.37 gを蒸留水1 Lに加え，1N水酸化ナトリウムでpH 8.0に調整する．EDTA・二ナトリウムはpH 8.0近くにならないと完全溶解しない．

4）1 mM EDTA含有10 mMトリス塩基（pH 9.0）

トリス（ハイドロキシメチル）アミノメタン1.21 gとEDTA・二ナトリウム0.37 gを蒸留水950 mLに溶解し，塩酸でpH 9.0に調整後，全量を1 Lにする．

4. 蛋白分解酵素溶液

1）0.05%プロテアーゼ・タイプXXIV（ズブチリシン）溶液

TBS（またはPBS）50 mLにプロテアーゼ・タイプXXIV 25 mgを溶解する．

2）0.05%プロテイナーゼK溶液

TBS（またはPBS）50 mLにプロテイナーゼK 25 mgを溶解する．

5. 非特異反応ブロッキング液

1）5%正常動物血清

二次抗体と同種動物の正常血清0.5 mLをTBS（またはPBS）9.5 mLに混合する．

2）0.25%カゼイン溶液

カゼイン25 mgをTBS（またはPBS）10 mLに溶解する．

6. 抗体希釈液

TBS（またはPBS）50 mLにウシ血清アルブミン0.5 gを加え，しばらく静置する．完全に溶解したら，アジ化ナトリウム（取扱い注意）を0.02 〜 0.05%濃度になるように添加する．

7. 発色液（DAB溶液）

トリス（ハイドロキシメチル）アミノメタン1.39 gとトリス（ハイドロキシメチル）アミノメタン塩酸塩6.06 gを蒸留水に溶解して，全量を1 Lとする（50 mMトリス塩酸緩衝液，pH 7.6）．DAB・四塩酸塩20 mgを50 mMトリス塩酸緩衝液100 mLに溶解し，過酸化水素水原液20 μLを加える．必ず使用直前に調整する．市販のDABキット（増感剤が含まれている製品が多い）では，自家調整した溶液よりも優れた染色強度が期待できる．なお，DABだけでなく，様々な基質の発色キットが市販されている（表1）．

VI. トラブルの原因と対策 [1,5-9]

1. 固定

固定の影響については「組織の固定について」で詳細に述べられているため，本稿では要点だけを記載する．過固定により多くの抗原性が減弱・失活するため，ホルマリン固定時間は24〜72時間が推奨される．組織が大きい場合は，固定液が速やかに浸透するように，組織を適当な大きさに分割する，あるいは組織に割を入れる．ただし，割入れで組織を変形させたくない場合には，注射器を用いて注入固定するとよい．

組織採取から固定までの間に，内因性ALPによる脱リン酸化が進行する．したがって，とくにリン酸化抗原を染色する場合は，採取後直ちに固定液へ浸漬する必要がある（図4）．さらに，固定液が浸透するまで時間がかかる組織の中心部も内因性ALPの影響を受けるため，数mm³以上の組織はリン酸化抗原の検出に向かない場合が多い．

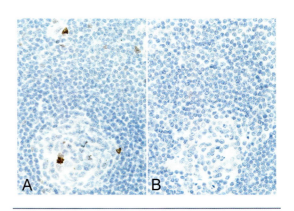

図4　固定遅延による抗原性の失活

リンパ節．リン酸化histone H3（Ser10）染色．ウサギポリクローナル抗体を使用，クエン酸緩衝液（pH 6.0）中での加熱処理を実施．A：採取後直ちに固定液へ浸漬，B：生理食塩水中で一晩放置された後に固定液へ浸漬．組織採取後に未固定のまま放置された組織（B）では，陽性反応がまったく認められない．内因性ALPによる脱リン酸化の影響と考えられる．

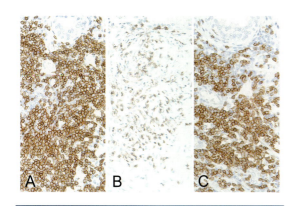

図5 脱灰による抗原性の減弱
前立腺組織中のリンパ球．CD3染色．ウサギモノクローナル抗体（クローンSP7）を使用，クエン酸緩衝液（pH 6.0）中での加熱処理を実施．A：脱灰処理なし，B：プランク・リュクロ液（室温120分）で表面脱灰，C：10% EDTA液（室温120分）で表面脱灰．プランク・リュクロ液で表面脱灰した切片（B）では陽性反応が著しく減弱しているが，EDTA液を用いた場合（C）は表面脱灰の影響はほとんどない．

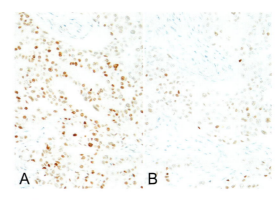

図6 パラフィン切片の室温保管による抗原性の減弱
乳癌．estrogen receptor染色．マウスモノクローナル抗体（クローンSP1）を使用，クエン酸緩衝液（pH 6.0）中での加熱処理を実施．A：薄切の2日後に染色，B：薄切した切片を室温で6ヵ月保管．薄切後6ヵ月間室温で保管した切片（B）では染色性が明らかに低下している．

2. 脱灰

とくにリンパ球表面マーカーは脱灰の影響を受けやすいため，骨髄生検を対象とする場合は10%中性緩衝ホルマリンで固定し，14% EDTA液で16～24時間脱灰するプロトコールが推奨されている．スターラー，超音波装置やマイクロウェーブを利用して脱灰時間を短縮させること，脱灰終了後は脱灰液を取り除くために十分に洗浄することも重要である．

微小な石灰沈着を伴う組織の場合は，プランク・リュクロ液などの迅速脱灰液を用いた表面脱灰が行われることが多い．ところが，迅速脱灰液は塩酸を含んでいるため，抗原性が減弱する危険性を伴っている（図5）．ただし，表面脱灰による抗原性減弱の程度は抗原の種類や脱灰時間によって異なる．すなわち，数分の脱灰で抗原性が低下する抗原もあれば，数時間以上行わない限り抗原性への影響がない抗原もある．表面脱灰を行う場合は，EDTA液で時間をかけて脱灰するか，全面を脱灰液に浸すのではなく，薄切面の石灰化部にできるだけ限局させて脱灰液滴を載せるようにするとよい．あるいは，切り出し時に脱灰不要部のブロックを別に作製するのも一手である．

3. 切片の準備と保管

抗原性の減弱を防止するために，切片を高温で伸展することや，常温で保管することは避けるべきである．すなわち，高温（60℃以上）で伸展を行うと，抗原性が減弱してしまうことがある．したがって，実際の伸展温度としては45～50℃程度がよく，しかも手早く作業するのが肝要である．

薄切されたパラフィン切片を常温で放置しておくと，抗原性（とくに核内抗原や膜蛋白）が次第に減弱・失活していく．常温放置による影響を受けた抗原に対しては，抗原賦活化処理がほとんど効果を発揮しない（図6）．したがって，染色のたびに薄切するのが最善といえるが，薄切から染色まで1ヵ月以上の間隔が空いてしまう場合は，切片をフリーザーバッグに入れて冷凍保存するとよい（少なくとも数ヵ月は抗原性が保持される）．

薄切が終了したブロックの表面には，パラフィンをコーティングする必要がある．それでも，ブロックの保管期間が約5年を超えると，抗原性が減弱・失活することが稀にある．

4. 内因性PODのブロッキング

内因性PODのブロッキング操作がある特定の抗原の染色性を著しく減弱させる（図7）．抗原決定基が，過酸化水素による酸化反応で破壊されてしまう

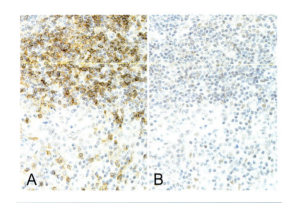

図7 過酸化水素による抗原性の失活
リンパ球浸潤胃癌．CD4染色．マウスモノクローナル抗体（クローン1F6）を使用．A：加熱処理（EDTA液を使用）のみ実施．B：加熱処理後に，3%過酸化水素水による内因性PODのブロッキングを実施．加熱処理（抗原賦活化）後に内因性PODのブロッキングを実施した切片（B）では，CD4陽性反応（リンパ球の細胞膜）がほとんど認められない．加熱処理によって賦活化した抗原決定基が，過酸化水素によって破壊されたためと考えられる．

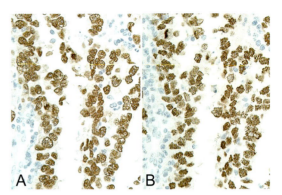

図8 加熱処理による細胞形態の変化
精巣胎児性癌．SALL4免疫染色．マウスモノクローナル抗体（クローン6E3）を使用．A：クエン酸緩衝液（pH 6.0）中での加熱処理，B：EDTA液（pH 8.0）中での加熱処理．EDTA液による加熱処理を施した切片（B）では，腫瘍細胞のSALL4陽性核が金平糖状に変形している．

ためである．ブロッキング溶液中の過酸化水素濃度が高いほど影響を受けやすい（0.3%過酸化水素含有メタノール溶液よりも3%過酸化水素水で顕著）．この問題の対処法としては，1）0.3%過酸化水素含有メタノール溶液を用いたブロッキング操作を抗原賦活化の前に行う，2）加熱処理を行う場合，内因性PODブロッキング操作を省略する（高熱によってPODが失活する．ただし，赤血球の偽POD反応は若干残る），3）内因性PODのブロッキングを一次抗体の反応後に行う，がある．

5. 抗原賦活化処理

高pHの加熱溶液は抗原賦活効果が強い反面，1）切片のダメージ（剥離やささくれ立ち）が生じやすい，2）細胞形態が変化する（核が金平糖状になる）場合がある（図8），3）内因性ビオチンの反応性が増強する，4）核の染色性が低下するなどの欠点がある．各加熱溶液間で染色強度にほとんど差がなければ，組織・細胞形態への影響が少ないクエン酸緩衝液（pH 6.0）を選ぶべきである．

加熱処理後に切片を急冷すると，核内抗原の染色性が減弱することがある．ただし，この現象を故意に再現するのは難しい（複数の因子が同時に関わっている？）．予防策として，切片を加熱溶液に浸漬したまま室温に20〜30分間放置（自然冷却）する．ただし，自然冷却に必要以上の時間をかけると，逆に染色性の低下を招く可能性がある．一方，指定条件を超えた蛋白分解酵素処理は，抗原賦活化という本来の役割にとどまらず組織の消化をも招いてしまう．

6. 背景染色

背景染色の原因としては，1）抗体濃度が高い，2）抗体力価が低い，3）洗浄が不十分である，4）抗原賦活化法が適切でないなどが考えられる．背景染色がみられた際は，抗原賦活化法の選択（先述），抗体希釈倍率の設定および洗浄方法が正しかったかをまず確認する．一次抗体の適正濃度（希釈倍率）を決定するには，倍々希釈系列で各濃度の抗体液を作製し，特異染色の強度と背景染色の有無を比較評価する．なおも背景染色を伴う場合は，1）さらに数倍希釈して反応時間を一晩とする，2）洗浄液と抗体希釈液に界面活性剤Tween 20（0.01〜0.2%濃度）を添加するといった対策が考えられる．

7. 内因性マウス免疫グロブリン

マウス組織やヒト癌細胞マウス移植片（xenograft）を対象として，マウス由来一次抗体を用いた酵素抗体法を行うと，二次抗体（抗マウス免疫グロブリン

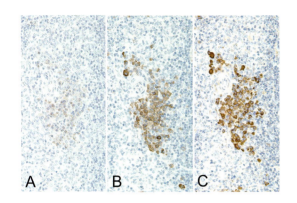

図9 内因性マウス免疫グロブリンとの反応性
マウス脾臓．一次抗体の代わりに抗体希釈液を用い，マウス一次抗体用ポリマー試薬を反応．A：無処理，B：クエン酸緩衝液（pH 6.0）中での加熱処理，C：プロテアーゼ・タイプXXIV（ズブチリシン）処理．抗原賦活化処理を行った切片（B，C）では，内因性マウス免疫グロブリンの反応性（形質細胞に局在）が著しく増強している．

抗体）が内因性マウス免疫グロブリンと反応してしまう．パラフィン切片の場合，抗原賦活化処理を加えることによって，内因性マウス免疫グロブリンとの反応性が著しく増強する（図9）．内因性マウス免疫グロブリン・ブロッキング試薬やそれを含んだマウス組織・マウス一次抗体用ポリマー法キットが市販品として入手可能である．しかし，このブロッキング試薬が無効な場合も少なくないため，マウス組織に対して酵素抗体法を行う場合には，ウサギやヤギに由来する一次抗体を選ぶのが得策である．

なお，マウス由来一次抗体を用いてラット組織の酵素抗体法を行う場合は，抗マウス免疫グロブリン二次抗体と内因性ラット免疫グロブリンとの交差反応がおこる．ラット免疫グロブリンとの反応性を吸収処理したラット組織・マウス一次抗体用ポリマー試薬・キットが市販されている．マウス組織に対してラット由来一次抗体を用いた酵素抗体法を行う場合も同様である．

VII. 特異性の確認[1,2)]

抗体，染色工程および染色済み標本それぞれについて，特異性を確認する必要がある（表2）．ウエスタンブロット法を実施して（あるいはデータシートに載せられたウェスタンブロット解析結果・写真を吟味して），陽性バンドの分子量から抗体の特異性（別の蛋白を認識していないか）を確認する．目的抗原の分子量以外にバンドが検出される抗体は避けた方がよい．ただし，リン酸化や糖鎖付加によって分子量が大きくなる場合や，アポトーシス関連蛋白のように選択的切断によって分子量が小さくなる場合

表2 酵素抗体法における特異性の確認

方　法	目的，解釈
ウエスタンブロット法	抗体が特異的に反応するかを陽性バンドの分子量で確認する．
陽性コントロール：あらかじめ発現が確認されている（あるいは抗原を発現させた）組織	すべての染色工程が正しく実施されたかを確認する．
陰性コントロール：抗原を発現していない（あるいは抗原の発現をノックアウトした）組織	染色工程のどこかで非特異反応が起こっているかを確認する．
陰性コントロール切片 1. すべての抗体反応を省略（発色反応のみ） 2. 一次抗体反応を省略（代わりに抗体希釈液） 3. 一次抗体反応を省略［代わりに同種正常動物抗体（血清）］	1. 内因性酵素活性の有無を確認する． 2. 二次抗体による非特異反応の有無を確認する． 3. 一次抗体が由来する動物の免疫グロブリンによる非特異反応の有無を確認する．
細胞内局在パターンの正当性確認	抗体の特異性の信頼度を高める．
クローンが異なる複数抗体の使用	抗体の特異性の信頼度を高める．
免疫吸収試験：一次抗体液に抗原ペプチドを添加して，陰性化することを確認	目的抗原が特異的に染色されたかを確認する．
In situ hybridization 法，RT-PCR 法	目的抗原に対応する mRNA が産生されているかを確認する．

があることを知っておきたい．

陽性コントロール切片では，目的抗原が確実に存在する標本を同条件で染色し，染色工程が正しく実施されたかを確認する．また，陰性コントロール切片は，一次抗体の代わりに同一濃度の同種正常動物抗体や抗体希釈液を反応させることによって，抗体が非特異的に結合していないかを検定することを目的としている．ただし，同じ動物に由来する抗体を用いて複数の抗原を染色する場合は，必ずしも陰性コントロール切片を必要としない（相互が陰性コントロールとなる）．

仕上がった染色標本を鏡検して，陽性であるべき細胞・組織が陽性となっているか，陰性でなければならない細胞・組織が陰性か，細胞内の局在部位（核内，細胞質内，細胞膜上など）と発現パターン（びまん性，顆粒状，ドット状など）が正しいかを判断することは，特異性の信頼度を高めるための基本である．同一抗原に対する複数の抗体を用いて同一の染色像が得られることを検証するのも有効な方法である．

実施が難しい施設もあるかもしれないが，免疫に使用されたリコンビナント抗原ペプチドが市販されていれば（あるいは合成できれば），可能な限り免疫吸収試験を実施し，抗原添加で陰性化することを確認したい．RT-PCR法や *in situ* hybridization法によって，目的抗原に対応するmRNAが産生されていることを証明するのも一法である．

VIII. 酵素抗体二重染色法[1,10]

蛍光抗体二重染色法では赤と緑などの色調をつけた画像を重ね合わせること（マージ）が可能である．しかし，酵素抗体二重染色法ではマージが困難であり，細胞内局在が同一で二つの色が重なった場合，それを同時発現と判断するのが難しい．そのため，A抗原は核，B抗原は細胞質というようにそれぞれの細胞内局在が異なっていることが条件となる．ただし，組織内でA抗原を発現する細胞とB抗原を発現する細胞の分布が異なっていれば，細胞内局在が同じでも酵素抗体二重染色法が有効である．

本稿ではまず，最も簡便な酵素抗体二重染色法であるカクテル・ポリマー法を紹介する．本法は異種動物由来（マウスとウサギなど）の一次抗体，異なる酵素（PODとALP）で標識されたポリマー試薬をそれぞれカクテルにして使用するため，単染色とほぼ同じ手技と時間で実施可能である．

1. カクテル・ポリマー法の原理（図10）

カクテル・ポリマー法では，一次抗体の動物種とポリマー試薬の標識酵素がいずれも異なる組合せにする必要がある．異なる動物種に由来するカクテル化一次抗体（たとえば，マウス抗A抗体とウサギ抗B抗体のカクテル）をA抗原とB抗原に同時に反応させる．次に，カクテル化ポリマー試薬（たとえば，

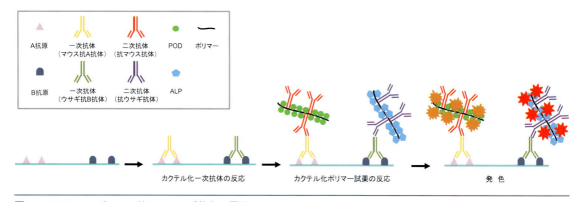

図10 カクテル・ポリマー法による二重染色の原理
　　　カクテル・ポリマー法では，異なる動物種に由来するカクテル化一次抗体（たとえば，マウス抗A抗体とウサギ抗B抗体のカクテル）をA抗原とB抗原に同時に反応させ，次いでカクテル化ポリマー試薬（たとえば，POD標識マウス一次抗体用ポリマー試薬とALP標識ウサギ一次抗体用ポリマー試薬のカクテル）を反応させる．最後に，POD系発色基質とALP系発色基質を用いて，2つの抗原を異なる色に発色させる．

POD標識マウス一次抗体用ポリマー試薬とALP標識ウサギ一次抗体用ポリマー試薬のカクテル）を反応させる．その後，それぞれの標識酵素に対する発色基質を使用して発色させる．

2. カクテル・ポリマー法の標準的プロトコール（DAB／フクシン＋発色の場合）

❶「内因性ペルオキシダーゼのブロッキング」までは通常のポリマー法と同様
❷流水洗，5分間
❸抗原賦活化処理（必要な場合）
　［補足］単染色の条件を参考にして，抗原賦活化法を決定する．両抗原に対する抗原賦活化法が同一である（あるいは，少なくとも両抗原の抗原決定基に悪影響を与えない抗原賦活化法である）必要がある．
❹流水洗，3分間
❺TBSで洗浄，3分間2回
❻非特異反応のブロッキング（必要な場合）
❼カクテル化一次抗体の反応（湿潤箱中），室温60分間，4℃一晩など
　［補足］単染色で設定されている抗体濃度を2倍にした異種動物由来（マウスとウサギ，ウサギとヤギなどの組合せ）の抗体を等量混合する．しかし，2抗原の発色時間や発色強度のバランスが悪い場合は，混合する抗体の濃度や混合比を適宜調整する必要がある．
❽TBSで洗浄，3分間3回
❾カクテル化ポリマー試薬の反応（湿潤箱中），室温60〜120分間
　［補足］POD標識マウス（またはウサギ）一次抗体用ポリマー試薬とALP標識ウサギ（またはマウス）一次抗体用ポリマー試薬を等量混合する．両試薬ともに，多くのメーカーから市販されている．また，二重染色キット（発色基質を含む）も入手可能である．陽性反応が弱いあるいは結果が安定しない場合は，反応時間を120分間まで延長するとよい．
❿TBSで洗浄，3分間3回
⓫POD発色基質（DAB）溶液で発色，鏡検しながら1〜5分間
　［補足］市販の発色基質キットでもよい．
⓬TBSで洗浄，3分間3回
⓭ALP発色基質（フクシン＋）溶液で発色，鏡検しながら3〜10分間
　［補足］市販の発色基質キットを使用する．
⓮流水洗，3分間
⓯ヘマトキシリンで核染色，流水洗後に色出し；再度流水洗後，蒸留水を通す
　［補足］DABとパーマブルーの組合せの場合は核染色を行わないか，ケルンエヒトロートを使用する．
⓰二重封入

3. カクテル・ポリマー法を利用できない場合

　A抗原とB抗原に対する一次抗体が同じ動物種の場合，ポリマー試薬が同一酵素の組合せの場合やA抗原とB抗原に対する抗原賦活化法が異なる場合には，カクテル・ポリマー法を利用できない．そのため，A抗原を検出した後にB抗原を検出することになるが，この場合A抗原検出時の抗体と標識酵素を解離・失活させる必要がある．その手段としては，加熱処理が最も有効で，しかもその処理がB抗原の抗原賦活化を兼ねる．

　A抗原とB抗原の検出順序を決定する際の基本原則として，1）抗原量の少ない抗原，細胞内局在面積が小さい抗原あるいは抗体の親和性が低い抗原を先に検出する，2）抗原賦活化処理によって減弱・失活してしまう抗原の検出は，抗原賦活化を必要とする抗原よりも前に行う，3）両抗原が加熱処理を必要とする場合は，よりマイルドな（高pHでない）加熱溶液（たとえば，クエン酸緩衝液pH 6.0）で処理する抗原を先に検出する，があげられる．

4. 発色基質の選択

　表1に示したように，多くの発色基質キットが市販されているが，著者の研究室ではコントラストの良さと発色の安定性から，DABとフクシン＋あるいはDABとパーマブルーの組合せを利用している．抗原と発色基質の組合せを決定する際，細胞内局在面積が小さい抗原あるいは陽性細胞が少ない抗原には，濃色系発色基質（たとえばDAB）を使って発色させるのがポイントである．カクテル・ポリマー法による二重染色例を図11に供覧する．

　なお，酵素抗体法と特殊染色の二重染色も可能で

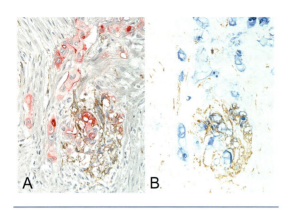

図11　カクテル・ポリマー法による二重染色例
神経浸潤を示す膵癌．CD56とMUC1との二重染色．クエン酸緩衝液（pH 6.0）中での加熱処理を実施，抗CD56ウサギモノクローナル抗体（クローンMRQ-42）と抗MUC1マウスモノクローナル抗体（クローンMa695）をカクテルにして使用．A：CD56をDAB，MUC1をフクシン＋で発色，ヘマトキシリンで核染色．B：CD56をDAB，MUC1をパーマブルーで発色，核染色は省略．神経（CD56陽性）が茶褐色，膵癌細胞（MUC1陽性）が赤色（A）または青色（B）に染色されている．

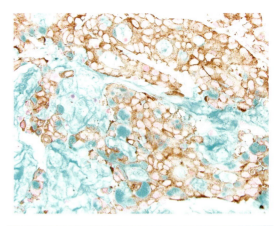

図12　酵素抗体法と特殊染色との二重染色
大腸内分泌細胞癌を対象としたsynaptophysin（マウスモノクローナル抗体［クローン27G12］を使用）とアルシアンブルーとの二重染色．クエン酸緩衝液（pH 6.0）中での加熱処理後，synaptophysin染色（DAB発色），次いでアルシアンブルー染色，ケルンエヒトロートによる核染色を実施．神経内分泌マーカーであるsynaptophysinを発現する大腸癌細胞のほとんどが，酸性粘液（アルシアンブルー陽性）の産生を欠いている．

ある（図12）．多くの場合，酵素抗体法（DAB発色）の後に特殊染色を行うのが適している．

おわりに

冒頭で述べた通り，高感度法と抗原賦活化法の開発・普及が相まって，ホルマリン固定パラフィン切片でもほとんどの抗原を検出できる時代となった．しかし，正確かつ再現性の高い酵素抗体法の技術が十分に普及したとは言えない．酵素抗体法を基本から顧みたいと考えている研究者・技術者にとって，知っておいていただきたい諸事項を述べた．本稿が，酵素抗体法導入・安定化に向けた入門テキストとしてお役に立てば幸いである．

文　献

1) 鴨志田伸吾：免疫染色 至適条件決定法．学際企画，東京，2009．
2) 鴨志田伸吾：基礎からの免疫染色術―いかに確実に染め出すか―．組織細胞化学2012（日本組織細胞化学会編），pp. 11–25, 2012.
3) 小澤一史：免疫組織化学の基礎と応用．組織細胞化学2017（日本組織細胞化学会編），pp. 1–16, 2017.
4) 増田しのぶ：抗原性賦活化法の基礎と実際．組織細胞化学2017（日本組織細胞化学会編），pp. 57–65, 2017.
5) Bussolati G, Leonardo E: Technical pitfalls potentially affecting diagnoses in immunohistochemistry. J. Clin. Pathol. 61: 1184–1192, 2008.
6) 桑尾定仁：分子病理診断時代の免疫組織化学―あなたは固定をとりますか？それとも賦活化をとりますか？ 組織細胞化学2008（日本組織細胞化学会編），pp. 149–163, 2008.
7) 鴨志田伸吾：免疫染色のアーティファクト・1．固定，包埋，切片作製・保管時に生じるアーティファクト．Medical Technology 37: 297–299, 2009.
8) 鴨志田伸吾：免疫染色のアーティファクト・2．染色時のアーティファクト．Medical Technology 37: 385–387, 2009.
9) 堤　寛：免疫染色のトラブルシューティング．組織細胞化学2013（日本組織細胞化学会編），pp. 47–62, 2013.
10) 柳田絵美衣，伊藤智雄：酵素抗体重染色法．最新 染色法のすべて，医歯薬出版，東京，pp. 209–212, 2011.

蛍光抗体法の基礎と応用

松崎　利行

Key words：蛍光抗体法（immunofluorescence technique），多重染色（multiple labeling），蛍光顕微鏡（fluorescence microscope），蛍光色素（fluorescent dye），一次抗体（primary antibody），二次抗体（secondary antibody），動物組織（animal tissue），凍結切片（frozen section），パラフィン切片（paraffin section），培養細胞（cultured cells），自家蛍光（autofluorescence）

はじめに

蛍光抗体法は酵素抗体法とならぶ免疫組織化学の代表的な方法である．ここでは動物の組織切片と培養細胞の蛍光抗体間接法を紹介する．もっとも基本的で，どの施設でも実施可能な方法を紹介する．

I. 蛍光抗体法の基礎知識

1. 蛍光抗体法と酵素抗体法の比較 － 蛍光抗体法はどのような場合に適するか －

蛍光抗体法と酵素抗体法の比較を表1に示した．以下に簡単に解説する．

1) 試料

蛍光抗体法では，アルデヒド固定した組織のパラフィン切片や凍結切片，培養細胞の他に，未固定組織から作製した凍結切片も染色が可能である．

2) 感度

一般には酵素抗体法の方が感度は高いが，蛍光抗体法でも明るい蛍光色素を用いれば十分な感度が得られる．

3) 多重染色

蛍光抗体法は多重染色が容易である．

4) 観察

酵素抗体法の大きな利点は，通常の光学顕微鏡で観察できる点である．明視野で陽性反応を観察するので部位の同定が容易であり，低倍率から高倍率まで観察可能である．蛍光抗体法では蛍光顕微鏡か共焦点レーザー顕微鏡を用いる．暗視野に蛍光を観察するので，染まっているか否かの判定は容易であるが，陽性部位の同定には明視野像との対比が必要である．また高倍率の観察は酵素抗体法よりも蛍光抗体法が適する．酵素抗体法では，発色した色素が本来の抗原存在部位を中心に，やや広がって沈着するが，蛍光抗体法では極端なシグナル増幅をしない限り，蛍光を発している場所は抗体が結合した場所であるので，より正確に局在を示すことができる．

5) バックグランド

蛍光抗体法で悩ましいのは，種々の要因によるバックグランド蛍光の存在である．対処が難しい場合は酵素抗体法に切り替える必要もある．

6) 標本の保存

蛍光抗体法で染色した標本は永久標本ではないが，封入後 −20℃で保存すれば数か月から年単位で観察できる．

7) 電顕への応用

酵素抗体法では発色にDABを用いれば，そのまま脱水，樹脂包埋して超薄切片作製後，電顕観察可能である．蛍光抗体法ではQ dotや蛍光色素にナノゴールドを結合させたFluoroNanogold（Nanoprobes）を用いれば，樹脂包埋して電顕観察も可能であるが，通常の蛍光色素では不可能である．

8) 培養細胞への応用

培養細胞では細胞内局在を高倍率で観察することが多いので，蛍光抗体法が適する．カバーガラスやフィルター上で培養した細胞を切片にせずにそのまま染色，観察できる．

群馬大学大学院医学系研究科生体構造学分野

表1 酵素抗体法と蛍光抗体法の比較

	酵素抗体法	蛍光抗体法
試料の種類	固定組織・細胞	固定・未固定組織・細胞
染色のステップ	多い	少ない
感度	大変良い	良い
多重染色	可能だがやや煩雑	最適
共焦点レーザー顕微鏡観察	不可	最適
高倍率観察	適	最適
低倍率観察	最適	可能
シグナル強度の定量	難	可能
バックグランド蛍光の影響	なし	バックグランド蛍光が強いと困難（一部対処可能）
内在性酵素活性の影響	不活性化処理で対処	なし
永久標本	可能	不可（長期の保存は可）
電顕観察への応用	容易（プレエンベッディング法）	一部可能
培養細胞への応用	可能	最適

2. 蛍光

蛍光色素に固有の励起光を当てると，蛍光色素の電子が基底状態から励起状態に遷移する．この電子が再び基底状態に戻る際に蛍光が放出される．蛍光顕微鏡や共焦点レーザー顕微鏡では，観察する色素ごとに適切な波長の励起光を試料に当て，放出される蛍光を検出する．蛍光色素の特性を説明するために，図1には代表的な蛍光色素であるFITC（fluorescein isothiocyanate）の吸収スペクトルと発光スペクトルを示した．FITCは492 nm（青色の可視光）に吸収極大を持つ吸収帯を示し，520 nm（緑色の可視光）に発光極大を持つ発光帯を示す．このように，発光スペクトルは吸収スペクトルに比べて長波長側に現れ，発光スペクトルの極大波長と吸収スペクトルの極大波長のエネルギー差をストークスシフトという．

3. 蛍光色素とその選択

表2には代表的な蛍光色素を挙げた．励起光の波長帯域（色）によって大きくU励起，B励起，G励起の色素に分類される．Alexa Fluor 647やCy5は遠赤色光（far-red light）を発するのでfar-red色素と呼ばれることがある．蛍光色素の選択にあたっては，明るく，退色しにくい色素を選択する．筆者はG励起の色素ではRhodamine Red-Xを，B励起の色素ではAlexa Fluor 488を好んで用いている．B励起の色素

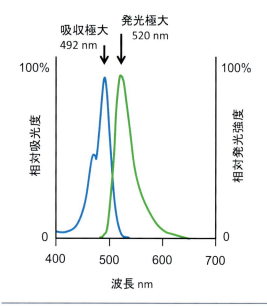

図1 FITCの吸収スペクトルと発光スペクトル
FITCの吸収スペクトルを青線，発光スペクトルを緑線で示した．横軸は波長，縦軸は相対吸光度または相対発光強度．

であるFITCは退色しやすいので使いにくい．遠赤色光はヒトの眼では観察しにくいのが難点だが，検出可能なCCDカメラであれば画像は得られるため，自家蛍光が強い組織ではAlexa Fluor 647は有用である．自家蛍光の多くはB励起による緑領域またはG

表2 代表的な蛍光色素とその特性

	色素	吸収極大 nm	発光極大 nm	蛍光色
U励起	AMCA	350	450	blue
	DAPI*	359	461	blue
	Alexa Fluor 405 （V励起）	401	421	blue
B励起	Cy2	492	510	green
	DyLight 488	493	518	green
	Alexa Fluor 488	495	519	green
	FITC	492	520	green
G励起	Cy3	550	570	orange
	Tetramethyl Rhodamine (TRITC)	550	570	orange
	Rhodamine Red-X	570	590	orange/red
	DyLight 594	591	616	red
	Alexa Fluor 594	590	617	red
	Texas Red	596	620	red
	Alexa Fluor 647	650	665	far-red
	Cy5	650	670	far-red

*DAPIは二本鎖DNAに結合するため，核染色に用いる．

励起による赤領域にみられ，遠赤色領域の自家蛍光は弱いからである．このほか，蛍光色素によっては非特異的に組織に結合しバックグランドの上昇を招くことがある．組織や細胞との相性もあるので必要に応じて蛍光色素を使い分ける．

4．蛍光顕微鏡

蛍光顕微鏡は，通常の光学顕微鏡に蛍光を観察するための装置を装着したものである．蛍光を観察するためには励起光源と，励起光と蛍光を抽出するフィルターが必要である．

1）光源

図2には筆者が用いている蛍光顕微鏡を示した．励起光源として一般的なのは超高圧水銀ランプである．超高圧水銀ランプのスペクトル分布は図3に示した通りで，この光源からは波長365，405，435，546，578 nmの強い輝線スペクトルの放射とそれ以外の連続スペクトルの放射が得られる．

2）蛍光フィルター

蛍光顕微鏡は①励起フィルター，②ダイクロイックミラー，および③吸収フィルターを組み合わせたフィルターキューブ（メーカーによって呼び名が異なる）を装着している（図2）．参考までに，表3には多重染色用に筆者が用いているフィルターの特性を紹介した．表3で挙げた励起フィルターの透過波長帯については図3に示してある．多重染色においては適切なフィルターと，確実に蛍光を分離できる色素の組み合わせを用いることが何よりも重要である．

5．多重染色に用いる蛍光色素の選択

多重染色で重要なのは，蛍光を確実に分離できる色素の組み合わせを用いることである．筆者が二重染色でよく用いる色素は，B励起のAlexa Fluor 488とG励起のRhodamine Red-Xである．G励起ではAlexa Fluor 594も良い．三重染色では，加えてAlexa Fluor 647を用いる．U励起は核染色用にDAPIを用いている．

6．蛍光標識二次抗体の選択

多種多様な蛍光標識二次抗体が各メーカーから市販されている．選択にあたってのポイントは以下の通りである．

1）蛍光色素の選択（前述）

2）ホスト動物種（二次抗体を作製した動物種）の選択

ホスト動物はヤギやロバ，マウス，ウサギなどが

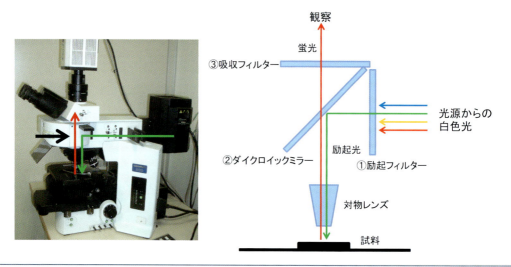

図2 蛍光顕微鏡とフィルターキューブ
左は実際の蛍光顕微鏡．励起光の光路（緑矢印）と蛍光の光路（赤矢印）を図示し，フィルターキューブが装着されている部分を黒矢印で示した．右はフィルターキューブを説明した模式図．フィルターキューブは①励起フィルター，②ダイクロイックミラー，③吸収フィルターから構成される．①励起フィルターは，適切な励起光を得るために，特定の波長帯の光のみを透過させるバンドパスフィルターであることが多い．励起フィルターを透過した光は，②ダイクロイックミラーにより反射され，90度光路を変えて対物レンズを介して試料に当たる．ダイクロイックミラーは，特定の波長を境界にして短波長側を反射し，長波長側を透過させる性質を持つ．励起フィルターの波長帯に対応したダイクロイックミラーを用いて励起光を反射させて試料に当て，長波長側にシフトした試料からの蛍光を透過させる．③吸収フィルターは，特定の波長以上の光を透過させるロングパスフィルターか，特定の波長帯の光のみを透過させるバンドパスフィルターを用いて，必要な蛍光のみを得る．多重染色では，励起フィルターと吸収フィルターに適切なバンドパスフィルターを用いて蛍光を分離する必要がある．

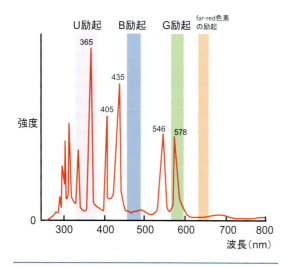

図3 超高圧水銀ランプのスペクトル分布と励起フィルターの例
超高圧水銀ランプからの光は，ある波長に限定された強い放射である輝線スペクトルと，連続スペクトルからなる．図には筆者が多重染色用に用いている励起フィルターの透過波長帯を示した．

多く用いられるが，筆者はヤギで作製した一次抗体を用いることがあるので，二次抗体のホスト動物はロバを用いている．

3) whole IgG？ FabやF(ab')₂などのフラグメント？
　通常の目的であればwhole IgGを用いる．

4) IgGのheavy chainとlight chain全体に対する抗体？ Fc領域など一部に対する抗体？
　通常の目的であればIgGのheavy chainとlight chain全体に対する抗体（H＋Lと表記されることが多い）を用いる．

5) 多重染色用か
　多重染色用と明記して市販されている二次抗体は，ターゲット以外の動物（具体的にはデータシートに記載あり）のIgGで吸着処理してあるか，ターゲット以外の動物のIgGには反応しないことが確認されている．もちろん多重染色用の二次抗体を単染色に用いることも可能で，筆者は常に多重染色用を用いている．ただし多重染色用二次抗体は吸着処理

表3 フィルターキューブの例と対応する蛍光色素の例

	励起フィルター	吸収フィルター	おもな蛍光色素
U 励起	バンドパス 330–385	ロングパス 420–	DAPI
B 励起	バンドパス 460–490	バンドパス 510–550	Alexa Fluor 488
G 励起	バンドパス 576–596	バンドパス 612–644	Rhodamine Red-X, Texas Red
far-red 色素の励起	バンドパス 633–647	バンドパス 661–691	Alexa Fluor 647

表4 筆者が用いている蛍光標識二次抗体の例

抗体	メーカー	カタログ番号
Rhodamine Red-X Donkey anti-Rabbit IgG (H+L)	Jackson Immunoresearch	711-295-152
Alexa Fluor 488 Donkey anti-Rabbit IgG (H+L)	Invitrogen	A-21206
Alexa Fluor 488 Donkey anti-Goat IgG (H+L)	Invitrogen	A-11055
Alexa Fluor 647 Donkey anti-Mouse IgG (H+L)	Invitrogen	A-31571
Rhodamine Red-X Donkey anti-Guinea Pig IgG (H+L)	Jackson Immunoresearch	706-295-148
Alexa Fluor 488 Donkey anti-Guinea Pig IgG (H+L)	Jackson Immunoresearch	706-545-148

全て多重染色用であり，データシートには交差反応に関する情報が記載されている．

で失われたクローンもあるため，検出力が低下することもある．特にラットIgGに対する二次抗体について，マウスIgGで吸着処理したもの（あるいはラットIgGで吸着処理したマウスIgGに対する二次抗体）は検出力が落ちることが述べられている．これらについてはJackson Immunoresearch社のウェブサイト（https://www.jacksonimmuno.com/）に詳しく述べられている．参考までに表4に筆者がよく用いている蛍光標識二次抗体を挙げた．

6) 蛍光標識二次抗体の保存

蛍光標識二次抗体は凍結乾燥か溶液の状態で納品される．凍結乾燥の場合は指示通りに溶解する．研究室での使用頻度に合わせて，例えば50 μlずつ20本などに分注して，当面使用しない分は−80℃で保存する．データシートには「凍結してはいけない」と記載されていることもあるが，蛍光標識二次抗体の場合は凍結・融解を繰り返さなければほとんどの場合は問題ないし，溶液で長期保存するよりはよい．冷蔵保存するものは遮光性のある箱やケースに入れて保存する．

7. 退色防止のための封入剤の選択

蛍光抗体法では退色防止剤入りの封入剤を用いる．DABCO（1,4-diazabicyclo[2.2.2]octane）やp-phenylenediamine などの退色防止剤を含む封入剤を自作することもできるが，市販品の方が優れた効果が期待できる．ただし，高価なのでスクリーニングなどで大量の試料を封入するような場合には自作するのもよい．自作については文献1を参照されたい．筆者は通常，市販品であるVectashield（Vector Laboratories H-1000）を用いている．Vectashieldには封入後固化するものとしないものがある．固化するものはその後の標本の扱いが楽である．固化しない封入剤の大きな利点は，封入・観察後カバーガラスをはがしてさらに染色をおこなうことができる点であり，筆者は固化しない封入剤を好んで用いている．

II. 蛍光抗体間接法の実際

図4には，動物組織または培養細胞から蛍光抗体法に至るまでの処理過程を示した．試薬の準備についてはプロトコール1に示した．

1. 動物組織からの蛍光抗体間接法

動物組織からの蛍光抗体間接法の手順はプロトコール2に，とくに切片を浮遊させた状態での染色については別途プロトコール3に示した．

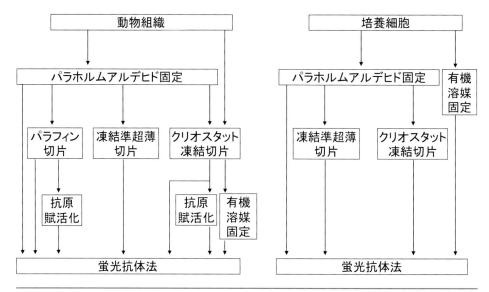

図4 動物組織または培養細胞から蛍光抗体法へ至るまで

2. 培養細胞からの蛍光抗体間接法

培養細胞からの蛍光抗体間接法の手順はプロトコール4に示した.

3. 多重染色

1) 異なる動物種で作製した一次抗体を用いる多重染色

プロトコール5に示した.

2) 同じ動物種で作製した一次抗体を用いる多重染色

種々の方法があるが,筆者がこれまで用いた中で確実な方法はMolecular Probes社のZenon®ラベリングテクノロジーを用いる方法である.この方法は,蛍光標識したFabフラグメント(例えば,ウサギIgGのFc領域を認識するヤギIgGのFabフラグメント)で一次抗体を標識してから切片に反応させる方法である.例えば,2種類のウサギで作製した一次抗体をAlexa488とAlexa594でそれぞれ標識してから切片に反応させる(図5).2種類の抗原を確実に区別できるが,この方法は直接法の変法といえるので間接法に比べて検出感度がやや低下するのは否めない.また,組織切片に反応させる一次抗体があらかじめFabフラグメントで標識されているので,組織や細胞への浸透も悪くなる.対処法としてTriton X-100で切片の前処理をおこなうが,Triton X-100の処理はバックグランド蛍光の上昇を招く.手順の詳細はメーカーの説明書を参考にしていただきたい.なお,本講習会のウェットラボEコースで予定されている手法については,筆者は経験がないので言及できないことをご容赦願いたい.

4. 抗体染色とともに用いる対比染色

蛍光抗体法での陽性部位の同定は,同一視野の明視野像と比較することでおこなうが,細胞の核の位置などの情報があるとさらにわかりやすい.以下に,核の染色などの対比染色について紹介する.

1) 核の染色

DAPI, SYBR Green I, Propidium iodide (PI), TO-PRO-3, などのDNAに結合する色素が用いられる.吸収極大はそれぞれ359 nm, 498 nm, 530 nm, 644 nmである.PIはRNAにも結合するので細胞質も染まることがある[2].励起可能な蛍光顕微鏡や共焦点レーザー顕微鏡を用いるのであればDAPIが明るくて使いやすい.市販されているDAPIの粉末を蒸留水で1 mg/mlに溶解してストックし,1:500から1:1000で二次抗体の希釈液に混ぜて組織・細胞と反応させればよい.封入剤にDAPIを含むものも市販されており,この場合は封入と同時に核が染色されるはずだが,あまりきれいに染まらずバックグランド蛍光が上昇することもあり勧められない.

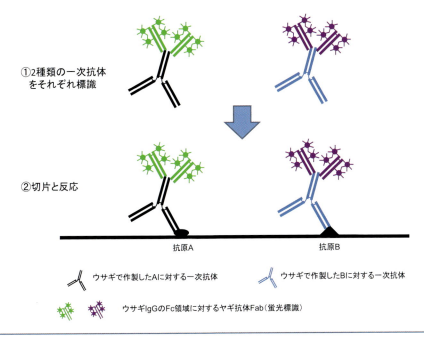

図5 同種動物由来の一次抗体による多重染色の例（Zenon®ラベリングテクノロジー）
一次抗体各々を別のチューブ内であらかじめ標識してから切片と反応させる.

2）ファロイジンを用いた染色

ファロイジンはキノコの毒素で，F-アクチンに結合する性質がある．蛍光標識されたファロイジンが市販されており，DAPI同様に二次抗体希釈液に混ぜて組織・細胞と反応させればよい．腎臓尿細管や小腸上皮では微絨毛が強く染色される．また細胞の輪郭もわかりやすくなる．筆者は腎臓尿細管の領域同定に，Alexa Fluor 488標識ファロイジン（Invitrogen A12379）やRhodamine標識ファロイジン（Invitrogen R415）をよく用いる．

3）レクチンを用いた染色

レクチンは糖鎖に特異的に結合する性質があり，様々な種類のレクチンが植物や動物，真菌類，微生物から抽出されている．蛍光標識あるいはビオチン化された種々のレクチンが市販されている．トマトレクチンによる血管内皮標識などがおこなわれる．レクチン法の詳細は文献[3]を参照されたい．

5. 染色のコントロール

染色のコントロールが必要なのは酵素抗体法と同様であるが，筆者は最低限下記の通りコントロール実験をおこなうようにしている．

①一次抗体反応を省く．一次抗体の希釈はブロッキング液でおこなうので，他の切片で一次抗体を反応させている間はブロッキング液のまま置き，二次抗体の反応は他の切片と同様におこなう．つまり二次抗体の非特異的反応を確認することができる．
②一次抗体の代わりに，一次抗体を作製したのと同じ動物種の正常血清や正常IgGを用いる．
③一次抗体作製時の抗原を混ぜてみる．一次抗体希釈液に抗原を混ぜて30分ほど反応させてから組織・細胞に反応させる．

6. 高感度な方法

蛍光抗体法には，酵素抗体法と同様にビオチン・ストレプトアビジン（アビジン）法やタイラマイドを用いたTSA（Tyramide Signal Amplification）法などの高感度な方法もあるので簡単に紹介しておく．いずれもシグナル増幅がおこなわれるが，バックグランドも増強されることがあり注意が必要である．

1）ビオチン・ストレプトアビジン（アビジン）法

間接法の二次抗体としてビオチン標識二次抗体を用いる．続いて，ビオチンとストレプトアビジンまたはアビジンの高い親和性を利用して，蛍光標識し

たストレプトアビジンまたは蛍光標識したアビジンを二次抗体に結合させる．腎臓や肝臓など内因性のビオチン活性が高い場合はバックグランドが上昇するため注意が必要である．

2）TSA（Tyramide Signal Amplification）法

タイラマイドという物質の特性を用いてシグナルを数段階で増幅させる方法である．キット化されて市販されている．シグナルがかなり増幅されるが，検出されたシグナルが非特異的ではないことを十分に確認する必要がある．

III. 蛍光抗体法でより良い結果を得るために

1．うまく染まらない場合の対処

うまく染まらないのは一次抗体の性能によることが大きいので，より良い抗体を探すのがベストではあるが，手元にある一次抗体でよりよい染色結果を得るために筆者は以下の通り試している．

①未固定組織から凍結切片を作製後，エタノール，アセトン，またはメタノールで−20℃，30分固定し，蛍光抗体法をおこなう．アルデヒド固定よりも弱い固定なので，固定すると染まりにくい抗体には有用なことがある．自家蛍光などのバックグランドが低くS/N比の高い結果を得ることもできる．細胞膜タンパク質では有用なことがあり，筆者もよく用いる方法である．細胞質タンパク質や顆粒内容物などは洗浄過程で流出しやすく，染まらないことが多い．

②4％パラホルムアルデヒド−0.1 Mリン酸緩衝液pH7.4で一晩以上固定してパラフィン切片を作製し，抗原賦活化ののちに蛍光抗体法をおこなう．抗原賦活化は（1）蒸留水，（2）クエン酸を用いた酸性溶液（10 mMクエン酸緩衝液pH6.0），または（3）トリスを用いたアルカリ性溶液（20 mM Tris-HCl pH9.0）を溶液として，オートクレーブで100℃またはホットプレートでボイル，20〜30分を試せばおおむね適切な条件がつかめる．賦活化液のpHがカギとなることが多い．抗原賦活化でバックグランド蛍光も上昇する．抗原賦活化については文献4で詳しく述べられている．

2．バックグランドへの対処

蛍光抗体法ではバックグランド蛍光がしばしば問題となる．バックグランド蛍光の要因には以下のようなものが挙げられる．
①一次抗体の非特異的結合
②二次抗体の非特異的結合
③組織がもつ自家蛍光
④封入剤の問題
⑤標本の保存状態
⑥その他

①については蛍光抗体法に限った問題ではなく，一次抗体の希釈度を上げてS/N比を高めることや，アフィニティ精製した抗体を用いることなどで対処する．血清そのものとアフィニティ精製した抗体とではかなり差が出ることがある．②については，IgGの非特異的結合，あるいはIgGを標識している蛍光色素の組織への非特異的結合が原因となる．前者の対処は二次抗体を適切な希釈度で用いることと，二次抗体を作製した動物と同じ動物種の正常血清でブロッキングをおこなうことである．後者の対処は別の蛍光色素標識二次抗体を試してみることである．③については別途1）で述べる．④については，封入剤を変えてみる．筆者の経験上DAPIを含む封入剤はバックグランドが上昇しやすい．⑤については，封入後の保存状態が悪いとバックグランドが上昇する．固化しない封入剤であれば，カバーガラスをはずして切片をPBSで洗浄後，再度新しい封入剤で封入してみる．

1）自家蛍光とその対処法

組織にはもともと蛍光を発する物質が少なからず存在する．よく知られているのはリポフスチンやNAD(P)H，ポルフィリン，フラビン，コラーゲン，エラスチン，細網線維などである．したがってミトコンドリアが豊富に存在する細胞や，リポフスチン顆粒を含む細胞，赤血球，細胞外の線維構造などからの自家蛍光に悩まされることが多い．さらに，アルデヒドで固定しない未固定組織切片ではあまり気にならなくても，アルデヒド固定，パラフィン包埋することで出現，増強する自家蛍光もある（図6）．このような場合は，切片を蛍光染色せずに封入しただけのコントロールと比較し，抗体染色の陽性反応を識別する必要がある．図6では細胞内に顆粒状に自家蛍光がみられる．目的とする抗原も細胞内に存

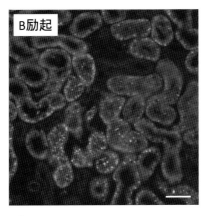
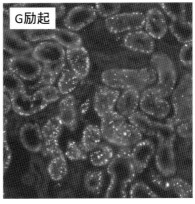

図6 自家蛍光
ラット腎臓を4%パラホルムアルデヒド－0.1 Mリン酸緩衝液pH 7.4で灌流固定した．クリオスタット切片をPBS洗浄後Vectashieldで封入した．B励起，G励起で観察すると近位尿細管細胞に自家蛍光が目立つ．Bar = 50 μm．

在するような場合は両者を識別することが難しい．自家蛍光の対処法には以下のような方法がある．

① 一般に遠赤色領域の自家蛍光は弱いので（前述），Alexa Fluor 647などのfar-redの蛍光色素を用いて抗原を検出する．
② 一部の共焦点顕微鏡ではスペクトルイメージングの手法で自家蛍光を差し引くことができる．
③ 種々の方法で切片を処理すると自家蛍光を減少できる[5-7]．

③について，ズダンブラックB処理について簡単に述べる．ズダンブラックBは組織切片で脂質を染色する脂溶性色素で，光学顕微鏡明視野像で脂肪滴を青黒く染め出すことはよく知られているが，蛍光顕微鏡で観察したときには自家蛍光を低下させる効果もある．実際の手順はプロトコール6に示した．蛍光染色が済んだ切片を封入前にズダンブラック処理するため，二次抗体の蛍光自体も，蛍光色素の種類によって差があるが減少する．しかし腎臓などではそれ以上に自家蛍光が低減するためS/N比が上がり，良好な結果を得られることがある．安価で比較的簡単にできる対処法なので試してみる価値はある．

おわりに

蛍光抗体法の基礎と実際の方法，およびより良い結果を得るための工夫点を解説した．本稿は，組織細胞化学2004[1]，2013[8]，2014[9]，2015[10]，2016[11]，2017[12]に掲載された筆者らの原稿をもとに作製したものであり，図表を含めた内容の一部は重複する．

文　献

本文中で引用した文献は以下の通りである．

1) 松﨑利行，多鹿・高橋幸子，多鹿友喜，他：蛍光抗体法のコツとヒント．組織細胞化学2004（日本組織細胞化学会編），pp. 243–253, 2004.
2) Matsuzaki T, Suzuki T, Fujikura K, et al.: Nuclear staining for laser confocal microscopy. Acta Histochem. Cytochem. 30: 309–314, 1997.
3) 秋元義弘，川上速人：糖の組織化学―レクチン法―．組織細胞化学2009（日本組織細胞化学会編），pp. 45–52, 2009.
4) 山下修二：免疫組織化学のための固定と抗原賦活化の原理．組織細胞化学2010（日本組織細胞化学会編），pp. 1–13, 2010.
5) Viegas MS, Martins TC, Seco F, et al.: An improved and cost-effective methodology for the reduction of autofluorescence in direct immunofluorescence studies on formalin-fixed paraffin-embedded tissues. Eur. J. Histochem. 51: 59–66, 2007.
6) Kajimura J, Ito R, Manley NR, et al.: Optimization of single- and dual-color immunofluorescence protocols for formalin-fixed, paraffin-embedded archival tissues. J. Histochem. Cytochem. 64: 112–124, 2016.
7) Sun Y, Yu H, Zheng D, et al.: Sudan black B reduces autofluorescence in murine renal tissue. Arch. Pathol. Lab. Med. 135: 1335–1342, 2011.

8）松﨑利行, 高田邦昭：蛍光抗体法の基礎から応用まで. 組織細胞化学2013（日本組織細胞化学会編), pp. 17–31, 2013.
9）松﨑利行：免疫電子顕微鏡法の基本的知識と手技. 組織細胞化学2014（日本組織細胞化学会編), pp. 135–151, 2014.
10）松﨑利行：蛍光抗体法の基礎と応用. 組織細胞化学2015（日本組織細胞化学会編), pp. 31–46, 2015.
11）松﨑利行. 初心者のための蛍光免疫染色. 組織細胞化学2016（日本組織細胞化学会編), pp. 35–48, 2016.
12）松﨑利行. 蛍光抗体法の基礎と実際. 組織細胞化学2017（日本組織細胞化学会編), pp. 81–94, 2017.

他, 蛍光抗体法の全般に関しては以下も参考にしていただきたい.

13）高田邦昭, 松﨑利行：免疫組織化学の原理と応用. 組織細胞化学2008（日本組織細胞化学会編), pp. 1–11, 2008.
14）高田邦昭, 松﨑利行, 多鹿友喜, 他：蛍光抗体法の利点と応用のテクニック. 組織細胞化学2004（日本組織細胞化学会編), pp. 15–25, 2004.
15）高田邦昭：免疫組織化学の原理と応用. 組織細胞化学2006（日本組織細胞化学会編), pp. 1–11, 2006.

プロトコール1　試薬の準備

10×PBS（ストック用）
　蒸留水に以下を溶解して1Lに調整．室温保存．
　NaCl 80 g，KCl 2 g，Na$_2$HPO$_4$ 14.4 g，KH$_2$PO$_4$ 2.4 g

PBS（使用液）
　10×PBSを蒸留水で10倍希釈し，防腐剤として20% NaN$_3$水溶液を1/1,000加えて最終濃度0.02%とする．室温保存．

20% NaN$_3$水溶液
　100 mL作成の場合
　NaN$_3$（アジ化ナトリウム）20 gを蒸留水に溶解して100 mLに調整．室温保存．

10×Tween 20-PBS（0.5% Tween 20-10×PBS）（ストック用）
　1 Lビーカーを秤に乗せてTween 20を5 g直接測りとる．蒸留水を加えて以下を溶解して1 Lに調整．室温保存．
　NaCl 80 g，KCl 2 g，Na$_2$HPO$_4$ 14.4 g，KH$_2$PO$_4$ 2.4 g

0.05% Tween 20-PBS（使用液）
　10×Tween 20-PBS（0.5% Tween 20-10×PBS）を蒸留水で10倍希釈し，20% NaN$_3$水溶液を1/1,000加えて最終濃度0.02%とする．室温保存．

0.5 Mリン酸緩衝液 pH7.4（ストック用）
　①0.5 Mリン酸水素二ナトリウム（Na$_2$HPO$_4$）水溶液の作成（500 mLの場合）
　　Na$_2$HPO$_4$（分子量141.96；和光純薬197-02865）35.5 gを蒸留水に溶解して500 mLに調整（A液とする）
　②0.5 Mリン酸二水素ナトリウム（NaH$_2$PO$_4$）水溶液の作成（500 mLの場合）
　　NaH$_2$PO$_4$・2H$_2$O（分子量156.01；和光純薬192-02815）39 gを蒸留水に溶解して500 mLに調整（B液とする）
　③pHを測定しながらA液400 mL程度にB液を少しずつ加えて（50 mL程度）pH 7.4にして完成．室温保存．

20% パラホルムアルデヒド水溶液（ストック用）
　100 mL作成の場合
　①蒸留水60 mL程度にパラホルムアルデヒド（粉末）（ナカライ26126-25）20 gを加え，ホットプレートで60℃くらいまで温めながら10 M NaOHを200 μLピペットで3滴程度滴下し溶解する（透明になるが沈殿が残る）．
　②蒸留水で100 mLに調整して，必要に応じて濾紙で濾過する．冷蔵保存（1か月以内の使用が目安）

4% パラホルムアルデヒド−0.1 Mリン酸緩衝液 pH 7.4
　100 mL作成の場合，以下を混合（固定時に調整）．
　20% パラホルムアルデヒド水溶液　20 mL
　0.5 Mリン酸緩衝液 pH 7.4　20 mL
　蒸留水　60 mL

30% ショ糖-PBS
　100 mL作成の場合
　ショ糖30 gに10×PBSを10 mLと蒸留水を加えて溶解し，蒸留水で100 mLに調整．20% NaN$_3$水溶液を1/1,000加えて最終濃度0.02%とする．冷蔵保存．

5% 正常ロバ血清-PBS
　100 mL作成の場合
　正常ロバ血清（例：メルクS30）5 mLにPBS（0.02% NaN$_3$を含む）95 mL加える．冷蔵保存．

1% BSA-PBS
　100 mL作成の場合
　100 mLのPBS（0.02% NaN$_3$を含む）にウシ由来アルブミン粉末（フラクションV）1 gを加えてしばらく静置（すぐに混ぜると粉末が塊をつくり溶解に時間がかかる）．粉末が溶解したら混ぜる．冷蔵保存．

0.1% Triton X-100-PBS
　100 mL作成の場合
　100 mLのPBS（0.02% NaN$_3$を含む）にTriton X-100を0.1 mL加えて混ぜる．室温保存．

0.1% サポニン-PBS
　500 mL作成の場合
　500 mLのPBS（0.02% NaN$_3$を含む）にサポニン粉末を0.5 g加えてしばらく静置（すぐに混ぜると粉末が塊をつくり溶解に時間がかかる）．粉末が溶解したら混ぜる．室温保存．

プロトコール2　組織切片の蛍光抗体間接法

①固定

固定液の基本は4%パラホルムアルデヒド–0.1 Mリン酸緩衝液pH 7.4である．固定液は固定時に調整する．固定法は灌流固定に浸漬固定を追加する場合と，灌流固定せずに素早く組織を採取して浸漬固定だけで済ませる方法がある．固定終了後はPBSで洗浄ののち包埋する．なお洗浄後は0.02% NaN_3を含んだPBSの状態で冷蔵庫に置くこともできる．

未固定組織を用いる場合，組織摘出後すぐにOCTコンパウンド（サクラファインテック）に入れて液体窒素や適当な寒剤で凍結して（凍結後は–80℃で保存可）④へ進む．

②包埋

パラフィン包埋は通常の方法で脱水・透徹ののち包埋する．

クリオスタット凍結切片作製の場合は，固定した組織を30%ショ糖-PBSに浸透させてから（冷蔵で数時間から一晩置く．十分に浸透すると組織が沈む．），OCTコンパウンドに入れて液体窒素や適当な寒剤で凍結する（–80℃で保存可）．

③スライドガラスの準備

スライドガラスは剥離防止用のコーティングをしたものを用いる．パラフィン切片と凍結切片で適するコーティングの種類が異なる．筆者は凍結切片の場合はポリリジンコーティング（以下に示す）やシランコーティング（APSコート，松浪硝子），パラフィン切片の場合は市販のプラチナプロ（松浪硝子）を用いている．なお，経験上プラチナプロは凍結切片には適さない．ポリリジンコーティングは自分でも簡単にできるので切片作製前にコーティングするとよい．市販の0.1% poly-L-lysine溶液（SIGMA, P8920）の10倍希釈液にスライドガラスを5分間浸し，取り出して室温で乾燥させる．一度希釈した溶液で100枚くらいコーティングできる．時間が経過すると剥離防止効果が落ちるので，コーティング後1か月程度で使うことを勧める．

④切片作製

1）パラフィン切片

厚さ4 μm程度の切片を貼り付けて，一晩以上伸展板または37℃インキュベーターで乾燥させる．脱パラののちPBSに移す．0.02% NaN_3を含むPBSの状態で冷蔵保存可．

2）クリオスタット凍結切片

クリオスタット凍結切片の厚さは7～10 μmが目安で，これ以上薄く切ると構造が壊れる．固定組織から作製した切片は，貼り付けてすぐにPBSに移す．または切片が剥がれやすければ，貼り付けてから乾燥させてもよい．未固定組織から凍結切片を作製した場合は，貼り付けた切片をすぐにエタノール，メタノール，アセトン（いずれも–20℃，30分程度），あるいは4%パラホルムアルデヒド–0.1 Mリン酸緩衝液pH7.4（室温10分程度）で固定してPBSで洗浄する．洗浄後は0.02% NaN_3を含むPBSの状態で冷蔵保存可．

⑤抗原賦活化

必要であればここで抗原賦活化をおこなう（本文III-1参照）．加熱する場合，洗浄容器（染色バット）では破損するので，ビーカーや専用の耐熱性容器を用いる．抗原賦活化終了後は染色終了まで切片の乾燥を避ける．とくに賦活化終了後の高温の賦活化液からそのまま切片を取り出すと乾燥しやすいので注意する．筆者は賦活化液に蒸留水を加えて冷まし，さらに0.05% Tween 20-PBSを加えてから切片を取り出して，0.05% Tween 20-PBSを満たした洗浄容器（染色バット）に移すようにしている．

⑥PBS洗浄

抗体のインキュベーションなどはすべてPBSが基本溶液となるので，免疫染色に移る前には切片をPBSで洗浄する．染色操作中の乾燥を防ぐために（脂肪を含む組織はPBSをはじきやすいので注意），0.05% Tween 20-PBSを用いるとよい．Tween 20を加えると表面張力が低下し，溶液がスライドガラス全体に広がるの

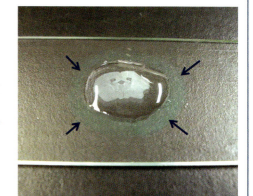

図7　撥水性サークル
組織の周囲にスーパーパップペンでサークルを描き，インキュベート液の流出を防ぐ．

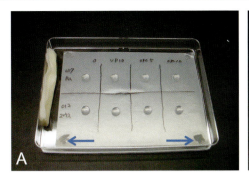
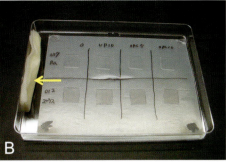
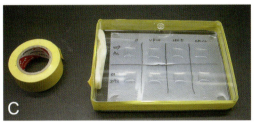

図13 培養細胞の染色
A：角型シャーレにパラフィルムを敷き，四隅を爪でかいて固定（矢印）．インキュベートする液体のドロップをつくる．B：ドロップの上に細胞面を下にしてカバーガラスを被せる．または細胞面を上にしてドロップにカバーガラスを沈める．水を含んだ紙タオル（矢印）などを入れて蓋をする．C：長時間のインキュベートでは蓋の周囲をビニールテープなどでシールする．

⑧一次抗体反応
　抗体はブロッキング液で希釈する．⑦と同様にパラフィルム上に抗体液のドロップをつくる．ブロッキング液からカバーガラスまたはフィルターをピンセットで取り出して，カバーガラスまたはフィルターの端をプロワイプなどにあてて，軽くブロッキング液を吸い取ってから抗体液に移す．室温で1時間から数時間反応．組織切片よりも抗体の浸透が良いので30分程度のインキュベートでも十分なことが多い．一晩以上置く場合は4℃に置く．サポニンを用いる場合，一晩のインキュベートは適さない．
⑨洗浄
　PBS（サポニンの場合0.1% サポニン-PBS）で5分間，3回洗浄．細胞培養用の6穴，12穴プレートなどにカバーガラスまたはフィルターを移して洗浄．裏表がわからなくならないように注意．
⑩二次抗体反応
　抗体はブロッキング液で希釈する．一次抗体の反応と同様にドロップを作って室温で30分から数時間反応．
⑪洗浄
　PBS（サポニンの場合0.1% サポニン-PBS）で5分間，3回洗浄．サポニンを用いた場合，最後の洗浄はサポニンを含まない PBS-0.02% NaN$_3$ を用いる．
⑫封入
　非コートスライドグラス（通常のスライドグラス）に封入剤を滴下し，細胞面を下にしてカバーガラスを被せる．フィルター上で培養した細胞の場合，細胞面を上にしてフィルターをスライドグラス上に置き，封入剤を滴下してカバーガラスを被せる．カバーガラスの周囲をマニキュアでシールする．

プロトコール5　異なる動物種由来の一次抗体による多重染色

　異なる動物種（例えばウサギとモルモット）で作製された複数の一次抗体を用いる場合，原則として一次抗体どうしを混ぜて同時に反応させ，二次抗体どうしも混ぜて同時に反応させてよい．抗体を混ぜて反応させた場合に，いずれかの抗体の反応が弱くなったり，染まらなくなったりすることもある．このような場合は一次抗体の反応を2回に分けて染まりにくい抗体を初めに反応させる．場合によっては一次抗体→二次抗体→一次抗体→二次抗体とステップを分ける必要がある．また各々の抗体について，単独で染色した結果と多重染色の結果に齟齬が生じないことを確認する必要がある．

①ブロッキング
　例：5%正常ロバ血清を含むPBSで室温，15分間．

②一次抗体反応
　例：抗原Aに対するウサギ抗体＋抗原Bに対するモルモット抗体．
　1時間から一晩，室温または4℃．

③洗浄
　PBSまたは0.05% Tween 20-PBSで5分間，3回．

④二次抗体反応
　例：Rhodamine Red-X標識ロバ抗ウサギIgG（Jackson Immunoresearch #711-295-152）＋Alexa Fluor488標識ロバ抗モルモットIgG（Jackson Immunoresearch #706-545-148）＋DAPI．室温で1時間から数時間反応．

⑤洗浄
　PBSで5分間，3回．

⑥封入

プロトコール6　ズダンブラックBによる自家蛍光低減処理

　蛍光標識二次抗体の反応後，PBS洗浄の後に以下の処理をする．一度封入・観察した切片でも封入剤をPBSで洗浄してから処理することができる．ズダンブラックB溶液は直前に用意する．

①ズダンブラックB（和光純薬 #192-04412）を70%エタノールに加えて撹拌して溶解する．ズダンブラックBの濃度は0.1%〜0.3%を試す．濾紙で濾過して染色バットに移す．

②PBSで洗浄した切片を①の溶液に浸し，室温で30分程度置く．

③PBSで洗浄して封入する．

光学顕微鏡の使い方

原田　義規，田中　秀央

Key words：光学顕微鏡（optical microscope），空間分解能（spatial resolution），開口数（numerical aperture），収差（aberration），ケーラー照明（Köhler illumination），明視野（bright field），蛍光（fluorescence），共焦点顕微鏡（confocal microscope），レーザー走査（laser scanning），2光子励起顕微鏡（two-photon excitation microscopy）

はじめに

　光学顕微鏡は，組織・細胞の形態に加えて，分子の分布や動態を観察できる生物学研究に不可欠な光学機器である．明視野顕微鏡，偏光顕微鏡，蛍光顕微鏡，位相差顕微鏡など様々な種類の光学顕微鏡があるが，本稿においては，組織細胞化学において使用する機会の多い明視野顕微鏡，蛍光顕微鏡，共焦点レーザー走査型顕微鏡，2光子励起顕微鏡の基本的な原理と使い方を述べたい．

I. 光学顕微鏡の基礎的事項

　一点から発せられた光は，レンズを通過し結像するとき決して一点には収束せず，そのレンズに特有の関数に従った一定の広がりを持って収束する．この光の広がりは点像強度分布（PSF：point spread function）と呼ばれる．PSFは焦点が最も明るくこの点から外れるに従い波を打って次第に暗くなり，同心円状の明暗の縞模様に見える（図1a）．この像面上の強度分布をエアリーの回折像といい，焦点面にも光軸方向にも形成される．

1. 分解能と開口数

　光学顕微鏡の分解能は，点像強度分布により規定される（図1b）．2つの微小な点が近接すると各々の光が重なり識別が困難となるが，これらを識別可能

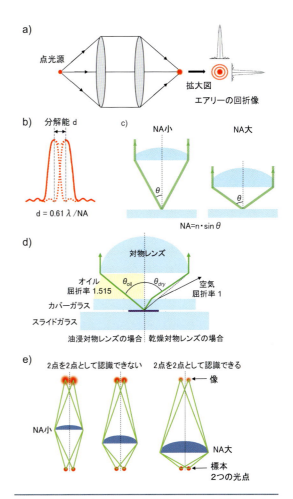

図1　a) 点像強度分布．b) 分解能と2つの点像強度分布の距離．c) 対物レンズの開口数．d) 油浸対物レンズと乾燥対物レンズ．e) 分解能と開口数の関係（文献7）

京都府立医科大学大学院医学研究科細胞分子機能病理学

な最小の距離が分解能であり，エアリーの回折像の円形の明るい部分（エアリーディスク）の中心から最初の暗い点までの距離に相当する．この距離が小さいほどより分解能が高い．

焦点面上の分解能dは以下の式で表される．

　　d = 0.61λ/NA
　　λ：光の波長，NA（numerical aperture）：開口数

開口数は対物レンズの性能を示す指数であり，次の数式で表される（図1c）．

　　NA = n・sinθ
　　n：標本とレンズ間の媒質の屈折率

標本との間に屈折率1.0の空気が介在する乾燥対物レンズでは，NAは1を超えることはない．これに対し，水（屈折率1.33）やオイル（屈折率1.515）を充填する液浸対物レンズではNAが1を超える．より高NAの対物レンズほど，分解能は高くなる（2点を2点として認識できる距離が小さくなる）（図1d, e）．

2. 収差

光がレンズで結像する際，像が結像面でボケることがある．これはレンズによって光の収差が生じるためである．収差は光の色ごとの波長の違いによって生じる「色収差」と，主にレンズの形状に起因する「単色収差」に分けられる（図2）．色収差は，屈折率の異なる様々な波長の光がレンズを通過する際，異なった点に到達するために「色のにじみ」として観察される現象であり，軸上色収差が代表である．

単色収差は，レンズの中心を通る場合と周辺部を通る場合とで像のズレが起こる現象であり，球面収差や像面湾曲収差がある．通常の対物レンズではこれらの収差は補正されているが，低グレードのレンズや観察条件によっては収差が生じることがある．

3. 焦点深度

顕微鏡で標本に焦点を合わせる際，標本を焦点面から光軸方向にずらすと像はぼけるが，ピントが合って見える一定の深さ方向の距離がある．これを焦点深度という．焦点深度が大きいとボケのない像が得られやすいが，対物レンズの開口数と倍率が大きくなると焦点深度は小さくなり，標本にピントを合わせるのは難しくなる．したがって高倍率レンズで観察するためには，最初に焦点深度大の低倍率レンズを用いてピントを合わせた後に，高倍率レンズで合わせることが大切である．

II. 明視野顕微鏡

明視野顕微鏡は白色光（波長400～800 nmの可視光）を標本に照射し，その透過光を観察する．標本によりどの波長の光がどの程度吸収されたかの情報が画像となる．色情報が得られるため，HE標本などの各種染色標本の観察に適する．

1. 明視野顕微鏡の構成および特徴

明視野顕微鏡は，照明光学系と観察光学系から成る（図3a）．照明光学系は白色光源，視野絞り，開口絞りおよびこれらの間に配置される3か所のレンズにより構成され，観察光学系は対物レンズと接眼レンズ（あるいは結像レンズとカメラ）により構成される（図3b）．

明視野顕微鏡では，標本を均一に照明するためにケーラー照明法を用いる（図4a）．すなわち，1枚目のレンズにより作られる均一な照明パターンを2枚のレンズを用いて標本に投影し，1枚目のレンズと光源，3枚目のレンズと標本をそれぞれのレンズの焦点距離だけ離し，3枚のレンズの後側焦点と前側焦点を重ね合わせることで，標本を均一に照明できる．照明光学系のレンズ配置がずれると照明が不均一になってしまう（図4b）．

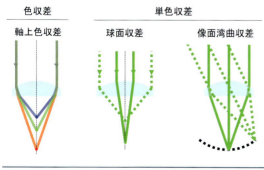

図2　レンズの収差

光学顕微鏡の使い方 81

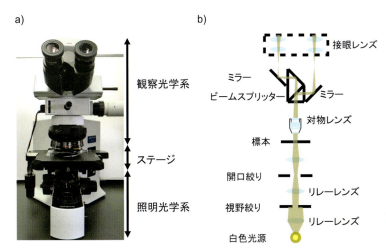

図3 明視野顕微鏡の外観（a）と光路系の概略（b）

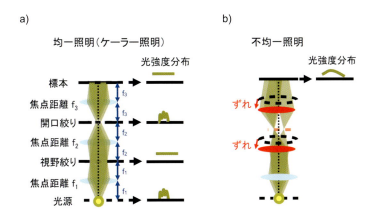

図4 明視野顕微鏡の照明法
a) ケーラー照明による標本の均一照明. b) 照明光学系のレンズ配置のずれによる不均一な照明.

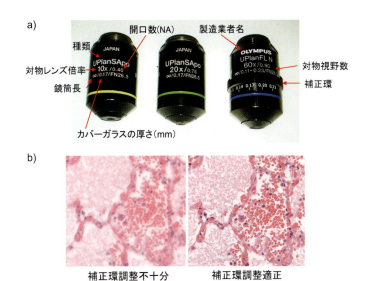

図5 対物レンズの表示と補正環の調整
a) 対物レンズの表示. b) 補正環による調整. ヒト肺組織（肺うっ血・水腫の像を示している）.

明視野顕微鏡には，幾つかの対物レンズが装備されるが，対物レンズには，レンズの種類，倍率，開口数，鏡筒長，使用するカバーガラスの厚さ，対物視野数が記載されており，倍率を示すカラーバンドが付いている（図5a）．

高開口数の対物レンズの場合，補正環というリング状のツマミが付いたものがある．通常，観察標本はカバーガラスで覆われており，カバーガラスは厚さ0.17 mmに合わせて作られているが，その厚みは0.12～0.18 mmと必ずしも一定ではない．高開口数の対物レンズの場合，わずか0.01 mmのカバーガラスのバラツキであっても良好な画像は得られない．従って，高開口数の対物レンズで明瞭な像を観察するには，補正環を用いて調整する必要がある．補正環で適正に調整した場合と調整が不十分な場合の肺病理組織像を示す（図5b）．

2. 明視野顕微鏡の調整
1) 芯出し

明視野顕微鏡の照明光学系の外観を示す（図6a）．前述したように，照明光学系のレンズ配置が不適切になると照明パターンが不均一になるため，芯出しと呼ばれる調整作業を行う必要がある（図6b）．以下，芯出しの手順を記載する．

① ピント調整：倍率10倍以下の対物レンズを用いて，標本に焦点を合わせる．
② コンデンサー調整：視野絞りを十分に絞った後，コンデンサー上下ハンドルとコンデンサー調整ネジにより，視野絞りの鮮明な像を視野の中心に投影する．
③ 視野絞り調整：視野絞り像が視野に外接する大きさにまで開く．

2) 開口絞りの調整

開口絞りは，コンデンサーレンズと対物レンズを通る光束の幅を調整するもので，画像コントラストに影響する．開口絞りのサイズを確認するには接眼レンズを外して覗くと良い（図7a）．絞りを過度に絞ると（図7b中央），透過光が減少し相対的に散乱光が増加する．散乱光は屈折率の大きな部位で強く発生するので，構造の境界が強調された，ぎらぎらした画像になる（図7c左）．一方，開口絞りを過度に

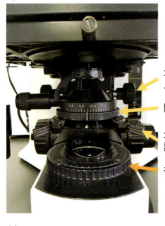

図6　芯出し調整
a) 照明光学系の外観．b) コンデンサーの調整．視野絞りを完全に閉じた後，コンデンサー上下ハンドルとコンデンサー調整ネジにより，視野絞りの鮮明な像が視野の中心になるように合わせる．その後，視野絞り像が視野に外接する大きさまで開く．

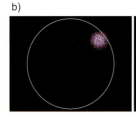 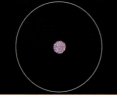 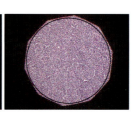

コンデンサーの調整前　⟹　コンデンサーの調整後　⟹　視野絞りの調整

開くと構造の境界が識別しにくくなる．開口絞りを対物レンズ開口直径の70〜90%程度にすると適切なコントラストが得られる（図7b右，図7c右）．

III. 蛍光顕微鏡

蛍光顕微鏡は，蛍光色素や蛍光タンパク質を用いて細胞・組織内における生体分子の局在を観察するための光学顕微鏡である．

1. 蛍光顕微鏡の特徴

蛍光顕微鏡は蛍光色素に励起光を照射し，そこから放出される蛍光を観察する．明視野顕微鏡とは異なる照明装置を装備しており，対物レンズを用いて標本を照射する．

特徴は以下の通りである．
・微弱な蛍光を高いシグナル/ノイズ比で描出できる．
・異なる波長の蛍光を利用することにより多重染色標本の観察が可能である．
・観察対象が対物レンズの分解能より小さくても，その存在を可視化できる．1分子レベルで観察することも可能である．

2. 蛍光顕微鏡の構成

蛍光顕微鏡の外観および光路図を図8に示す．

1）光源

水銀ランプ，キセノンランプやLED（light emitting diode）が用いられる．水銀ランプは複数の波長の輝線（312.6 nm，365 nm，404.7 nm，434.8 nm，546.1 nm，577.0 nmなど）を持ち，適切なフィルターを選択することで特定の励起光が得られる．水銀ランプの寿命は200〜300時間程度とされているが，短時間（15分以内）でのON/OFFを繰り返すと寿命が著しく短くなるので注意が必要である．キセノンランプは最大輝度が低いが，なだらかな波長域を持つため広い波長域の光が使用可能である．最近は，照明輝度が安定し，低発熱，安価で，長寿命のLED光源が汎用されている．

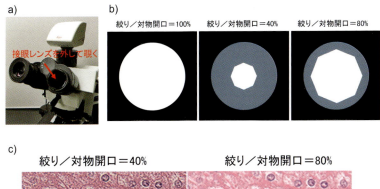

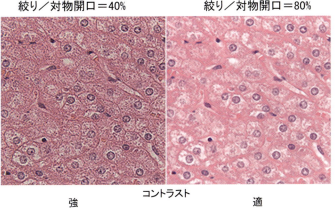

図7 開口絞りサイズの確認方法と見え方
a) 接眼レンズを外して覗くと，開口絞りのサイズが確認できる．b) 開口絞りのサイズを調整することで，像のコントラストを調整する．c) ヒト肝組織．開口絞りを閉じ過ぎると，像のコントラストが過度に強くなる（左）．

2) 蛍光キューブ

蛍光顕微鏡では，励起光を対物レンズに導入し蛍光シグナルを得るために，蛍光キューブを用いる（図9a，b）．蛍光キューブは，励起フィルター（excitation filter），ダイクロイックミラー（dichroic mirror），蛍光フィルター（barrier filterまたはemission filter）の組み合わせで構成される（図9b）．

励起フィルターは，様々な波長を有する光源から，蛍光色素に適した励起光のみを透過させる．ダイクロイックミラーは，特定波長の光を反射しその他の波長の光を通過させるが，これを用いることにより，励起光に比べ波長が長い蛍光のみを取得できる．すなわち，励起フィルターを通過した特定の波長の励起光は，ダイクロイックミラーにより反射され，対物レンズにより収束し標本を励起する．標本から放出された蛍光は励起光より波長が長いため，ミラーを通過する．蛍光フィルターは，ミラーからわずかに漏れ出た励起光を遮断し，微弱な目的の蛍光のみを透過させる．すなわち，蛍光フィルターを受光系の前に配置することで，励起光の混入を防ぐ．

一般的に蛍光色素・蛍光蛋白質にはそれらの励起・蛍光スペクトルに対応した蛍光キューブが備わっている．蛍光観察の際，蛍光キューブに組み込まれた各フィルターの特性を充分把握し，適切な

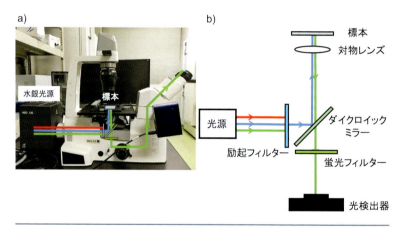

図8 蛍光顕微鏡の外観（a）と光路系の概略（b）

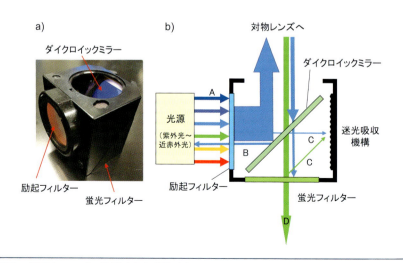

図9 蛍光キューブの外観（a）と光路（b）
励起光（A），光源方向に戻る励起光（B），迷光（C），標本から発生する蛍光（D）．

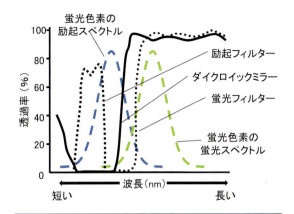

図10 蛍光色素と蛍光キューブ（励起フィルター，ダイクロイックミラー，蛍光フィルター）の波長特性

キューブを選択する必要がある（図10）．
すなわち，
・使用する蛍光色素の波長特性を調べる．
・蛍光色素の励起波長を満たす励起フィルターを選択する．
・蛍光色素の励起波長と蛍光波長を分離できるダイクロイックミラーを選択する．
・蛍光色素の蛍光波長を抽出できる蛍光フィルターを選択する．

各社が，蛍光色素スペクトルビューアーをweb上で公開しており，蛍光色素の励起・蛍光波長や各種フィルターの適合性を閲覧できるので参考にするとよい（https://www.thermofisher.com/jp/ja/home/life-science/cell-analysis/labeling-chemistry/fluorescence-spectraviewer.html や http://www.bdbiosciences.com/jp/research/multicolor/spectrum_viewer/index.jsp など）．

3）光検出器

蛍光顕微鏡では光検出器としてCCD（charge coupled device）カメラが使用される．CCDカメラは，蛍光色素から放出された光エネルギーを平面上に配列したCCD素子毎に電子エネルギーに変換し，デジタルデータを作成する．検出した光電子をCCD上で増倍させる機能を持つEM-CCD（electron multiplying CCD）などの高感度CCDカメラが多用されており，微弱な蛍光の高速イメージングに有用である．

培養ヒト線維芽細胞を蛍光顕微鏡で観察した例を提示する（図11）．

IV．共焦点レーザー走査型顕微鏡

共焦点レーザー走査型顕微鏡（confocal laser scanning microscope）は，蛍光顕微鏡とは異なり，レーザースポットを焦点面上で走査し，光電子増倍管（photomultiplier tube）により得た光の強度を画像化する．共焦点効果により，蛍光顕微鏡に比し高い分解能を有することから，定量性を有する3次元蛍光像が得られる．

1．共焦点レーザー走査型顕微鏡の原理

共焦点レーザー走査型顕微鏡の光路図を示す（図12）．
発振されたレーザー光はダイクロイックミラーで反射され，対物レンズにより集光され標本を照射する．焦点に存在する蛍光色素は励起され，生じた蛍光は同じ光路を戻ってダイクロイックミラーを通

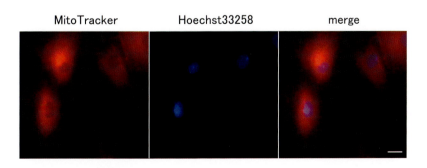

図11 培養ヒト線維芽細胞の蛍光顕微鏡像
　　ミトコンドリア（赤，MitoTracker Red CMXRos：励起光：555 nm，蛍光：632 nm）と核（青，Hoechst33258：励起光：385 nm，蛍光：425 nm）の局在．Bar＝20 μm．

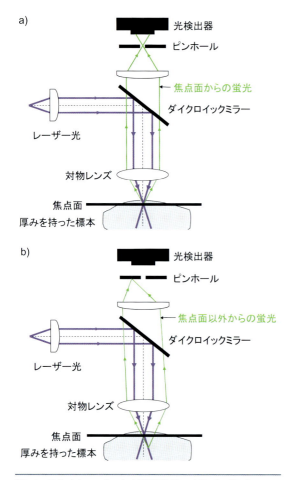

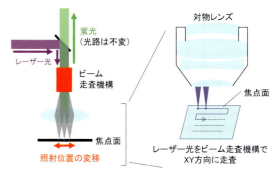

図13 共焦点レーザー走査型顕微鏡のレーザー走査法

図12 共焦点レーザー走査型顕微鏡の光路系の概略
　　a) 焦点面からの蛍光. b) 焦点面以外からの蛍光.

過，共焦点位置に置かれたピンホールを通過し光検出器に入る．焦点から生じた蛍光はピンホールの位置で正確に結像するが（図12a），焦点外で生じた蛍光は，ピンホールから外れた位置に結像するため，光検出器に届かない（図12b）．従って，焦点外からの迷光は光検出器に入らず，像のコントラストは向上する．

　一点から生じた光のみでは二次元画像にならない．画像の構築にはビーム走査機構を用いてレーザー光による小さな励起光スポットを焦点面上で走査させる必要がある（図13）．光電子増倍管により得られた光強度を個々の座標に応じて配列させ画像を作る．そこには焦点面の情報のみ含まれるため，光学的切片像が得られることとなる．共焦点レーザー走査型顕微鏡の分解能は，励起光スポットの大きさ

と共焦点に配置するピンホールの大きさで決定される．理論上，焦点面では通常の光学顕微鏡に比べ2倍近い分解能を持ち，z軸方向にも高い解像度が得られる．

2. 共焦点レーザー走査型顕微鏡の特徴

共焦点レーザー走査型顕微鏡の特徴は以下の通りである．

・通常の光学顕微鏡に比べて3次元結像特性が改善され，焦点面内および深さ方向の分解能が向上し高い解像力を有する．
・定量性を持つ蛍光像が取得可能である．
・深さ方向の分解能が高いため，薄切片を作成せずに細胞や組織の光学的切片が得られる．
・歪みが少ない光学的切片像を作成できるので，立体再構築が可能である．
・厚みを持つ生細胞や組織もそのまま観察可能である．

3. 共焦点レーザー走査型顕微鏡の構成

1) 光源

多重蛍光染色サンプルを観察するため多重励起可能なレーザー発振器（近紫外から可視光領域）が使われる．半導体レーザーやガスレーザー（アルゴンレーザー，ヘリウムネオンレーザーなど）が使用されている．半導体レーザーは，小型，長寿命，低ノイズ，低消費電力などガスイオンレーザーに比べて使いやすいため，汎用性が高い．

2) レーザー走査装置

光走査方式では，2枚のガルバノメータ・ミラーを用いてX軸・Y軸方向に走査するものが主流であ

る．マルチピンホールディスクを高速回転させて走査することにより最高2,000フレーム/秒で画像取得できるシステムもある．

3) 対物レンズ

近紫外域や近赤外域などに励起・蛍光スペクトルを持つ蛍光色素を使用する場合，対物レンズの色収差により光軸方向に焦点がずれることがある．それぞれの実験で使用する蛍光波長に合った対物レンズを選択する必要がある．

4. 共焦点レーザー走査型顕微鏡による蛍光観察

高解像度・高コントラストの蛍光画像を得るためには，以下の点に気をつけると良い．
(i) 開口数の大きい対物レンズを使う．
(ii) 短波長のレーザー光を使う．
(iii) ピンホール径を小さくする．

共焦点レーザー走査型顕微鏡において，焦点で生じた蛍光は光電子増倍管の前に位置するピンホールを通過するが，焦点以外から生じた蛍光は通過できない．すなわち，ピンホール径を小さくするほど分解能は高くなる（図14）．
(iv) 退色を防ぐ

退色を防ぐためには，標本に照射する励起光量をなるべく抑える，退色防止封入剤（Vectashield, FluoroQuest, Prolong Live など）を使用する，等の対処法がある．

V. 2光子励起顕微鏡

2光子励起顕微鏡は，共焦点顕微鏡とは異なり，ピンホールを用いずにZ軸方向の解像度が得られる顕微鏡で，焦点のみで2光子吸収が生じるという原理を光学系に応用したものである．

1. 2光子励起顕微鏡の原理

2光子吸収は，分子が2個の光子を同時に吸収して励起状態へ遷移する現象である．非常に高いピークパワーを持つ超短パルスレーザー光（平均出力パワー2W，80 MHzのサイクルを持つ120フェムト秒の超短パルスレーザーなど）を高開口数レンズで集光させると，焦点に存在する蛍光分子は光子2個のエネルギーを同時に吸収する．すなわち800 nmの近赤外線の波長を持つ2個の光子は，それらが400 nmの波長を持つ1個の光子であったかのように吸収される（図15a左）．2光子励起顕微鏡は焦点位置の蛍光分子だけを励起させることが可能であり，受光系の前にピンホールを置かなくても，Z軸方向で高い解像度が得られる（図15b左）．

2. 2光子励起顕微鏡の特徴

2光子励起顕微鏡は以下の特徴を持つ．
・光毒性が少ない近赤外光を励起光として使用可能．
・近赤外光は組織透過性が高いため，深部励起が可能．
・焦点位置の蛍光物質のみが励起され，蛍光の退色が少ない．

これらの特徴を生かして，2光子励起顕微鏡は，厚みを持つ生体組織のin vivo観察に使用されることが多い．透明化処理を施した脳や臓器の固定標本深部を長作動距離対物レンズ（作動距離 数mm）により観察することも多い．

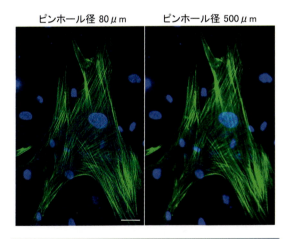

図14 共焦点レーザー走査型顕微鏡による蛍光観察
培養ヒト肝星細胞のα-SMA（α-smooth muscle actin）蛍光（緑）と核TO-PRO-3染色蛍光（青）の強度分布画像．ピンホールを共焦点観察条件にした場合（左：ピンホールサイズ80 μm），焦点面以外の蛍光は観察されず，α-SMAに特異的な線状の蛍光像が観察できた．ピンホールを大きく開いた場合（右：ピンホールサイズ500 μm），共焦点性は失われ，焦点面以外の蛍光も観察され，α-SMAに特異的な線状の蛍光像は不鮮明となった．α-SMA（励起光：488 nm，蛍光：530 nm），TO-PRO-3（励起：633 nm，蛍光：>650 nm）．Bar = 40 μm．

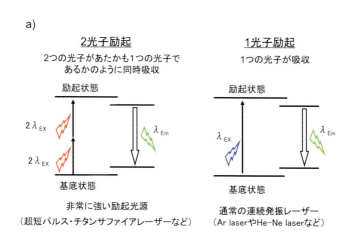

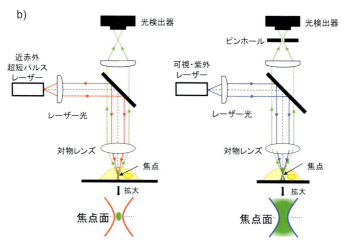

図15 a) 2光子励起（左）と1光子励起（右）．b) 2光子励起顕微鏡（左）と1光子励起顕微鏡（共焦点レーザー走査型顕微鏡）（右）の比較

また，2光子励起顕微鏡は以下のような特徴も有する．
・生体分子に対する光加工が1 μm³以下の分解能で可能．
・蛍光強度だけでなく，第2高調波発生光観察や蛍光寿命測定が可能．

2光子励起顕微鏡は光加工技術にも応用可能である．光刺激によりcaged化合物を活性化させたり，目的タンパク質の機能を生細胞内で特異的に不活性化（MP-CALI：Multiphoton chromophore-assisted laser inactivation）させたりすることが可能である．

第2高調波発生光（SHG：Second Harmonic Generation）は，非線形光学効果の一つで，入射光の波長変換を伴う現象である．高い極性（非対称構造）を持つ分子にフェムト秒レーザーなど強い光を当てると，入射光の2倍の周波数の光（波長が1/2の光），すなわち第2高調波発生光が観察できる（図16a）．2光子蛍光，第2高調波発生光と励起光の関係を示す（図16b）．2光子蛍光と第2高調波発生光を同時にイメージングした例を提示する（図16c）．第2高調波発生光は非対称構造を持つ分子のみで起こり，一般的な物質では起こらない．生体では，コラーゲンやミオシン（横紋筋），チューブリン（紡錘糸）があり，第2高調波発生光を用いることにより染色せずにそれらを観察できる．観察のためのフィルターを選択するのみで簡便に組織構造（特にコラーゲン）由来のシグナルを得ることができる．

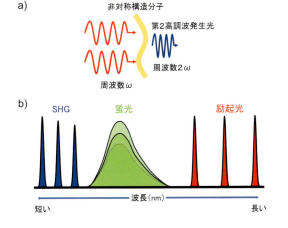

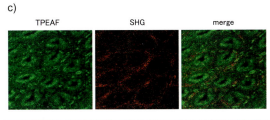

図16 a) 第2高調波発生光（SHG：Second Harmonic Generation）．b) 2光子蛍光，第2高調波発生光（SHG）と励起光の関係．蛍光発光は励起光の波長が変化してもその波長は変化しないが，SHGは励起光波長の常に半分の波長を示す（文献8）．c) 2光子励起顕微鏡による蛍光・第2高調波発生光観察．ラット大腸粘膜の自家蛍光/第2高調波発生光イメージング．ラット大腸粘膜表面を非染色で観察した．左：自家蛍光（励起光：800 nm，蛍光：500–540 nm）（TPEAF：two-photon excited autofluorescence），中央：第2高調波発生光（励起：800 nm，第2高調波発生光：400 nm）（SHG：second harmonic generation），右：merge像．自家蛍光は主に腺管上皮細胞質から発生し，第2高調波発生光は粘膜固有層のコラーゲンから発していた．チタンサファイアレーザーを装備した2光子励起顕微鏡を用いて取得（文献9）．

終わりに

本稿では，光学顕微鏡の原理と使い方について明視野顕微鏡，蛍光顕微鏡，共焦点レーザー走査型顕微鏡，2光子励起顕微鏡を中心に解説した．本稿が光学顕微鏡に関する知識を深め使いこなすためのきっかけとなれば幸いである．

文　献

1) 熊本康昭, 田中秀央：光学顕微鏡の使い方—基本と実践—．組織細胞化学2017（日本組織細胞化学会編），pp. 111–125, 2017.
2) 田中秀央：光学顕微鏡を使いこなす．組織細胞化学2015（日本組織細胞化学会編），pp. 1–10, 2015.
3) 田中秀央，山岡禎久：光学顕微鏡の上手な使い方．組織細胞化学2014（日本組織細胞化学会編），pp. 127–134, 2014.
4) 原田義規, 高松哲郎：コンフォーカル顕微鏡の基礎と応用．組織細胞化学2007（日本組織細胞化学会編），pp. 25–33, 2007.
5) 原田義規, 高松哲郎：レーザー顕微鏡の基本．組織細胞化学2005（日本組織細胞化学会編），pp. 51–57, 2005.
6) 原田義規・髙松哲郎：蛍光顕微鏡　ライフサイエンス顕微鏡学ハンドブック．山科正平，高田邦昭（責任編集），朝倉書店，東京，2018.
7) オリンパス　顕微鏡を学ぶ
https://www.olympus-lifescience.com/ja/support/learn/
8) Zipfel WR, Williams RM, Webb WW: Nonlinear magic: multiphoton microscopy in the biosciences. Nat. Biotechnol. 21: 1369–1377, 2003.
9) Nakano K, Harada Y, Yamaoka Y, et al.: Analysis of rat colonic mucosal autofluorescence under excitation with UV/violet light. In: "World Congress on Medical Physics and Biomedical Engineering, September 7–12, 2009, Munich, Germany", ed. by O Dössel, WC Schlegel, IFMBE Proceedings, vol 25/2. Springer, Berlin, Heidelberg.

TEMを使った免疫電子顕微鏡法の実践

小池　正人

Key words：包埋前免疫電子顕微鏡法（pre-embedding immunoelectron microscopy），包埋後免疫電子顕微鏡法（post-embedding immunoelectron microscopy），凍結超薄切片法（徳安法）（ultracryotomy（Tokuyasu method）），光顕－電顕相関観察法（correlative light and electron microscopy），蛍光顕微鏡（fluorescent microscopy），金コロイド（colloidal gold），プロテインA（protein A），LR White，銀増感（silver enhancement），酵素抗体法（enzyme immunohistochemistry）

はじめに

　免疫電子顕微鏡法（免疫電顕）は分子の局在を微細形態上で示す組織化学的手法である．筆者は自身の研究のために約20年前から徳安法（凍結超薄切片法）を中心とした免疫電顕に携わってきた．本稿では，現在筆者の教室で遂行可能な代表的な免疫電顕の方法について概説する．

　本稿で扱うのは，化学固定（固定）を施した組織，細胞，細胞分画を用いたpractical（＝直ちに論文発表に繋がる）な手法としたい．凍結固定を出発点とする免疫電顕法も数多く存在するのは承知しているが，本稿では取り扱わない．固定標本の凍結割断レプリカ免疫標識法についても筆者が読者に説明できるだけの十分な経験がないため同様に取り扱わない．他の総説[1]を参照されたい．

　免疫電顕でその局在が観察可能な内在性分子は，光学顕微鏡（光顕）で観察可能なものよりはるかにその種類が少ない．様々な固定，抗原賦活化，透過（permeabilization）法が適用可能な光顕免疫組織化学と比べると，微細形態を保つ必要がある免疫電顕における試料作成では，固定，抗原賦活化，permeabilizationの方法がいずれも限定される．使用可能な一次抗体の種類も多くはない．さらに，免疫電顕の様々なステップが非特異的反応に繋がりやすいが，陰性・陽性コントロールをおいても原因追求が困難な場合が多い．そのため筆者は，免疫電顕に「過度の期待」を抱くことなく，その必要性について科学的かつ冷静に考える必要があると感じている．

　そこで具体的な方法を概説する前に，免疫電顕の必要性，代替技術の可能性，「観察すべき対象の予測に基づく」免疫電顕への転換についての筆者の考えを明確にしておきたい．

I. 免疫電顕は必要か？

　免疫電顕について紹介すべき筆者が，その必要性を改めて問うのは身も蓋もないと思われるかもしれないが，「電顕」というだけで一般の研究者にとってのハードルが高くなるのが実情である．免疫電顕を請け負う施設は確実に減少しており，自身で行うには通常の電顕試料作成法，超薄切片法についての基本的な技術習得が必須である．さらに試料作成から観察まで週単位の時間を要する場合が多い．従って，研究目的に応じた簡便かつ迅速な代替技術があれば，免疫電顕に固執する必要は必ずしもないと筆者は考えている．

　筆者が研究を始めた頃と最も異なるのは，超解像顕微鏡技術（超解像）により，光顕によってその回折限界を超える数十nmの分解能を得られる時代が到来したことである．超解像について「電子顕微鏡レベル高い分解能を達成した」としばしば紹介されるのはその解像度の高さが所以である．超解像により，電顕観察が必須であったsubcellularレベルの解析にも手が届きはじめた．さらには，観察目的とする

順天堂大学医学部神経生物学・形態学講座

分子の蛍光標識により，電子顕微鏡では成し得ない「生きたまま」の観察が可能となった．このライブイメージングの直後に固定を施し，同一部位の電顕観察を行う光顕－電顕相関観察法［CLEM（correlative light and electron microscopy）］により，免疫電顕に匹敵する質のデータが得られることが期待できる．ただし，このCLEMの実現性は，解析対象が培養細胞の場合と組織の場合で大きく異なることに留意する必要がある．付着細胞は固定前の光顕観察が可能である．番地付きのカバースリップに細胞を生やすことで，観察後の電験試料作成過程で蛍光が消褪しても，試料表面の番地を頼りとしたCLEMが容易に実現する．一方，組織の場合，ライブイメージングを行うためには，二光子顕微鏡が必要である．さらに，標本固定後の蛍光像の取得も必須であるが，組織透明化（微細形態を保持する手法に限る）などを行わない限り，組織深部の観察にはやはり二光子顕微鏡が必要である．さらに，**蛍光強度と固定の強さはトレードオフの関係**にあることに留意する必要がある．そのため，培養細胞の場合と異なり，蛍光消褪に繋がる強い固定ができないため，結果として良好な微細形態像が得られない可能性がある．さらに，最終的な電顕観察用組織標本では蛍光がすでに失われているため，CLEMの前提となる同一部位の観察は思いのほか困難である．複数分子の検討においては，状況はさらに複雑になるであろう．すなわち，超解像は「組織における内在性の分子の局在を微細形態レベルで明らかにする」うえでの部分的な助けに留まるというのが，筆者の現時点での評価である．

次に，標本における免疫反応性について考える．後述の通り，免疫電顕の実現性は，通常，先んじて行う光顕免疫組織化学の成否に大きく依存する．しかし，例外，すなわち免疫電顕によって初めてその局在が明らかとなる場合がある．ミトコンドリアATP合成酵素のサブユニットcの局在解析についての筆者の経験例を紹介したい[2]．極めて疎水性の高い膜タンパク質であるサブユニットcはその分子の大部分がミトコンドリア内膜に埋もれて存在し，通常の光顕免疫組織化学では一次抗体がアクセスしにくく，検出困難である．一方，親水性樹脂包埋標本の超薄切片や，凍結超薄切片ではクリステ膜上の抗原が露出するため，容易にその局在を検出できる．

このように，数は少ないが，免疫電顕によってのみ検出可能な分子があることに留意されたい．

さらに，「分子の局在を微細形態上で示す」ことが可能な免疫電顕の今後のニーズについての見通しについて軽く触れておく．細胞生物学においては古典的なオルガネラの概念では説明できないinterorganellarないしsuborganellarレベルの現象が着目されている（オートファゴソーム膜の起源，ミトコンドリア－粗面小胞体コンタクトサイトなど）．現時点でこれらを形態学的に示す最良の方法は，免疫電顕による多重染色であろう．さらに，神経回路の解析においては，シナプスの超微形態像に基づく機能分子の局在解析が依然として必須である．

以上をまとめると，免疫電顕は，少なくとも細胞生物学あるいは神経科学分野において今後もニーズがあるが，実際の利用にあたっては，免疫電顕によらなければならない必然性をよく考えたうえで最適な方法を，その原理に基づいて選択する必要がある．文献などで美しい免疫電顕のデータに遭遇した際に，固定から始まる試料作製法，一次抗体の種類や使用条件，二次プローブの種類，観察法などについて詳細にその方法をたどる癖をつけておけば，これから紹介する代表的な方法を基本とした変法，応用例についての理解が深まることであろう．

II. 光学顕微鏡技術の発展に基づく今後の免疫電顕の方向性

光顕観察用機器の発達により，その解像度だけでなく，蛍光像取得の感度そのものが飛躍的に向上し続けている．しかしこれらの状況が，免疫電顕の適応範囲を小さくしたと考えるのは早計である．むしろ，蛍光像取得の感度向上により，グリッド上の親水性樹脂包埋標本の超薄切片や凍結超薄切片を用いた，「電顕観察に先立つ蛍光顕微鏡観察」が可能になったことを強調しておきたい．従来型の免疫電顕においては，陽性反応を認める部位を数多く観察したのちに，代表的な像の選定を行う場合も多い．陽性反応が乏しい，あるいは，非特異的反応が多い場合は，「ベテラン」研究者の「経験則」に基づくお墨付きが唯一の頼りと思える状況になりうる．しかし，先立つ蛍光顕微鏡観察により電顕観察すべき部位を

あらかじめピンポイントで選定できれば，効率的かつ科学的説得力を伴う電顕観察が実現する．初心者はもちろんのこと，すでに技術を習得した研究者においても，今後は従来型の「観察してから考える」免疫電顕から「観察すべき対象の予測に基づく」免疫電顕への転換を意識すべきであろう．

III. 免疫電顕法総論

本稿では，包埋前免疫電顕法，包埋後免疫電顕法，凍結超薄切片法からなる3つの代表的な方法についてpracticalな観点から紹介する．免疫電顕は試料の化学固定，超薄切のための試料作成，免疫反応（一次抗体，二次プローブの反応），観察のステップからなるが，試料作成法のみならず，各ステップの順番，使用する二次プローブの種類（標識法）などもこれら3法で異なる．個々の手技を詳述する前に，各ステップにおける，共通する留意すべき点について触れておく．

1. 目的に応じた化学固定

一般に，微細形態と抗原性の保持はトレードオフの関係にある．固定液の組成は4%パラホルムアルデヒド（PFA）のみ，あるいはこれに0.05から0.2%程度のグルタルアルデヒド（GA）を混じたもの，2% PFA-0.2% GA溶液などが一般であるが，目的に応じて，過去の文献を参照しながら慎重に検討する必要がある．緩衝液はリン酸緩衝液（PB）（最終使用濃度0.1 M）を用いることが多い．細胞の浸漬固定の具体的な手順は，凍結超薄切片法の項で詳述する．

2. 後固定と標本の保存

筆者はGAを含む溶液中の後固定は長くとも数時間にして，PFAのみの溶液に置換し，これも含めた一昼夜の後固定を基本としている．ホルムアルヒドの架橋は可逆的であるため，PFAのみの固定の場合，脱架橋防止のために1%程度のPFA溶液に保存している．これにより，抗原性と構造の保持がともに期待できる（"Fixed cells never die."）．免疫電顕は固定から観察まで長丁場となるため，ここで一息つけることを知っておいてもらいたい．

3. 一次抗体の選定の重要性

免疫電顕のステップは多岐に渡るため，有意な反応に乏しい，あるいは非特異的反応が多く有意な反応と区別し難い場合のいずれにおいても，その原因追求に多大な労力を要する．免疫電顕の感度は，固定液中のGAや試料作成法そのものが原因となる内在性分子の抗原性の低下，内在性分子自体の発現量の低さなど抗原側の要因もありうる．しかし，筆者の経験では，それ以上に**一次抗体が免疫電顕の成否の鍵**となっているようである．

一次抗体の選定は，十分な情報収集（文献，カタログ検索，同業者への問い合わせ）により，過去の成功例に倣うのが早道かつ常道である．免疫電顕での検出例がない抗原を対象とする場合は，組織なら遺伝子欠損マウス，細胞ならノックダウン細胞を陰性コントロールしたウエスタンブロッティングや免疫組織化学を行い，非特異的反応が認められる一次抗体を直ちに除外する．有望な抗体については，免疫電顕用標本と同じ条件で固定を施し，抗原賦活化なしの標本を用いた免疫組織化学の結果に基づき，利用可能な候補を絞り込む．それでもなお，**実際に免疫電顕で使用可能なものはさらに限定される**のが実情である．

4. タグに対する一次抗体の選定

このように内在性分子の検出には数多くのハードルが存在するため，様々なタグ（GFP，FLAG，HAなど）との融合タンパク質の発現系が代用される．特に，外来性遺伝子の導入が容易な培養細胞では頻繁に用いられる．その場合，発現量や発現法（安定発現，一過性発現）などにより，内在性分子と異なる局在を示すアーチファクトに留意すべきである．免疫電顕で使用可能な各種タグに対する市販の一次抗体は限られている．参考までに，凍結超薄切片法における筆者の使用実績を記す．

- GFP：ウサギ・ヤギ・モルモット抗GFP抗体（フロンティアサイエンス社）．細胞生物学分野で用いられるmonomeric GFPに対してはRockland社ヤギ抗GFP抗体．
- FLAGタグ：サンタクルズ社のウサギ抗OctA Probe抗体で良好な結果を得たが，現在発売中止．
- HAタグ：マウス抗HA-tag抗体（clone HA7, Sigma）．

5. 金コロイド粒子による陽性像の可視化

免疫電顕における陽性像の可視化には**酵素抗体法**と**金コロイド標識法**が用いられる．前者は包埋前免疫電顕法で使用され，後者は全ての方法で多用される（後述）．そこで，様々な金コロイド標式プローブの特性について紹介しておく（図1）．

1）金コロイド標識二次抗体

金コロイドの直径は様々（1 nm前後，5 nm，10 nm，15 nm）である．1 nm径前後の金コロイド標識二次抗体は，ultra small immunogold，ないしnanogoldという名前でそれぞれAurion社，Nanoprobes社から様々な動物種に対するものが販売されている．金コロイドの径が小さいことは，組織細胞への浸透性と一次抗体の検出感度が共に高いことを意味する．ただし，この極小サイズの金コロイドはそのままの状態では電顕による検出ができないため，上記メーカーのキットを用いて，検出可能な直径に増感する必要がある（**銀増感法**，後述）．

5 nm径以上の金コロイドは電顕による検出が可能であるが，組織への浸透性が悪いため，包埋後免疫電顕法と凍結超薄切片法における切片表面での抗原抗体反応で用いる．筆者は観察しやすい10 nm径のものを第一選択としている．径の異なる金コロイドの併用により，多重染色が実現する（後述）．5 nm以上の金コロイド標識二次抗体についてはJackson社のものが最もバラエティに富む．British Biocell International社やSigma社では，抗ウサギ・マウス抗体など多用されるもののみ販売されている．

2）金コロイド標識プロテインAの有用性

黄色ブドウ球菌由来のプロテインAは免疫グロブリン（IgG）のFc部分と特異的に結合する．その結合能は抗体の動物種やIgGのサブクラスにより異なるが，一次抗体として最も一般的なウサギIgGとの親和性が高いことを強調しておく．プロテインAとの親和性の低いマウスIgGの可視化においては，bridging抗体としてウサギ抗マウスIgGの反応を間に挟むことで，金コロイド標識プロテインAで検出できる（表3）．現在，ユトレヒト大学医学部Cell Microscopy Coreが良質な金コロイド標識プロテインAを作成・販売（https://www.cellbiology-utrecht.nl/products.html）しており，筆者はウサギIgGの一次抗体を用いた単染色で常用している．

3）蛍光標識二次抗体の併用

金コロイド標識法と蛍光標識法との併用により

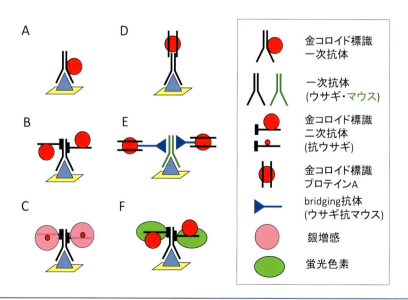

図1　様々な金コロイド標識プローブ
A：一次抗体に直接金コロイドが標識されたもの（直接法）．B：金コロイド標識二次抗体．C：ナノゴールド標識二次抗体は銀増感により可視化できる．D：金コロイド標識プロテインAはウサギIgGのFc部分に結合する．E：プロテインAとの親和性が低いマウス由来一次抗体の場合は，bridging抗体（ウサギ抗マウスIgG）を先に反応させ，これと金コロイド標識プロテインAを反応させる．F：金コロイドと蛍光色素の両方に標識された二次抗体．

「観察すべき対象の予測に基づく」免疫電顕が実現する．蛍光色素とコロイド金粒子の両方を結合させたマウスないしウサギIgGに対する二次抗体がThermoFisherから販売されている．これは反応が1ステップで済むが，二次抗体のバリエーションが限定される．筆者は，一次抗体（ないしbridging抗体）のFc部分に金コロイド標識プロテインAを反応させた後，一次抗体に蛍光標識二次抗体を別途反応させる2ステップの方法を採っている[3]．この方法の利点は，金コロイドの直径，蛍光色素の種類の任意の組み合わせが可能なことである（後述）．

6. 一粒の金粒子の説得力は如何？

金コロイド粒子による陽性像の可視化により，目的とする分子の局在についての定量解析が可能となる．ただし，これは各回の実験条件が均一で，その陽性像のほとんどが有意であることが前提である．そのため，非特異的ないし偽陽性反応の防止に十分な注意を払う必要がある．非特異的反応の軽減のため，筆者は固定後の組織の洗浄液にグリシンなどを添加し，遊離アルデヒド基をquenchingしている．光顕免疫組織化学と同様にブロッキングは必須である．筆者はウシ血清アルブミン（BSA：bovine serum albumin）の利用を基本とするが，目的に応じてBSA-c（アセチル化BSA）やcold fish gelatinなども併用する．一次抗体，二次抗体の濃度や反応時間・温度も重要である．念のため，二次抗体のみの反応でシグナルがないことも確認しておく．

以上の点に特に注意しながら，各種免疫電顕法における①原理，②目的・典型的な用途，③必要なツールとレシピ（固定液，緩衝液については他の文献を参照），④実際の手法の流れ，⑤陽性像の解釈法，⑥多重染色法，⑦電顕観察像に先立つ陽性像の予測法，⑧応用例と今後の発展性について紹介したい．なお，代表的な3法のうち，包埋前免疫電顕法，包埋後免疫電顕法については過去の講習会テキストをはじめ，優れた総説が多数存在する[4-6]．そこで，入手容易な日本語での参照資料が比較的少ない，凍結超薄切片法の「現在」のプロトコールについて詳しく紹介したうえで，他2法についてその要点を記す．

IV．凍結超薄切片法（徳安法）

1．原理

その名の通り，氷晶防止処理を施した組織・細胞の電顕バージョンの凍結切片法である．光顕の凍結切片法と大きく異なるのは，切削後の切片回収のステップである（後述）．本法がTokuyasu methodという名で世界に通用している理由は，切片回収を含む固定から観察までの主要なステップのほとんどが，約40年前に徳安清輝博士により開発され，ほぼそのままの形で現在まで利用されているからである[7]．

2．目的・典型的な用途

本法は細胞生物学分野での標準的な手法である．その理由として，膜構造の保持に優れていること，培養細胞での取り扱いが容易であること，固定から観察まで最速で数日で済むことが挙げられる．8.で示す通り，本法で用いる試料が「無包埋」である利点を活かした，様々な技術との組み合わせによる発展が期待される．本法は「切片の抗原性保持に優れる」とよく言われるが，正確には膜タンパク質など検出可能な抗原の種類が多いと言うべきであろう．

3．必要なツールとレシピ

実施にあたり，予めこれらを準備して揃えておくことが肝要である．

[試薬の準備]

・BSA（10% wt/vol，分注して冷蔵庫に保管）
  ❶10 gのBSA（Sigma A-9647）を80 mlのミリQ水で泡立たせないよう4℃で一晩攪拌．
  ❷1 N水酸化ナトリウム溶液でpHを7.4に．
  ❸100,000 gで90分超遠心後，上清を回収．
  ❹NaN$_3$（0.02% wt/vol）を加え100 mlに調整．

・ゼラチン（12% wt/vol，分注して冷蔵庫に保管）
  ゼラチンは組織，細胞の包埋に用いる．筆者らは食品用のものを用いている．筆者らが用いるゼラチンの最適な濃度は12%であるが，用いるゼラチンにより最適な濃度が異なる可能性がある．
  ❶12 gのゼラチンを75 mlの0.1 MPBで，10分攪拌（室温）．
  ❷60℃で4-6時間さらに攪拌．

❸溶解後37℃程度まで冷却しNaN₃(0.02% wt/vol)を加え100 mlに調整.

❹5 mlチューブに分注し冷蔵庫に保管.

・メチルセルロース(2% wt/vol, 冷蔵庫に保管)

❶90℃に熱したミリQ水196 mlに4 gのメチルセルロース(25-cp)(Sigma M-6385)を入れて攪拌. この段階では透明ではない.

❷素早く氷冷しながら攪拌を続け,透明になったら200 mlに調整し,4℃で一晩攪拌.

❸3日程度4℃で静置.

❹100,000 gで90分超遠心後,上清を冷蔵庫で保存.

・2.3 Mスクロース(冷蔵庫に保管)

❶39.4 gのスクロースを50 ml遠沈管に入れ,0.1 MPBを加え50 mlに調整し,ローテーターにて室温で数時間攪拌.

[ツール](非常に重要であるが,作成法は省略する. 総説[8]を参照)

・ガラスナイフ(Leicaのガラス棒のほうが国産のものよりはるかに耐久性が高い)

・膜張りグリッド(ニッケル)

・ステンレス(0.3 mm径)製ループ(内径4 mmと2.5 mm)

・毛針

[装置・器具]

・ダイヤモンドナイフ

効率の良い凍結超薄切片作製にはCryo Immuno (Diatome)が必須である. トリミング用のCryotrim 20も有用である. 樹脂包埋標本用の場合と異なる点は,1回の使用でナイフの全面を使用する可能性があることと,**使用前後のナイフのクリーニングが必須なことである**. クリーニングを怠ると1回使用しただけで,直ちにナイフが使えない代物になる.

＜ダイヤモンドナイフクリーニング手順＞

使用後,室温に出したナイフの霜が溶けたら直ちに水道水で洗浄→蒸留水で洗浄→(実体顕微鏡下)両刃カミソリ(包装紙の糊が刃に付着していないEMS#72000が良い)で45°の山型の角を切り出した付属の発泡スチロール棒を50–70%のエタノールに浸し,ナイフのエッジを拭う→水道水で洗浄→蒸留水で洗浄→100%エタノールで水分を飛ばしてブロアーで乾燥→実体顕微鏡下でナイフの点検→汚れが残っていたら再度繰り返す.

・ウルトラクライオミクロトーム(静電気除去装置(ionizer)付属)(Leica)

整備が万全であれば,Ultracut UCT/FCS, UC6/FC6, UC7/FC7のいずれでも良いが,Ultracut UCT/FCSは暗いので,別途光源を用意した方が良い. ionizerは必須である.

4. 実際の流れ

以下は,筆者が愚直に従っているユトレヒト大学のプロトコール[8]に基づく. これは,徳安博士のプロトコール[9]に忠実に従いつつ,必要な改良を加えたものである. 本稿では筆者が特に重要だと思う点を強調したい. なお,上記プロトコールに基づいた,優れた総説[10]の動画がweb上で公開されており(http://onlinelibrary.wiley.com/book/10.1002/0471143030/homepage/Videos.html),主要なステップや各種ツールの作成法がよく分かる.

凍結超薄切片法は固定→支持→氷晶防止→凍結→薄切→切片回収→抗体反応→包埋・染色→観察のステップからなる(表1–3,図2). 全てのステップを一気に進めるのは,特に初心者にとっては,大きなハードルとなる. そこで,中断できるステップを明確にしておく. 前述の通り,固定後の標本は弱い固定液(1% PFA)中で保存できるが,できるだけ速やかに凍結保存まで進めた方が良い. 薄切はどの段階でも中断できる. さらに,検出する抗原にもよるが,回収した切片は冷凍庫にて保存可能[11]である.

1) 固定→支持

組織と培養細胞で異なるため,別々に説明する.

1–1) 組織

灌流固定を行い目的の臓器を摘出し,tissue matricesなどで1 mm厚のシート状にする. トリミングは時間を要するので,組織表面の凸凹は最小限にしておく. この状態で1% PFA中に保管できる. 更なる細切は,載台用のピンの直径(3 mm)を考慮し,2 mm×2 mm以下にする(オリエンテーションを保ったままできるだけ小さくする).

細切した組織は0.15%グリシンを加えたPBS (PBSG)で5分3回洗浄後,12%ゼラチンに包埋する. ゼラチンに包埋する理由は,組織のすき間(大血管,

表1 凍結超薄切片法における試料作成の流れ

ステップ	用いる溶液	時間（温度）
1 固定・細切（組織の場合）	4% PFA ないし 2% PFA-0.2% GA（0.1 MPB）	数時間（4°C）
2 後固定	4% PFA（0.1MPB）	一晩（4°C）
3 洗浄・アルデヒド基quenting	0.15% グリシン（PBS）（PBSG）	3×5分（室温）
4 ゼラチン包埋・細切（細胞の場合）	12% ゼラチン（0.1 MPB）	20分（37°C）→30分（氷上）
5 氷晶防止	2.3 M スクロース（0.1 MPB）	一晩（4°C）
6 凍結	液体窒素	液体窒素中で保存

管腔臓器の内腔など）にスクロースが入り込むのを防ぐためである．氷晶防止用のスクロースは超薄切の障害となるため，トリミングにより完全に除く必要がある．ゼラチン包埋により組織片の形状に関わらずシート状の試料が得られる．筆者らのゼラチンは12%の濃度で組織とともに安定的に超薄切される．具体的には，PBSGを37°Cで溶解させた12%ゼラチン-0.1 MPBに置換し，37°Cで15–30分程度なじませ，直径3 mmの培養ディッシュの蓋と底部に挟みこむか，パラフィルムをスペーサーを作り2枚のスライドグラスで挟み込み，氷上で30分冷却・固化させる．

1–2) 付着細胞

10 cmディッシュの場合，debrisを除くため前日に5 mlのメディウムに入れ替える．固定に際しては，メディウムは除かず，等量（5 ml）の2倍強度の固定液（ただし緩衝液は0.1 MPB）と混和する．例えば最終的に4% PFAで固定したい場合，メディウムと等量の8% PFA-0.1 MPBを混和する．そのまま30分室温で放置し，4% PFA-0.1 MPBに置換し，4°Cで一晩後固定する．GAを含む固定液の場合，過固定を防ぐため，数時間後に4% PFA-0.1 MPBに置換し，4°Cで一晩後固定する．前述のとおり，翌日1% PFAに置換すれば4°Cでしばらくの間保存可能である．

後固定後，固定液を除き，10 mlのPBSGで5分3回洗浄後，1 mlの1%ゼラチンPBSを入れてスクレーパーで細胞を掻き取り，1.5 mlチューブに回収する．1%ゼラチンを添加することにより，より多くの細胞を回収できる．チューブを7,000 gで遠心（室温）し，ペレットを12%ゼラチン-0.1 MPBに懸濁，37°Cで15–30分程度なじませ，再度7,000 gで遠心（室温）し，氷上で30分冷却して固化させる．遠心中の温度が低いとペレットを作る前に固化するので室温で遠心する．

1–3) 浮遊細胞

メディウムと等量の2倍強度の固定液と混和して，30分後に7,000 gで遠心し，1倍強度の固定液にペレットを懸濁する．GAを含む固定の場合，組織と同様4% PFA-0.1% PBに置き換え後固定する．7,000 gでの遠心と懸濁を繰り返しながら，10 mlのPBSGで5分3回洗浄後，ペレットを12%ゼラチン-0.1 MPBに懸濁させる．この先は1–2)と同様である．細胞数が少ない場合，1%ゼラチン添加PBSGで洗浄しても良い．

2) 氷晶防止

試料の細切は実体顕微鏡下にて行う．また，室温ではスクロースが析出しやすいため，低温室で行った方が良い．それが叶わない場合は，氷上ないしクールプレート上で細切する．組織の場合，ゼラチンシート上に少量の2.3 Mスクロースを滴下し，組織片を切り出し，直ちに2.3 Mスクロースが入ったチューブに入れる．培養細胞の場合，ペレットを含むエッペンドルフチューブの先端を片刃カミソリで切り，2.3 Mスクロースをかけると，収縮によりペレットを含むゼラチンがプリンのような形でチューブから自然に外れる．これを実体顕微鏡下で1 mm厚のシート状に切り，ペレットを含む部分を1 mm³程度のブロックにして，2.3 Mスクロースの入ったチューブに入れる．よくかき混ぜてスクロースを試料となじませ（重要），密封して，4°Cで数時間から一晩転倒混和する．

3) 凍結

これも低温室で行った方が良い．まず初めに，転倒混和により蓋に付着した試料をスクロース中に戻す．実体顕微鏡下にて，試料を専用のピンに載台し，ろ紙で試料の上面や周囲のスクロースをできるだけ取り除き，液体窒素で凍結する．ピンには予め東西南北の印をマジックでマークしておくと，トリミング時に試料のオリエンテーションが分かるので便利

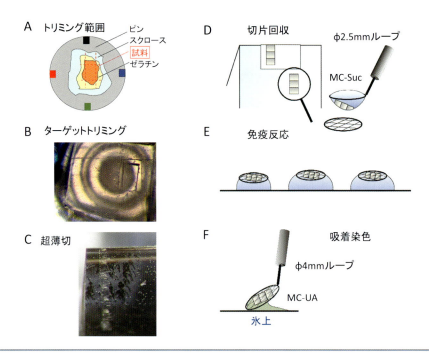

図2 凍結超薄切片法の流れ（トリミング以降）
A：トリミングにより赤点線で囲まれた組織・細胞のみを残す．圧縮が少ない切片を得るために，縦：横＝2：1の縦長なるようにトリミングを行う．ピンにはあらかじめマジックで東西南北の印をつけておく．B：ターゲットトリミング後の標本．C：超薄切．理想的な切削ができると，圧縮のないフラットなリボン状の切片が得られる．D：1％メチルセルロース，1.15 Mスクロースからなる切片回収液（MC-Suc）を用いた切片回収とグリッドへの貼り付け．E：パラフィルム上のドロップにグリッドを浮かべて免疫反応を行う．F：吸着染色．余分な0.4％酢酸ウラン-1.8％メチルセルロース液（MC-UA）はろ紙に吸わせて除く．

である（図2）．氷晶防止処理が適切に行われていれば，特別な凍結法は必要がない．さらに，切削中に貴重なサンプルがピンから外れたり，載台不良の場合は，凍結試料を2.3 Mスクロース中で融解し，再度凍結できる．凍結した試料（＋ピン）は蓋を注射針で穴を開けたクライオチューブに入れ，液体窒素中で保管すれば，半永久的に保存可能である．

4）薄切

トリミングにより試料表面を平滑にし，准超薄切片を切削，観察し，超薄切するための部位を選定する．さらに，ターゲットトリミングを行い，これを**超薄切してリボン状の圧縮が少ない切片を得る**（図2）．トリミングから超薄切の全ての過程でナイフホルダーの角度調整は行わず，真正面を向けたままにしておく．

4–1）トリミング

予め−80℃に冷却させたウルトラクライオミクロトームに試料を装着し，ガラスナイフを用いて最高速度（100 mm/秒），200 nm厚の条件で試料表面を平滑にする．面が十分に出たら，ガラスナイフの「肩」の部分を使って，試料を90度ずつ回転させながら，四方の端をさらに100 μm程度切り込む．スクロースは超薄切の障害となるため，この段階で全て除き（重要），組織・細胞（およびゼラチン）のみからなる扁平な直方体を切り出す．トリミング時に出る切片のクズは，ディスポスポイドの先端にイエローチップを付けた手製のブロアーで，チャンバー内の冷気を吸って吹き飛ばす．その際，試料に室温の空気を直接かけると，試料が融解するので，絶対に行わない．液体窒素をかけてクズを飛ばすこともできるが，チャンバー内の温度が不安定になるため行うべきではない．

4–2）准超薄切片作成

ガラスナイフの新しい刃の位置に合わせ，0.5–1 mm/秒の速度で500 nm厚程度の准超薄切片を切削すると，リボン状の切片が得られる筈であるが，切

削が不安定の場合，試料の載台，試料ないしナイフの装着，ナイフホルダーの固定，トリミング，ガラスナイフの質のいずれかに問題がある．そのままの状態でのさらなる超薄切は絶対に不可能なので，この段階で十分にトラブルシューティングを行うべきである．切片を回収［5）参照］し，スライドガラスに貼り付け，トルイジンブルーを滴下して洗浄せずにカバーグラスをかけて観察する．なお，准超薄切片を用いた蛍光抗体法により，用いたい一次抗体の条件検討ができる（重要）．

4-3) ターゲットトリミング

光顕観察により超薄すべき部位を選定し，その部位を中心に，4-1)と同様，ガラスナイフの「肩」の部分を使って，更なる切り出しを行う．**凍結超薄切片は薄切時に圧縮を受けやすいが，その程度は試料の形が大きく影響する．圧縮が最も小さい横：縦＝およそ１：２（横方向の幅は300 μm前後）に組織を切り出す．**切り込む深さは50–100 μm程度で十分である．トリミングは新しいガラスナイフかトリミング用ダイヤモンドナイフで慎重に行う．不完全なトリミング，特に上下の辺が平行でなかったり，角が欠けている場合は超薄切に適さないためやりなおす．

4-4) 超薄切片作成

得られる切片の薄さは，試料の硬さに依存するため，装置を−120°C程度にする．一方，この温度で厚めの切片を切ると，トリミングした標本の表面が破損したり，最悪の場合試料がピンから脱落する恐れがあるので絶対行わない．このステップの目標は，**リボン状の圧縮が小さい連続切片を得ることである．**とはいえ切片の圧縮は完全に避けることはできず，切片の長さは試料の長軸より短くなりがちである．試料の長軸の2/3程度の長さまでを許容範囲の目安とする．さらに，**静電気除去装置（ionizer）**でナイフ表面の帯電状態を制御し，切片がナイフに固着することを防ぐ必要がある．一旦切片がエッジに固着すると，更なる超薄切ができない．具体的には，まず始めにionizerの目盛を高く設定する．ionizerが強すぎると切片がカールするが，切削しながら目盛を徐々に低くして，ナイフ表面でリボン状の切片がスルスルと伸びる状態までもってゆく（"Play with an ionizer."）．さらに目盛を低くすると，エッジ直下に切片がスタックするであろう．適切な条件は，使用す

るたびに異なる．さらに，切削速度も0.2–1 mm/秒ぐらいの間で変えて，よりよい条件を見つけ出す．最適な条件で得られたリボン状の切片は毛針でナイフ表面を自在に誘導できる．

リボン状の切片はそのつど回収［5）参照］する．再度切片を超薄切するまで，ある程度時間が経過する．その間に組織が膨張・収縮する可能性を考慮し，ナイフを毎回少なくとも200 nm程度後退させておく（重要）．これを怠りいきなり次の切削を開始して厚い切片が切り出されると，試料表面が損傷，再度のトリミングを要する事態に陥る．

5) 切片回収

切片が得られたら，毛針で最後の切片をナイフのエッジから外し，リボン状の切片を移動させる．またionizerをオフにする．径2.5 mmのステンレスループを切片回収液（後述）に浸けて引き上げ，切片回収液のドロップをつくり，ループの面をナイフ面に平行になるように近づけ，適切なタイミングでドロップの中央部分に切片に接触させ，直ちに引き上げる．回収液はチャンバー内で完全に凍結するが，室温で回収液が溶解したら，ドロップの切片が付着した側を膜張りグリッドに優しく接触させて切片をグリッドに貼り付ける．ループは蒸留水で洗浄し，乾燥させて次の回収に用いる．

回収液として長らく用いられてきた2.3 Mスクロースはその溶解時に大きな表面張力が発生する．皺のある切片の場合，その皺がある程度伸ばされる一方，その表面張力のため，細胞内の微細構造（オートファゴソームやII型肺胞上皮細胞の層板小体など）が損なわれる欠点があった．さらに，チャンバーに入れた回収液から出る水蒸気が凍結した「煙」を指標として，それが見えなくなる時点を切片回収のタイミングと言われるが，これは正直分かり難い．

現在は，**2％メチルセルロース：2.3 Mスクロース＝１：１の混合液**（用時調整）が標準である．この切片回収液は融解時の表面張力が小さいため，細胞の内部構造の保持が劇的に改善した[12]．しかしこれは逆に，皺の多い切片が伸びないことを意味（"What you see is what you get."）しており，よりフラットな切片を得る必要がある．他の利点は，凍結により回収液が白くなるため，ピックアップのタイミングが分かりやすいことである．ステンレスのループの周

表2 凍結超薄切片法における免疫反応(単染色)

	ステップ	用いる溶液	時間(温度)
1	回収液・ゼラチン除去	2% ゼラチン(0.1 MPB)ないし PBS	30分(37°C)
2	洗浄・アルデヒド基 quenting	PBSG	4×2分(室温)
3	ブロッキング	1% BSA(PBS)	5分(室温)
4	一次抗体	一次抗体(ウサギ)[1% BSA(PBS)で希釈]	45分(室温)ないし一晩(4°C)
5	洗浄	1% BSA(PBS)	4×2分(室温)
6	二次プローブ	金コロイド標識二次抗体(抗ウサギ)ないしプロテインA[1% BSA(PBS)で希釈]	30分(室温)
7	洗浄	PBS	4×2分(室温)
8	固定	1% GA(PBS)	5分(室温)
9	洗浄	蒸留水	10×1分(室温)
10	吸着染色	0.4% 酢酸ウラン-1.8% メチルセルロース	5分(氷上)

【留意点】
・グリッドの裏側を反応液で濡らしたり,グリッドの表側(切片)を乾燥させることは絶対に避ける.
・一次抗体の希釈倍率は,光顕の免疫組織化学で用いる10倍濃いものを目安として,段階的に希釈して検討する.
・金コロイド標識二次抗体ないしプロテインAの濃度は1:40程度.
・マウスで作成された一次抗体を金コロイド標識プロテインAで標識する場合,上記ステップ4,5の間に bridging 抗体の反応が加わる(表3:a,b).

表3 凍結超薄切片法における免疫反応(金コロイド標識プロテインAを用いる場合)

	ステップ	用いる溶液	時間(温度)
4	一次抗体	一次抗体(マウス)[1% BSA(PBS)で希釈]	45分(室温)/一晩(4°C)
5	洗浄	1% BSA(PBS)	4×2分(室温)
a	bridging 抗体	ウサギ抗マウス抗体[1% BSA(PBS)で希釈]	30分(室温)
b	洗浄	1% BSA(PBS)	4×2分(室温)
6	二次プローブ	金コロイド標識プロテインA[1% BSA(PBS)で希釈]	30分(室温)

りから白くなり始める時がまさに回収のタイミングである.更に,切片をグリッドに貼り付けた後,回収液が覆われたまま冷凍保管すると,切片中の抗原性が長期的に保持される[11].これにより,切片作成と免疫反応を別の日に行えるようになった.

6)抗体反応(表2)

反応に先立ち,グリッドの切片側の面を下にして,2% ゼラチンないし PBS の入った3 cm ディッシュに浮かべ,37°Cで20分程度洗浄し,回収液と包埋に用いたゼラチンを除去する.残存する細胞外のゼラチンは細胞表面の抗原への一次抗体のアクセスを阻害したり,非特異的反応の原因となる.その後,表2の通りパラフィルムの上に各液のドロップを並べてグリッドを進めてゆく.一次抗体を4°Cで一晩反応させる場合は,湿潤が保たれる密封容器(パラフィルムで密封したシャーレなど)内で行う.

7)包埋・染色

切片をそのまま乾燥させると表面張力によりその微細構造が大きく損なわれるため,1.8% メチルセルロース-0.4% 酢酸ウラン溶液(MC-UA)(用時調整)により,メチルセルロースの薄層に切片を包埋しつつウランによる染色を行う(**吸着染色法**).具体的には,氷上のシャーレにパラフィルムを敷き,MC-UA のドロップを3つ用意する.1,2個目のドロップに軽くなじませ,3個目のドロップにグリッドを5分程度浮かべ,4 mm径のループで拾う.ループを下に向けて45°の角度でろ紙に接触させ,ループをろ紙上を直線状に移動させると余分なMC-UAが除去さ

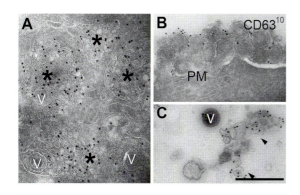

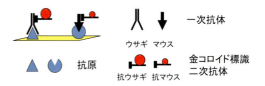

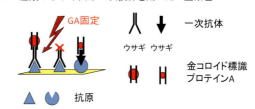

図3 ヒトヘルペスウイルス6感染HSB2細胞における
CD63の局在（凍結超薄切片法）[15]
A：感染細胞ではウイルス粒子（V）を含むmulti-vesicular body（アスタリスク）の蓄積を認め，内部の小胞やウイルス粒子はCD63陽性である．B：このような小胞やウイルス粒子は細胞外に放出される．CD63陽性小胞はエクソソームである．PM：細胞膜．C：培養上清由来のエクソソーム画分のホールマウント標本の免疫電顕．100 nm程度の典型的なエクソソーム（矢頭）とウイルス粒子にCD63が局在する．Bar = 500 nm．

図4 金コロイド標識プローブを用いた二重染色
A：異なる動物種の一次抗体を用いる場合は，異なる直径の金コロイドが標識されたそれぞれの抗体に対する二次抗体を反応させる．B：ウサギ由来の一次抗体どうしの二次染色の場合，1回目の一次抗体，金コロイド標識プロテインAの反応後に，1%GA処理を行うと，未反応の一次抗体のFc部分が不活化されるため，新たに別のウサギ由来二次抗体と異なる直径の金コロイド標識されたプロテインAを反応させることで二重染色が実現する．

れる．そのまま数分空気乾燥させ，ピンセットでグリッドを外す．

5．陽性像の解釈法

典型的には明瞭な膜構造がネガティブ像，核などはポジティブ像として観察できる（図3）．クラスリン被覆小胞なども同定可能である．MC-UAがグリッドに残りすぎると，薄膜が厚くなり膜のコントラストが悪くなる．逆に薄すぎると，微細形態が損なわれる．

6．多重染色法

異なる動物種の一次抗体の混合液とこれらに対する径の異なる金コロイド標識二次抗体の混合液を反応させるのが最も簡便であるが，場合によっては，一次抗体－二次抗体の反応を1種類ずつ連続的に行った方が良い場合がある．

IgGのFc部分はGAにより不活化されるため，1回目の一次抗体（ウサギ）－金コロイド標識プロテインAの反応後，GAに反応させることで別の一次抗体（ウサギIgG）－金コロイド標識プロテインAの組み合わせによる2回目の免疫反応が可能になる．すな

わち，一次抗体（ウサギIgG）同士の二重染色が実現する（図4）．

7．電顕観察像に先立つ陽性像の予測法

1）CLEMs（on sections）[3,13]

表4の通り，一次抗体に蛍光標識二次抗体と金コロイド標識プロテインAを連続的に反応，あるいは，蛍光色素とコロイド金粒子の両方を結合させた二次抗体を反応させ，核染色を行い，吸着染色の前に超薄切片の蛍光顕微鏡観察を行うことが可能である．これにより，理想的な免疫陽性反応が観察できる部位を予測できる（図5）．組織内の特定の構造物の観察したい場合，核染色像のマッピングだけでも有用であろう．グリッドは番地付きのものが高価だが有用である．

2）蛍光顕微鏡搭載ウルトラクライオミクロトーム[14]

凍結超薄切片法の試料は「無包埋」なので，試料のGFPなどの蛍光が保持されている．そのため，蛍光顕微鏡搭載ウルトラクライオミクロトームの利用により，蛍光を頼りに目的とする組織細胞のターゲットトリミングが可能となる．面出しした試料を

表4　凍結超薄切片法におけるCLEMs（on sections）の流れ

	ステップ	用いる溶液	時間（温度）
1	回収液・ゼラチン除去	2% ゼラチン（0.1 MPB）ないしPBS	30分（37℃）
2	洗浄・アルデヒド基quenting	PBSG	4×2分（室温）
3	ブロッキング	1% BSA（PBS）	5分（室温）
4	一次抗体	一次抗体（ウサギ）[1% BSA（PBS）で希釈]	45分（室温）/一晩（4℃）
5	洗浄	1% BSA-PBSで洗浄	4×2分（室温）
6	二次プローブ（蛍光）	Alexa488標識ヤギ抗ウサギ抗体[1% BSA（PBS）で希釈]	45分（室温）
7	洗浄	1% BSA-PBS	4×2分（室温）
8	二次プローブ（金コロイド）	金コロイド標識二次抗体（抗ウサギ）ないしプロテインA[1% BSA（PBS）で希釈]	30分（室温）
9	洗浄	PBS	4×2分（室温）
10	固定	1% GA（PBS）	5分（室温）
11	洗浄	PBS	4×2分（室温）
12	核染色	DAPIなど	30分（室温）
13	洗浄	蒸留水	4×2分（室温）
14	光顕観察	50% グリセリン	
15	洗浄	蒸留水	10×1分（室温）
16	吸着染色	0.4% 酢酸ウラン-1.8% メチルセルロース	5分（氷上）

光顕観察のためのグリッドの扱い方（ステップ14）
❶カバーガラス上の50% グリセリンのドロップにグリッドの切片側を下にしてグリッドを沈める．
❷スライドグラスをやさしくかぶせる．
❸観察後，蒸留水の入ったシャーレにスライドグラスを斜めに入れ，カバーガラスが少し浮いたら慎重に除いてグリッドをピンセットで把持．
❹グリッドの裏側の水分をろ紙でやさしく拭う．

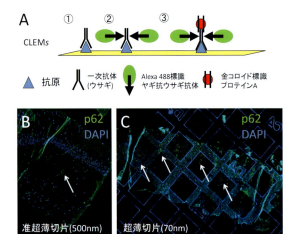

図5　CLEMs（on sections）
A：一次抗体（ウサギ）（①）にAlexa488標識ヤギ抗ウサギ抗体（②）と金コロイド標識プロテインA（③）を順次反応させる．B, C：野生型老齢マウス海馬のcorpora amylacea（アミロイド小体/類澱粉様小体）におけるp62の蛍光観察．准超薄切片，超薄切片の両者で粗大な顆粒状の陽性反応を認める（白矢印）．

再度2.3 Mスクロース中で融解し，Propidium Iodide添加2.3 Mスクロースと反応させ載台することで，トリミング面のおおよその組織構築の蛍光観察が可能である．ランゲルハンス島や脳組織など特定の部位の効率的なターゲットトリミングの際に有用と思われる．

8. 応用例

1）エクソソームやウイルス粒子などのホールマウント観察[15]

目的とする構造物の分画を2% PFAで固定し，懸濁液の上に幕張りグリッドを浮かべて吸着させ，表2のステップ2以降の反応を行う．通常のネガティブ染色と比べ，像が美しい（図3C）．

2）単層培養細胞のflat-embedding[16]

細胞をペレットにせず，そのままゼラチンに包埋する．培養神経細胞などの観察に有用であるが，かなりの技術を要する．

V. 包埋後免疫電子顕微鏡法（ポストエンベッディング法）

1. 原理
　樹脂包埋標本の超薄切片表面上の抗原を一次抗体と反応させ，金コロイド標識二次プローブで可視化する方法である．本項ではLR Whiteという親水性樹脂を加熱重合させて作成した標本を用いる方法[17]を紹介する．LR WhiteやLowicrylなどの親水性樹脂はフリーザー内でのUV照射により重合が可能であるが，それらについては成書[4]を参照されたい．

2. 目的・典型的な用途
　一般的に，他の手法と比べると抗原の検出感度が低くなると考えられており，分泌顆粒内のホルモンや酵素，リソソーム酵素など抗原量が多い分子の検出に適している．他の分子については，試してみないと分からない．LR White包埋標本を用いた最も一般的な試料作製法では，膜構造が観察しにくいため，膜タンパク質などの検出には不向きである．そのため，オスミウム酸処理を加えた試料作製法が開発されている（後述）．

3. 必要なツールとレシピ
　樹脂包埋標本を作成する系以外に特別な装置を必要としないことが本法の利点である．LR WhiteはHardグレードを使用する．

4. 実際の流れ
　固定→脱水→置換→包埋→重合→薄切→抗体反応→電子染色→観察のステップからなる．

1）固定
　基本的に凍結超薄切片法の項と同じであるが，ゼラチン包埋は行わない．組織の場合，TEM観察用のエポキシ樹脂包埋標本作製と同様の細切を行い，PBSGなどで3回洗浄する．培養細胞の場合，3回洗浄後，低融点アガロース（50℃）を少量加え，1 mm角に切り出す．

2）脱水→包埋→置換→重合
　固定液洗浄→脱水（70%エタノール20分×3回 室温）→置換（LR white 20分×3回 室温）→ゼラチンカプセルにLR whiteを注ぎ込み，試料を最底部に沈めて，ミネラルオイルを重層→60℃ 24時間重合．

【ポイント】
・各ステップの時間を必要最小限にして，余分な操作を極力抑える．
・LR Whiteは親水性樹脂なので，100%エタノールでの脱水は試料作製に悪影響を及ぼすため，70%エタノールの脱水までで止める．
・熱重合の場合は加速剤を必要としない．
・酸素がLR Whiteの重合阻害となるためミネラルオイルを重層している．

3）薄切
　エポキシ樹脂の場合と同様．准超薄切片作成は蛍光抗体法に利用できる．超薄切した標本はグリッドケースに保存可能．

4）抗体反応
　凍結超薄切片法にて示した表1のステップ2から9までを行い，乾燥させる．

5）電子染色
　エポキシ樹脂と同じ酢酸ウラン・鉛の二重染色．目的のシグナルが明瞭に観察できるよう染色時間の調整が必要．

5. 陽性像の解釈法
　像質がよければ，膜構造がネガティブ像として観察されるが，不明瞭な場合も多い（図6）．親水性樹脂を用いた免疫電顕法は早期に確立した手法であるが，得られる像はばらつきが大きく，トラブルシューティングはなかなか難しい．

6. 二重染色
　凍結超薄切片法の場合と基本的に同様．樹脂包埋標本の超薄切片では免疫反応は切片の表面でのみ起こる．その性質を利用して，膜を張ってないグリッドに切片を回収し，それぞれの面での免疫反応を連続して行うことで，同じ動物種の一次抗体を用いた二重染色が可能となる．その際，免疫反応中に反応液を反対側に絶対に持ち込んではならない．

7. 電顕観察像に先立つ陽性像の予測法
　大きめの准超薄切片を作成して，トルイジンブルー染色，蛍光抗体法などで目的の構造，分子を予め確

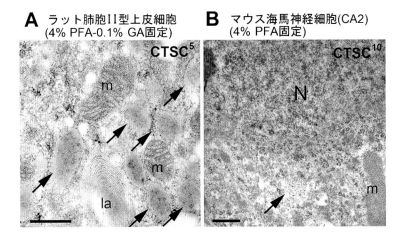

図6 LR white包埋標本を用いたリソゾームカテプシンCの局在解析
A：ラット肺胞II型上皮細胞（4% PFA-0.1% GA固定）．リソソーム（矢印）と層板小体（la）へのカテプシンC（CTSC）の局在を示す．この標本では膜構造物が比較的保たれておりネガティブ像として観察されるため，ミトコンドリア（m）のクリステが明瞭で層板小体が同定しやすい．B：マウス海馬CA2神経細胞（4% PFA固定）のリソゾーム（矢印）はカテプシンCを含む[17]．Aと比べて像が劣り，膜構造が同定し難い．核（N）と細胞質の境界も不明瞭で，ミトコンドリアの内部構造も観察されない．Bar = 500 nm.

認すると，より厳密なターゲットトリミングが可能である．最近，准超薄切片で一次抗体反応後，金コロイドと蛍光色素が結合した二次プローブを用いて標識し，蛍光像のマッピングの後で，SEMを用いて超微形態像を観察する方法が開発されている[18]．本法は電顕観察像に先立つ陽性像の予測（CLEM）はもちろん，凍結超薄切片法ではなし得ない**広視野の免疫電顕**を可能とする利点がある．

8．応用例

上記SEM観察では，膜のコントラストが重要となり，先に示した方法では，良好な像が得られないことが予想される．文献18ではオスミウム酸処理を加えた試料作製法を用いている．オスミウム酸はLR whiteのUV重合で用いる加速剤を阻害するが，熱重合では加速剤を必要としないため問題ない．

VI．包埋前免疫電子顕微鏡法（プレエンベッディング法）

1．原理

組織切片や培養細胞を用いて，光顕観察と同様に免疫染色を施した標本をエポキシ樹脂に包埋し，超薄切片を作成，観察する方法である．本項では組織切片を用いた包埋前免疫電子顕微鏡法について説明する．培養細胞を用いた同法については優れた総説がある[6]ので参照されたい．

本法は光顕の免疫組織化学に近いシグナルの感度が得られることが期待されるが，電顕観察ならでは3つのポイントに考慮する必要がある．

1点目は，光顕の免疫組織化学と同様，一次抗体と二次プローブを組織に浸透させる（permeabilization）必要性である．一方，permeabilizationが強すぎると微細構造が破壊され，電顕観察に適さない標本になる．

2点目は，抗体などの浸透性が最も高い組織の表面は，組織切片作成時の物理的な損傷のため，電顕観察に適さないことである．一方，標本の深部は微細構造が良好であるが，抗体などの浸透性は悪くなるため陽性シグナルが減ると考えられる（図7A）．

3点目は，電顕観察に適した可視化法の選択である．通常，HRP（Horseradish peroxidase）の発色反応を利用した**酵素抗体法**，ナノゴールド結合プローブを利用したナノゴールド法のいずれかを用いる．

2．目的・典型的な用途

本法は，通常の光顕免疫組織化学では検出できるが，凍結超薄切片法や包埋後免疫電子顕微鏡では検

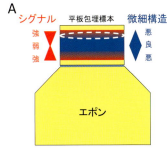 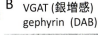 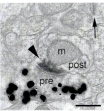

図7 包埋前免疫電顕法
A：微細構造とシグナル感度はトレードオフの関係になる．試料の表面はシグナルが強いが構造が悪い．超薄切を進めると次第に構造が改善するが逆にシグナルが弱くなる．B：包埋前免疫電顕法によるマウス大脳皮質の抑制性シナプスにおけるVGATとgephyrinの二重染色[19]．VGAT（銀増感法）を示すドットはプレシナプス（pre）内のシナプス小胞に局在する．gephyrin（DAB染色）を示す局在はシナプス後膜（post）における電子密度の高いびまん性の構造として観察される．この陽性反応は，興奮性シナプスにおけるシナプス後膜肥厚より電子密度が高いことに留意されたい（矢印）．Bar＝300 nm．

出できない抗原の局在を明らかにしたい場合の第一選択となる．酵素抗体法を用いた場合，シグナルが電子密度の高いび慢性構造物として観察されるため，suborganellar, interorganellar レベルの解析には向かないが，ある特定の細胞体の標識などには適している．ナノゴールド法では，陽性像が銀増感を経て粗大なドットとして観察されるため，単染色であればオルガネラの解析にも使用できるが，多重膜構造のオルガネラ（オートファゴソームなど）において外側と内側の膜に抗体が同じ程度到達しているか知る術はない．酵素抗体法とナノゴールド法は同一の組織で併用可能である（二重染色に利用）．いずれの可視化法の場合でも，シグナル強度は抗原量だけでなく，permeabilizationの効率に基づく抗体などの到達度（実験ごとに変化する可能性がある）にも依存するため，定量的解析は難しい．

3．必要なツールとレシピ

組織切片作成のためのクリオスタットやビブラトームと，樹脂包埋標本を作成する系以外，特別な装置を必要としない．筆者の研究室ではビブラトームで作成した切片をスライドガラス貼り付けずに反応を進めている（フローティング切片）．抗体などが切片の表裏両面から浸透するからである．

4．実際の手法の流れ

固定→切片作成→凍結・融解→抗体反応→後固定（GA）→銀増感（ナノゴールド法の場合）ないし発色（酵素抗体法の場合）→後固定（オスミウム酸）→ブロック染色→脱水→置換→平板包埋→重合→薄切→電子染色→観察のステップからなる．

マウス大脳皮質における抑制性ニューロンのシナプス小胞に局在するVGAT（vesicular GABA transporter）と抑制性シナプス後膜の足場タンパクgephyrinについて，前者をナノゴールド法，後者を酵素抗体法で可視化した二重染色の流れ[19]を示す（表5）．赤字・青字の一方を省略すれば単染色のプロトコールとなる．今回，銀増感にはAurion社のキット（R-Gent SE-EM）を用いている．酵素抗体法はABC（avidin-biotinylated peroxidase complex）法を利用しているが，別の発色法でも構わない．

5．陽性像の解釈法

酵素抗体法を用いた場合，シグナルが電子密度の高いび慢性構造物として，ナノゴールド法では粗大なドットとして観察されるため，両者の区別は明瞭である（図7B）．酵素抗体法においてシグナルが弱い場合，髄鞘，シナプス後肥厚などの電子密度の高い構造物とシグナル陽性の構造物の区別に注意が必要である．

6．多重染色法

酵素抗体法とナノゴールド法の併用のほか，ナノゴールド法を2回繰り返して大きなドットと小さなドットを区別することも可能であるが，銀増感で得られる粒子の径はもともとが不均一なため，難しい方法と言える．

7．電顕観察像に先立つ陽性像の予測法

平板包埋後の標本の明視野観察は，超薄切片を作成する部位を決めるために重要である．スライドガラスに貼りつけた切片や付着細胞の場合は，フルオロナノゴールドを用いて，銀増感前に蛍光観察を行うことが可能である．

表5　包埋前免疫電顕法によるマウス大脳皮質の抑制性シナプスにおけるVGATとgephyrinの二重染色の流れ[19]

	ステップ	用いる溶液	時間（温度）
1	灌流固定	4% PFA-0.02%GA（0.1 MPB）	
2	後固定	4% PFA（0.1 MPB）	一晩（4°C）
3	50 μm 厚切片作成		
4	凍結・融解	30% スクロース（0.1 MPB）	30分（氷上）→液体窒素で凍結→融解
5	ブロッキング	20% 正常ロバ血清（NDS)-0.1% photo-flo（PBS）	60分（氷上）
6	一次抗体	ウサギ抗VGAT（5 μg/ml），マウス抗gephyrin（5 μg/ml）[2% NDkS-0.1% photo-flo（PBS）で希釈]	一晩（4°C）
7	洗浄	0.1% photo-flo（PBS）	3×15分（氷上）
8	二次プローブ	Ultra Small ヤギ抗ウサギ IgG（Aurion; 1 : 20），ビオチン化ロバ抗マウスIgG(10 μg/ml)[2% NDS-0.1% photo-flo(PBS)で希釈]	一晩（4°C）
9	洗浄	0.1% photo-flo（PBS）	3×15分（氷上）
10	洗浄	0.1 MPB	2×5分（氷上）
11	後固定（GA）	1% GA（0.1 MPB）	10分（室温）
12	洗浄	0.1 MPB	3×5分（氷上）
13	洗浄	蒸留水	2×5分（氷上）
14	銀増感	R-Gent SE-EM（Aurion）	暗所
15	洗浄	蒸留水	1分（氷上）
16	洗浄	PBS	2×5分（氷上）
17	ABC	ABC-Elite（Vector; 1 : 50）（PBS）	4時間（4°C）
18	洗浄	PBS	2×15分（氷上）
19	DAB	0.02% DAB-0.0002% H_2O_2（0.1 M Tris-HCl, pH 7.6）	40–60分（氷上）
20	洗浄	0.1 MPB	2×10分（氷上）
21	後固定（オスミウム酸）	1% 四酸化オスミウム（0.1 MPB）	40分（室温）
22	洗浄	蒸留水	2×10分（室温）
23	ブロック染色	1% 酢酸ウラン	30分（室温）
24	脱水	50→70→90→99→99→100→100% エタノール	各回10分（室温）
25	置換	プロピレンオキシド	2×10分（室温）
26	浸透	エポキシ樹脂	一晩（室温，脱気）
27	平板包埋	エポキシ樹脂	2日（70°C）

【留意点】
1) フローティング法では抗体や洗浄液の入った培養用の6ウェルディッシュなどを用意し，順次切片を筆で移す．反応や洗浄は浮遊切片を振盪させながら行う．プロピレンオキシドはプラスチックを溶かすので，ガラスシャーレなどを用いる（ステップ26）．
2) ビブラトーム切片の場合2つの方法で permeabilization を行っている．
3–1) 凍結・融解（freeze and thaw）（ステップ4）
30% スクロース（0.1 MPB）で浸透（氷上30分）→切片が沈む→切片をプラスチックキャップに移し，スクロースをできるだけ除く（パスツール，ろ紙）→プラスチックキャップを液体窒素に浮かべて切片を凍結→プラスチックキャップを室温のPBSの入ったシャーレに浮かべて切片を融解→30% スクロース（0.1 MPB）に浸漬し，もう1回凍結融解を繰り返す→氷上のPBSに移す．
3–2) 界面活性剤の利用（ステップ5–9）
ブロッキング液や抗体希釈液に含まれる低濃度の界面活性剤は抗体や二次プローブの組織への浸透性を高める．文献19では界面活性剤として photo-flo（コダック社）を用いているが，Triton X-100 やサポニンを用いた報告も多い．界面活性剤の効果が強すぎると膜構造の破壊につながるので，光顕観察で使用する場合より低い濃度で用いるのが一般であり，予備実験により適切な濃度を決定する必要がある．
4) 内因性のペルオキシターゼの不活化が必要な組織の場合は，ステップ4のあとで，過酸化水素（PBSに溶解）処理を行い，PBSなどで洗浄する．
5) 二重染色の場合，酵素抗体法の発色前に銀増感を行う．
6) 銀増感やDABの発色は正立顕微鏡下で明瞭なシグナルが観察されるまで行う．銀増感キットの使用法は説明書を参照されたい．DABの発色が弱い場合，少量の過酸化水素を足しながら発色を観察してゆく．
7) 脱水により切片が脆くなるので破損しないよう丁寧に扱う必要がある．
8) 超薄切はできれば連続切片を膜張り単孔メッシュに拾い，電子染色を施す．上述の通り，微細構造とシグナル感度はトレードオフの関係にあるので，各切片で良好な構造を保ち，かつシグナルが明瞭な部位を選んで撮像する必要がある（図7A）．

8. 応用例と今後の発展性

ごく最近，凍結超薄切片法の准超薄切片を用いた包埋前染色法が開発されている[20]．標本が小さく，かつダイヤモンドナイフで切削するため，切片表面の物理的ダメージが極めて小さいことと，蛍光観察との併用によるCLEMが容易に成立する利点がある．

おわりに

本稿で紹介したデータの一部は，私立大学ブランディング事業「脳の機能と構造を視る：多次元イメージングセンター」の成果である．また，本稿を執筆するにあたり，旭川医科大学医学部甲賀大輔博士から，LR whiteを用いた包埋後免疫電顕法について多くの示唆に富むコメントを頂戴した．また，順天堂大学日置寛之博士からは包埋前免疫電顕法のプロトコールと包埋前免疫電顕法によるVGATとgephyrinの二重染色の写真[20]の提供を受けた．この場をお借りして御礼申し上げます．

文　献

1) 重本隆一：膜分子をみる：凍結割断レプリカ免疫標識法．組織細胞化学2005（日本組織細胞化学会編），pp. 67–72, 2005.
2) Koike M, Nakanishi H, Saftig P, et al.: Cathepsin D deficiency induces lysosomal storage with ceroid lipofuscin in mouse CNS neurons. J. Neurosci. **20**: 6898–6906, 2000.
3) Tsuiji H, Inoue I, Takeuchi M, et al.: TDP-43 accelerates age-dependent degeneration of interneurons. Sci. Rep. **7**: 14972, 2017.
4) 玉木英明：5章　包埋後染色法．IIRS顕微鏡ラボマニュアル8　免疫電顕法の実際．西村書店，東京，pp. 53–71, 2013.
5) 竹腰　進, 伊東良子, 長村義行：4．免疫電顕法 III）プレエンベッディング法（酵素抗体法）．染色・バイオイメージング実験ハンドブック　細胞や組織の形態・遺伝子・タンパク質を観るための染色法と顕微鏡観察のすべて．羊土社，東京，pp. 157–161, 2006.
6) 山本章嗣：培養細胞を用いた免疫細胞化学法の実際（イムノゴールドを用いた免疫電顕法）．組織細胞化学2005（日本組織細胞化学会編），pp. 73–80, 2005.
7) Tokuyasu KT: A technique for ultracryotomy of cell suspensions and tissues. J. Cell Biol. **57**: 551–565, 1973.
8) Slot JW, Geuze HJ: Cryosectioning and immuno-labeling. Nat. Protoc. **2**: 2480–2491, 2007.
9) 徳安清輝：免疫凍結超薄切片法．電子顕微鏡基礎技術と応用1995〜試料作製の先端技術〜．学際企画，東京，pp. 40–50, 1995.
10) Peters PJ, Bos E, Griekspoor A: Cryo-immunogold electron microscopy. Curr. Protoc. Cell Biol. **Chapter 4**: Unit 4.7., 2006.
11) Griffith JM, Posthuma G: A reliable and convenient method to store ultrathin thawed cryosections prior to immunolabeling. J. Histochem. Cytochem. **50**: 57–62, 2002.
12) Liou W, Geuze HJ, Slot JW: Improving structural integrity of cryosections for immunogold labeling. Histochem. Cell Biol. **106**: 41–58, 1996.
13) Oorschot VM, Sztal TE, Bryson-Richardson RJ, et al.: Immuno correlative light and electron microscopy on Tokuyasu cryosections. Methods Cell Biol. **124**: 241–258, 2014.
14) Loussert Fonta C, Leis A, Mathisen C, et al.: Analysis of acute brain slices by electron microscopy: a correlative light-electron microscopy workflow based on Tokuyasu cryo-sectioning. J. Struct. Biol. **189**: 53–61, 2015.
15) Mori Y, Koike M, Moriishi E, et al.: Human herpesvirus-6 induces MVB formation, and virus egress occurs by an exosomal release pathway. Traffic **9**: 1728–1742, 2008.
16) van Rijnsoever C, Oorschot V, Klumperman J: Correlative light-electron microscopy (CLEM) combining live-cell imaging and immunolabeling of ultrathin cryosections. Nat. Methods **5**: 973–980, 2008.
17) Koike M, Shibata M, Ezaki J, et al.: Differences in expression patterns of cathepsin C/dipeptidyl peptidase I in normal, pathological and aged mouse central nervous system. Eur. J. Neurosci. **37**: 816–830, 2013.
18) Koga D, Kusumi S, Suodo R, et al.: High-resolution imaging by scanning electron microscopy of semi-thin sections in correlation with light microscopy. Microscopy **64**: 387–394, 2015.
19) Hioki H, Okamoto S, Konno M, et al.: Cell type-specific inhibitory inputs to dendritic and somatic compartments of parvalbumin-expressing neocortical interneuron. J. Neurosci. **33**: 544–555, 2013.
20) Kusumi S, Koga D, Watanabe T, et al: Combination of a cryosectioning method and section scanning electron microscopy for immuno-scanning electron microscopy. Biomed. Res. **39**: 21–25, 2018.

画像解析によるデータ数値化の基礎

宮東　昭彦，川上　速人

Key words：デジタル画像（digital image），ImageJ，画像処理（image processing），画像解析（image analysis），定量化（quantification），画素（pixel），自動処理（automated processing）

はじめに

　研究成果としての顕微鏡写真は，多くの情報量を有する「1次情報」である．論文，学会発表においては，美しい写真はまさに「百聞は一見に如かず」，説得力があり非常に効果的である．しかし，データ提示法としての顕微鏡写真には，定量的・客観的な評価がしにくいという大きな欠点もある．昨今では，「染色強度が増加した」という研究結果を主張するには，「写真からわかるように～」という言い方では不十分で，「何％増加していたのか？」「その変動は統計的に有意なのか？」といった情報まで当然のように求められる時代になってきている．この要請に応えるのが，画像が持っているさまざまな特徴（たとえば，特定の構造の数，長さ，面積，標識の濃度など）を取り出す操作，**画像解析image analysis**である．画像の中に埋もれている特徴情報を抽出，計測，数値化し，これをグラフや表にして提示したり，統計処理まで適用可能になる大きな武器である．

　顕微鏡写真の取り扱いは，写真をコンピュータ上でデジタル画像として扱うようになって非常に手軽になった．顕微鏡写真の見た目を改善したり，写真として利用しやすくする目的で行う，広い意味での**画像処理image processing**は形態学では重要な技術だが，本稿では，画像解析ソフトを利用して，画像中の「特徴情報」を計測し，数値として利用する，狭い意味での**画像解析**の話題に限定することをご了承いただきたい．

I. ImageJ の利用

1. ImageJ とは

　画像解析ソフトウェアImageJは，米国NIHのWayne Rasbandによって，NIH Image（Apple Macintosh MacOS 9以下用ソフト）を前身として開発された，コンピュータ環境によらず動作する「Javaアプリケーション」ソフトである[1]．ImageJは誰でも無料で入手，自由に利用できるソフトとして提供され[2]，世界的に多くのユーザーを獲得，ユーザーによる機能や使用法に関する質疑[3,4]や，機能を追加するプラグインソフトの開発などが活発に行われており，こちらも一般に公開されている[2,5]．

　ImageJの最新版に，バイオサイエンス向けに特化した機能が追加されたパッケージFijiが有志の研究者らにより提供されている[6]．Fijiもウェブサイトよりダウンロード可能である．本稿では便宜上，利用ソフト名をImageJとして説明するが，実際に利用しているのはFijiである．本稿で説明しているような基本的な手法においても，Fijiで追加された機能を使用する箇所が複数ある（ImageJで同様の操作を行う場合，自分でプラグインソフトの追加ダウンロードを行う）．メニュー構成等はFijiとImageJは共通である．

　また，Fijiには開発の最終段階（2018年3月現在）にある次世代ソフトImageJ2[7]も同梱されている．ImageJ2では3次元画像や時系列画像の取り扱いが強化されており，［Helpメニュー＞Switch to Modern Mode］を選ぶことで，その機能の一部を試すことができる．

杏林大学医学部解剖学教室

ImageJは基本的な機能が充実しているものの，市販の画像解析ソフト（例：Image-Pro Plus，（株）日本ローパー メディアサイバネティクス事業部；MetaMorph，日本モレキュラーデバイス（株）；WinROOF 2015，（株）三谷商事 ビジュアルシステム部 他）と比較すると，特定の機能の充実度や初心者にとっての使いやすさの点から評価が分かれる．顕微鏡用カメラ購入時に導入する「画像取込みソフト」に基本的な画像解析機能が付随する製品や，購入時のオプションとして専門の画像解析ソフトを利用できる場合もあり，試用可能である．また，応用的で高度な画像解析を行う場合，数値処理に強く，柔軟なプログラミング環境を持っているMATLAB（マスワークス社）等も広く用いられる．操作はソフトにより異なるが，解析に用いる原理や手法の基本は共通である．また，汎用ソフト以外では，病理組織用，3次元再構築用等，特定の分野での利用を前提として，需要の多い機能を充実させた解析ソフト等も市販されている．

2．入手とインストール

　ImageJを新規に利用開始する場合には，上述の通りFijiをダウンロードするのが便利である．ImageJやFijiの最新版はImageJ新ウェブサイト[8]より入手する．最新版のバージョンはImageJ 1.51（2018年3月）．ダウンロードしたインストール用ファイルを起動すると必要なファイルのインストールが自動的に行われる．Windows, Mac等のOSごとの詳細は，公式サイトを参照のこと．

3．多彩な機能

　ImageJには，画像解析には直接かかわらないが，便利な機能が豊富に用意されている．ImageJ本体の機能だけでなく，ImageJの機能を拡張するプラグインソフトにも便利なものが多い．プログラミングの心得のあるユーザーが作製したさまざまな機能を有するソフトが，ImageJ公式サイトで500以上も公開され，無料で利用できる．

1）数多くの形式の画像を取り扱える

　ImageJではさまざまな形式の画像を開ける．研究室で画像を扱うコンピュータには，この目的だけのためにでも，ImageJをインストールしておく価値がある．基本的なTIFF, BMP, DICOM（uncompressed），JPEG, GIFなど以外にも，対応するプラグインソフトを用いると，各メーカーの顕微鏡で用いられる専用画像形式や，他の画像解析ソフトの形式の多くを読むことができる（例：Leica Multi-Tiff, Zeiss LSM, AxioVision, Olympus Fluoview Tiff, SlideBook, IPLab, MetaMorph, Image Pro, Gatan DigitalMicrograph, Bitplane Imaris他）．（これらのプラグインソフトはFijiには同梱，ImageJでは公式サイト[2]のリンクより追加ダウンロード）．また，タイムラプス像を元に動画（QuickTime, uncompressed AVIなど）を作成したり，動画から静止画を生成する機能，3次元スキャン画像からのデコンボリューション，立体再構築などもサポートする．また，ImageJを用いて顕微鏡から画像取込みを行うCCDカメラコントロール用のソフトも多数ある．本体が有する機能以外は，いずれも，公式サイトに紹介されているプラグインソフトで実現されている．

2）簡単な画像の修正，補正処理を行う

　ImageJには，画像の明るさ，コントラスト，色バランスなどを補正したり，画像のトリミングや回転，文字・スケールバーなどの記号類を入れる基本的な機能がある．こういった用途には，Adobe Photoshopなどの画像処理ソフトが用いられることが多いが，Photoshopは高機能である一方，そのほとんどは見栄えやデザイン上の処理用であり，学術画像には不適当な機能もある[9]．学術画像を扱うのを前提にしているImageJに用意されている補正で十分な場合が多い．

　とりわけ有用なのが，豊富なLUT（Look-up Table）である．LUTとは，画像の輝度値を変化させずに，表示上の見た目だけを変える際の対応表のこと．LUTを用いるとモノクロ画像に，階調によって異なった色を割り振ることで，画像内の濃度分布をより視覚的に訴えたり，画像を見ただけで離れた部位の輝度の違いを色の違いとして認識できるようになったりする．［Imageメニュー＞Lookup Tables］から選べる他，必要に応じてさらに300種類以上のLUTをダウンロードできる．

II. ImageJを用いた画像解析

基本的な画像解析の過程を想定し，よく用いられる操作を解説する．これらを組み合わせて実現される典型的な操作手順の具体例について，プロトコール例1，2として掲載した．本稿では紙面の制限により多様な機能を網羅することはできず，具体的なプロトコールも限られるため，詳細は参考資料[2-5,8,10-13]をご覧いただきたい．

1. 計測機能について

ImageJでは，図1に示すようなさまざまな項目について計測できる．計測は，［Analyzeメニュー］の［Measure］を選ぶと，そのとき画像内で選択している領域を対象に行われる．計測の対象領域（ROI；Region of interest）は，ImageJツールバーにある領域選択ツール（円，四角，自由曲線，直線など）を使って，あらかじめ指定する（どこも指定しないと測定対象は画像全体になる）．

［Measure］コマンドを用いた測定では，選択された領域全体の数値情報が得られるのに対して，［Analyze Particles...］（粒子解析コマンド）を用いると，画像内に多数の選択範囲が点在する場合に，その1つ1つを「粒子」として扱い，数値情報を粒子ごとに計算し，リストを作成してくれる．

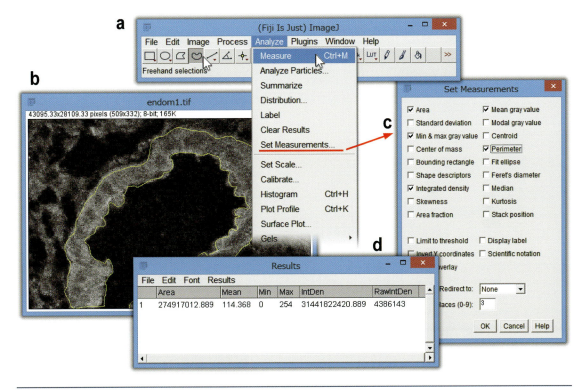

図1 ImageJ操作画面．画像内の特徴情報の計測
画像内で計測したい箇所を，手作業で選択する場合．ImageJツールバー（a）にあるフリーハンド選択ツール（矢じり）を用いて，対象とする画像（b）上に測定範囲の輪郭（黄色線）を描いた．メニューから［Analyzeメニュー＞Measure］を選ぶと，結果の表（d）が得られるが，その際，入手したい情報をあらかじめ指定できる（c．［Analyzeメニュー＞Set Measurements...］）．ImageJで選択可能な計測項目は［Set Measurements］（c）に示すとおり：［Area］（対象範囲の面積），［Mean gray value］（平均輝度），［Standard deviation］（輝度の標準偏差），［Modal gray value］（輝度の最頻値），［Min & max gray value］（輝度の最大・最小値），［Centroid］（対象の形状から算出される重心の座標），［Center of mass］（対象内の輝度分布を考慮した重心（質量中心）の座標），［Perimeter］（周長），［Bounding rectangle］（外周に隣接する四角形），［Fit ellipse］（外周に隣接する楕円），［Shape descriptors］（形状の真円度），［Feret's diameter］（フェレーの直径；対象範囲の外周の最大距離），［Integrated density］（輝度の総和），［Median］（輝度の中央値），［Skewness］（歪度），［Kurtosis］（尖度），［Area fraction］（対象範囲内で，閾値以上の輝度の面積比），［Stack position］（測定した断層像の番号）．

画像中の特定の部位の濃度（輝度）を計測する場合，その単位は画像の階調(256階調，4096階調など)に対応した相対的な値となる．明視野像の場合，これを実際の染色強度に対応する光学濃度（OD値）に変換すると都合がよい（III．1参照）．

2．効率的な範囲指定に使えるテクニック

画像解析でもっとも問題とされるのは，計測したい部位を，画像内でどうやって指定するか，という点である．もっとも簡単には，1．で行ったように範囲を選択するツールを用いて画像内の部位を手作業で指定する．しかしこの方法の欠点は，（1）画像データの数値化という客観的であるべき解析作業に，ヒトの手による偏りが加わる可能性があること，（2）数値化の過程で大量の画像を計測対象にする場合，個別作業では労力の問題から実行不可能な場合があること，などである．そこで，画像が持っている特徴を生かして，測定対象領域をできるだけ自動的に指定する工夫が実用上重要になる．プロトコール例では，以下に紹介するような方法を組み合わせて用いている．

1）閾値設定

（プロトコール例1，2で利用）

画像内の輝度に閾値を設定し，その値よりも輝度の高い（または低い）ピクセルのみを測定対象にできる（図2）．

【操作】［Imageメニュー＞Adjust＞Threshold...］で，スライダーバーを動かすと，閾値を変化させ，対象領域の範囲を操作できる．［Set］ボタンで確定．

【用例】視野中で組織（細胞）のない場所は組織部分とは輝度が異なることを使い，組織の占める部分だけを対象にして面積や平均輝度などを計算できる．また，核染色像などの対比染色の陽性部位だけを対象にして計測を行う場合にも，この方法で簡便に指定できる．閾値設定は，画面上で対象領域を確認しながら設定できるが，自動設定も可能であるため，作業を自動化しやすい．自動閾値設定では画像

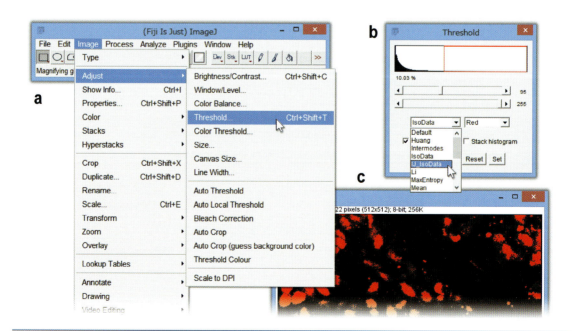

図2　ImageJ操作画面．画像の輝度に閾値を設定して計測対象を決定する
　　メニューバー（a）から［Imageメニュー＞Adjust＞Threshold...］を選ぶと，閾値設定画面（b）が現れる．この画面で，スライダーバーを動かしたり（閾値の個別設定），プルダウンメニューから自動閾値設定の手法を変更する（b．2箇所の矢じり）と閾値が変化し，対象となる画像（c）中で赤い部分で示された測定対象の領域が変化する．設定したら，画面（b）で，［Set］を選ぶと閾値が設定され，［Apply］を選ぶと，その閾値を用いて画像が2値化される（II-2-4）参照）．

内の輝度分布から計算される客観的な設定が行え，いくつかの手法から用途にあったものを選択できる．閾値により特定の範囲を指定する方法は，計測の自動化の際に非常に有効な範囲指定の方法である．

2) さまざまなフィルタの利用

実際の運用では，画像ごとのさまざまな特徴により，適当な閾値設定ができない場合がある．たとえば，免疫電顕像でコロイド金粒子のみを選びたいとき，金粒子が常にそれ以外の電子密な構造より黒っぽいとは限らないし，顕微鏡の視野の明るさにムラがあれば，画像全体の構造を1つの閾値でうまく分離することができないこともある．あらかじめ画像に「フィルタ」処理をほどこして，画像を修正することにより，これらをクリアできる場合がある．

① 画像の周波数特性を用いたフィルタ

（プロトコール例1で利用）

画像内での空間的な輝度変化を，さまざまな波長を持った周期的な波形の合成と捉え，このうち，特定の波長（輝度の変化率）をもった成分のみを，画像から除去することができる．FFT（Fast Fourier Transfer；高速フーリエ変換）を用いたバンドパスフィルタや画像内の明るさムラの除去に特化したコマンドが用意されている．

・FFTバンドパスフィルタ：ハイパスフィルタでは，広い領域にわたる視野の明るさムラなどを除去でき，ローパスフィルタでは構造の概形を残しながら，細かいディテールを除去できる．

【操作】［Processメニュー＞FFT＞Bandpass Filter...］で，画像から除去したい構造の大きさを画像内の距離（ピクセル数）として指定する．その距離よりも大きな（小さな）輝度変化を示す構造のみが除去された画像が生成される．

・背景除去：広く用いられているRolling Ball法による背景の除去．FFTによるハイパスフィルタに相当．

【操作】［Processメニュー＞Subtract Background...］では，ピクセル数を入力し，指定したサイズよりも広範囲にわたるゆるやかな明るさの傾斜を除去する．

② 空間フィルタ

（プロトコール例2で利用）

画像内の近接するピクセルの値を局所的に変化させることで，ぼかし，ノイズ除去，輪郭強調などさまざまな効果が得られる．

【操作】［Processメニュー＞Filters］に多種のフィルタが用意されている．また，［Convolve...］コマンドを用いて，カーネルkernelと呼ばれる，画像内の各ピクセルに適用する演算内容を表すn×n行列を指定することで任意のフィルタを設定できる．また，［Pluginsメニュー＞FeatureJ］を利用すると，あらかじめ定義された各種Convolutionフィルタを利用可能．FeatureJは，Fijiには同梱．ImageJではプラグインソフトを追加ダウンロードする[14]．

【用例】輪郭を滑らかにする［Gaussian Blur...］，［Mean...］．孤立した点状ノイズの除去を行える［Median...］．FeatureJによるConvolutionフィルタでは，コロイド金粒子の輪郭強調にLaplacianが効果的．

3) 画像間の演算処理

2枚の画像を使い，対応する位置にあるピクセルの値同士を演算した結果を解析の対象にすることができる．2波長のレシオ画像，背景の除去画像などがそれである．

【操作】［Processメニュー＞Image Calculator...］で，2枚の画像を指定し，演算の方式を選択すると，演算結果の画像が新しいウィンドウに表示される．

【用例】［Operation：Subtract］は，顕微鏡の視野の明るさムラやごみなどを除去するために，標本の写った視野から背景の輝度値を差し引いたり，生細胞のタイムラプス画像で，時刻0の細胞を基準とした輝度変化を時系列に従って示したりするのにも用いられる．［Divide］で2枚の画像での輝度の除算を行うと，輝度の比（レシオ・イメージ）が得られる．その他，2値化画像を用いてマスク処理を行う際の論理演算では，［AND］，［OR］などを多用する（次項を参照）．

4) 2値化画像（バイナリ画像）の活用

2値化画像とは，画像に任意の閾値を適用し，中

プロトコール例1　免疫組織染色標本：全細胞数と染色陽性細胞数（染色強度）の数値化

核抗原（茶色），核染色（青色）

1. RGBカラー画像を読み込み，RGB成分を別々の画像に分離：[Imageメニュー＞RGB split]（redチャンネルを核のマスク画像に，blueチャンネルを染色強度の計測用に用いる）
2. 1 red画像から核のマスク画像作成
   (1) *ハイパスフィルタで，輝度ムラを除去：[Processメニュー＞FFT＞Bandpass Filter]（核の直径の1.5倍の長さを残したいサイズに指定）
   (2) *ガウスのぼかしで核の輪郭を平滑化：[Processメニュー＞Filters＞Gaussian Blur...]
   (3) 2値化で，核を選択：[Imageメニュー＞Adjust＞Thresholds]，選択範囲を確認し[Apply]
   (4) *つながった核を切り離す：[Processメニュー＞Binary＞Watershed]
   (5) *測定対象にしたくない核以外のものをサイズと真円率で排除：[Analyzeメニュー＞Analyze Particles]にて[Show：Masks]を選択
3. マスク画像 2(5) と染色像（1 blue）を合成：[Processメニュー＞Image Calculator＞MIN]を選択．
4. （形式的な）閾値設定：[Imageメニュー＞Adjust＞Threshold]，閾値範囲を1～255にする
5. 核の粒子解析：[Analyzeメニュー＞Analyze Particles]で，[Show：Outline]，[Display Results]を選択して計測（図：核に番号が付与，測定結果のリストと対応）
6. 原画像と5を比較して陽性・陰性の判定．陽性率を算出（図：輝度分布のヒストグラム，矢印：閾値）

*を付与した操作は，核だけをうまく分離して測定対象にするために，今回の標本シリーズ用に最適化した手順である．個別の事例ごとに工夫，調節の余地がある

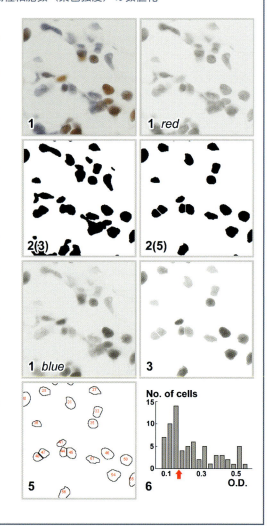

間調をなくして，白黒2色だけであらわした画像のこと．2値化画像では，多様な論理演算が可能になるので，画像の特徴情報を利用しやすくなる．

【操作】　2値化画像の作成．閾値設定［Imageメニュー＞Adjust＞Threshold...］を用いて，目的の領域が指定されるように調節し，［Apply］ボタンで確定．

①マスク画像としての利用
（プロトコール例1，2で利用）
2値化画像を型紙（マスク画像）として，他の画像を切り抜くのに使う．必要な箇所のみを切り出した画像は，計測の対象にしやすい．測定部位に対応する対比染色像をマスク画像として計測部位を切り抜くのは有効．

【操作】　(1) マスク画像（2値化画像）と染色画像を開き，［Processメニュー＞Image Calculator...］で，2つの画像を指定し，［AND］結合（画像間の［AND］結合では，0～255の輝度を0～1に標準化して乗算を行う）する．
(2) (1)の結果の画像では，マスク画像から外れた

プロトコール例2　免疫電顕：コロイド金粒子の標識密度の検討

細胞内顆粒内，顆粒外のコロイド金粒子の標識密度を調べる

1. 細胞内顆粒のマスク画像作成
   (1) *ハイパスフィルタで輝度ムラを除去：[Process メニュー＞ FFT ＞ Bandpass Filter...]，残したい構造を300ピクセル以下に設定
   (2) 2値化で，顆粒を選択（ノイズあり）：[Image メニュー＞ Adjust ＞ Threshold...]，選択範囲を確認し[Apply]
   (3) *背景のノイズを消去：[Process メニュー＞ Binary ＞ Open]（あらかじめ[Process メニュー＞ Binary ＞ Options...]にて，iteration＝1, Count＝4 を指定）
   (4) *つながった顆粒を切り離す：[Process メニュー＞ Binary ＞ Watershed]
   (5) *小さなゴミを除去：[Analyze メニュー＞ Analyze Particles]（size：2000-, Circularity：0.30-, Show：Masks）
   (6) 顆粒外に相当する反転画像も用意：[Edit メニュー＞ Invert]

2. コロイド金粒子のみの画像を作成
   (1) 原画像にラプラスフィルタを適用：[Plugins メニュー＞ FeatureJ ＞ FeatureJ Laplacian...]（Smoothing scale：1.5）を適用（FeatureJ[10]インストール時；II. 2. ②）
   (2) 2値化：[Image メニュー＞ Adjust ＞ Threshold...]，選択範囲を確認し，[Apply]
   (3) ゴミを消去：[Analyze メニュー＞ Analyze Particles]（金粒子よりもサイズが小さいものを除く）[Show：Masks]を選択

3. 金粒子画像から顆粒内・顆粒外に分けた像を作成
   (1) 顆粒のマスク画像 **1**(5) と金粒子像 **2**(3) を合成：[Process メニュー＞ Image Calculator ＞ MIN]
   (2) (1)と同様に，顆粒外部分のマスク画像 **1**(6) と金粒子像 **2**(3) を合成

4. 計測
   (1) 顆粒または顆粒外の領域のマスク画像 **1**(5)，**1**(6) を用い，マスク部分全体の面積を計測：該当部位が対象になるように閾値設定[Image メニュー＞ Adjust ＞ Threshold...]し，面積を計測[Analyze メニュー＞ Measure...]（[Analyze メニュー＞ Set Measurements]で"Area"をチェック）
   (2) 顆粒内外の金粒子画像 **3**(1)，**3**(2) を用い，コロイド金の数を測定．粒子解析：[Analyze メニュー＞ Analyze Particles...]を利用

5. **3** と **4** から標識密度を計算（Excel 等利用）

*を付与した操作は，細胞内顆粒だけをうまく分離して選択するために，今回の標本シリーズ用に最適化した手順である．個別の事例ごとに工夫，調節の余地がある

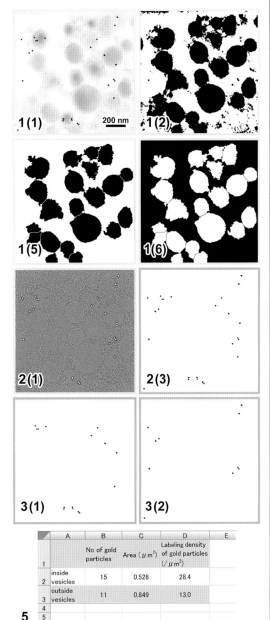

領域のピクセル値は0になる．この画像で，形式的な閾値設定(閾値を1にする)を行うと，マスク画像によって切り抜かれた部分全体を対象にした計測ができる．
【用例】 プロトコール例1では，染色像を核の輪郭で切り抜くのに用い，プロトコール例2では，コロイド金粒子を顆粒内と顆粒外のものに分類するために用いている．

② 2値化画像の処理を利用
　(プロトコール例1，2で利用)
　2値化画像では，処理が単純化され論理的な加工がしやすいので，画像の特徴的なパターンを抽出しさらに修正を加えることができる．これをマスク画像として用いると効果的なことがある．

【操作】 2値化画像に対し，[Processメニュー＞Binary]にあるコマンドを適用．2値化画像の白黒の領域の境界の輪郭線をもとにした加工を行う．
【用例】 対象領域内にある微細な穴を埋めたり[Fill Holes]，逆に細く連続している箇所を分離する[Open]，輪郭の形状を利用して自動的に区切り線を入れたり[Watershed]，輪郭線だけの画像を作成したり[Outline]，構造の輪郭から内部の任意の点までの最短距離をその点の濃度として表した距離の地図[Distance Map]を作成したりできる．これらの処理を組み合わせたり，プラグインソフトの処理を追加するとさらに多様な処理を行える．

3. 作業の自動化

　画像解析では，多数の画像に対して同じ処理を行い，数値データを集めて統計的に検討するような用途がある．1枚の画像に対する処理に定型的な単純作業が多いとき，ヒトの目によるチェックが必要な過程以外，できるだけ作業を自動化したい．ImageJのマクロ機能を用いると，画像に対して一連のコマンドを，あらかじめ登録した順に適用することができる．多くの画像に順に適用することもできる．
　ImageJのマクロ記述言語は，プログラミング言語Javaに類似したスクリプト言語だが，ユーザーは，必ずしもJavaに精通する必要はない．マクロを登録する際は，自分がメニューから選んだ一連の操作を自動的に記録し，これに対応したマクロを作成してくれる機能がある．

【操作】 [Pluginsメニュー＞Macros＞Record…]で，操作内容の記録を開始．一連のコマンドを登録後，名前をつけてマクロとして保存すると，[Pluginsメニュー＞Macros＞Install…]で，以後[Macros]サブメニューからそのマクロを選べるようになる．

　ただし，単純で定型的な処理以外の過程を完全に自動化し，手作業時とまったく同じ結果を得るのは一般に難しい．この大元の原因は，大抵，標本あるいは画像側にある．例えば，画像内の測定範囲を抽出する際には，染色ムラや，標本上のごみ，非特異的染色，視野の明るさムラなどをいかに自動的に除外するかが問題となる．細胞核など，特定の構造の計数では，複数の構造が重なり合っているときの分離処理や，目的の構造以外のものの除外処理など，多くの例外に対応できるかが問題となる．自動処理だけでこういった要因を取り除くのは一定のレベル(プロトコール例1，2の*の項目など)までで限界がある．それでよしとするか，その過程にどの程度の目視確認を伴った手作業を追加するかについては，パイロット実験の段階で，作業にかかる時間と得られる結果とを十分に検討する必要がある．

III. 画像解析利用上の注意点

1. 画像内の輝度情報の利用

　標本の染色強度やその変化を定量的に知りたい場合は多い．画像解析で得られる染色強度の情報は，画像内のピクセル輝度であり，画像の階調数に従った相対値(例：8ビット画像では0から255までの256階調)で表現される．自動露出等を使わず，一定の条件で撮影した画像であれば，このままでも濃度の大小については言及できるが，標本中の蛍光物質や色素の量の相対的な比率がわかるとより便利である．
　図3は，画像中の輝度と標本の標識の量の関係を示している．蛍光標識では，画像の輝度値は標本の蛍光強度にほぼ比例するため，輝度値をその標本での標識物質の量と考えて背景レベルを差し引いたも

表1　定量的な免疫組織染色データの誤差の原因

誤差のカテゴリー	原因となるばらつきの例
個体，組織処理ごとの誤差	・個体差 ・固定（濃度，時間，温度）と洗浄 ・包埋，組織の保存
切片ごと，染色処理ごとの誤差	・抗原賦活化処理 ・抗体反応（濃度，時間，温度），試薬 ・切片の厚さ ・標本の保存
1切片内の誤差	・撮影，（蛍光の場合）照射による退色 ・多様な視野とその選択 ・解析

つく要因を多く抱える免疫染色では，動物1個体分の代表値を得るのに，最低でも複数の切片から数視野以上を対象として計測することが必要である．その際，視野選びの方法（一定の基準で，またはランダムに），退色のある蛍光標識の場合の照射時間，回数の制限などを工夫する．

通常，1回の実験（染色操作）内での誤差が，実験を繰り返した際の誤差よりも小さいので，すべてのデータを1回の実験で行えるとよいが，データ量によっては不可能である．毎回の実験では比較したいグループを同時に染色したり，ランダムにグループ分けして染色ごとの変動の影響を受けにくくしたりする．複数の標準試料を準備して毎回染色すると実験ごとの誤差の大きさを評価できる．実験ごとの標準試料の測定値の標準偏差を計算し，測定値の平均で割った値（変動係数CV；coefficient of variation）を計測してみる．生化学的な測定ではこれが10%以下になることを目安とする場合がある．画像の計測ではこの値をそのまま適用することは難しいが，できるだけ小さくなるように手技を工夫する．

おわりに

画像に含まれる情報を客観的に数値化して評価するニーズは，ますます増加しつつあり，画像解析の手法はさまざまな局面で役立つと思われる．これまで使ったことのない方にも，顕微鏡写真には画像解析により得ることができる重要なデータが隠されているかもしれないことをぜひ知っていただきたい．

画像解析をうまく実用化できるかどうかには，解析をおこないやすい標本や写真をいかにして得るか，という実験技術の改善が重要である．もし画像解析を自分で行わず，共同研究者に任せる場合でも，解析時の作業内容や要求水準が把握できれば実験や撮影の改善が容易になるし，解析結果の解釈を行う上で役立つと思われるので，ぜひ一度体験してみることをおすすめしたい．

本稿は，組織細胞化学2017に掲載されたもの[17]に加筆訂正したものです．

文　献

1) Schneider CA, Rasband WS, Eliceiri KW: NIH Image to ImageJ: 25 years of image analysis. Nat. Methods **9**: 671–675, 2012.

2) ImageJウェブサイト（米国NIHの旧サイト，ソフトのダウンロードは文献8より行うのがよい）
http://imagej.nih.gov/ij/

3) IMAGEJ List at LIST.NIH.GOV（メーリングリスト）
https://list.nih.gov/cgi-bin/wa.exe?A0=IMAGEJ

4) ImageJ forum（ディスカッションフォーラム）
http://forum.imagej.net/
（3，4は，過去の討論の記録を閲覧可．ImageJの使いこなしの参考になる．）

5) ImageJ Documentation Wiki. http://imagejdocu.tudor.lu/
（ImageJの利用に関する有用な文書が集積されたユーザー参加型コミュニティサイト）

6) Schindelin J, Arganda-Carreras I, Frise E, et al.: Fiji: an open-source platform for biological-image analysis. Nat. Methods **9**: 676–682, 2012.

7) Schindelin J, Rueden CT, Hiner MC, et al.: The ImageJ ecosystem: an open platform for biomedical image analysis. Mol. Reprod. Dev. **82**: 518–529, 2015.

8) ImageJウェブサイト（ImageJ Wiki；ウィスコンシン大学の管理による新サイト）．https://imagej.net/
（ImageJ，Fiji等のダウンロード，オンラインマニュア

ル，プラグインソフトの入手など）
9）Nature Publishing Group: Image Integrity.
http://www.nature.com/authors/policies/image.html
（Nature誌で採用されている，投稿論文のデジタル画像処理の許容範囲）
10）三浦耕太，塚田祐基（編著）：ImageJではじめる生物画像処理．学研メディカル秀潤社，東京，2016．
（ImageJの操作の実例や解析の考え方，練習問題，マクロの作成まで）
11）小林徹也，青木一洋（編）：バイオ画像解析 手とり足とりガイド〜バイオイメージングデータを定量して生命の形態や動態を理解する！ 羊土社，東京，2014．
（ImageJ，MetaMorph，MATLABを利用した画像解析の解説 他）
12）Broeke J, Mateos-Perez JM, Pascau J: Image Processing with ImageJ. 2nd Ed. Packt Publishing, Birmingham, 2015.
（ImageJの基本的な機能を解説）
13）Reindeer Graphics, Inc.: Fovea Pro Tutorial.
http://www.reindeergraphics.com/foveaprotutorial.html
（画像解析ソフトFovea Proの使用を想定した解説だが，実例に対する具体的な処理法が他ソフト利用時にも有用）
14）E. Meijering: FeatureJ.
http://www.imagescience.org/meijering/software/
（Fijiに同梱）
15）Landini G: How to correct background illumination in bright field microscopy. In ImageJ Documantation Wiki. 2006–2014. http://imagejdocu.tudor.lu/
（searchウィンドウから上記タイトルで検索）
16）Colour Deconvolutionプラグイン
http://www.mecourse.com/landinig/software/cdeconv/cdeconv.html
（Fijiに同梱）
17）宮東昭彦，川上速人：画像解析の基礎．組織細胞化学2017（日本組織細胞化学会編），東京，pp. 127–138, 2017.

❸ アガロース電気泳動によるcDNAフラグメントの精製

高純度の精製用アガロース（1.2%, SeaPlaque GTG Agarose, Lonza）で電気泳動して，切り出したゲルバンドからQIAquick Gel Extraction Kit（Qiagen）を用いてcDNAの回収を行う．

➽ アガロースゲル精製は必須

相補的な合成オリゴDNAによりcDNAフラグメントを調製する場合は，このアガロースゲル精製は必須のステップである．

3. プラスミドの作成

PCRによる増幅産物やアニール法により調整したcDNAの3′端はアデニン（A）が1個突出しているため，まずTAクローニングベクターにサブクローニングする．次に，制限酵素でcDNAフラグメントを回収し，これをGST融合蛋白発現用プラスミドベクターに移し替える．

1) cDNAフラグメントのpGEM-TへのTAクローニング

❶ pGEM-T Easy Vector System I（Promega, A1360）を用いたサブクローニング

12〜16℃で1時間〜一晩ライゲーション反応を行う．

2 × buffer	2.5 µl
pGEM-T	0.25 µl
cDNA	1 µl
H₂O	1 µl
T4-DNA ligase	0.25 µl
total	5 µl

❷ 大腸菌コンピテントセルの形質転換と寒天培地への播種

上記反応溶液にコンピテントセルDH5α（タカラバイオ）40 µlを添加し，氷上に15分間静置する．42℃90秒のヒートショックを加えた後，コンピテントセルに添付の液体培地を400 µlを加えて37℃で1〜2時間培養する．これを50 µg/mlのアンピシリンナトリウム（Sigma, A9518）添加のLB寒天培地（LB-Ampプレート）に播いて，37℃の恒温庫で一晩培養する．

❸ コロニーPCR

コロニーを触った爪楊枝を100 µlの50 µg/mlのアンピシリンナトリウム入りLB液体培地（LB-Amp培地）の入ったマイクロチューブに入れる．この爪楊枝をPCRチューブ内の反応液に触れて，PCR反応を行う．プライマーは，pGEM-Tクローニングサイトの外側にアウタープライマー（2977F, 5′-CCAGGGTTTTCCCAGTCACGACGTTG-3′；160R 5′-GGAAACAGCTATGACCATGATTACGCC-3′）を使用する．サーマルサイクラーを，96℃（20秒）/68℃（2秒）/72℃（60秒）に設定して，これを32〜35サイクル繰り返す．なお，LB液体培地の入ったマイクロチューブは冷蔵保存しておく．PCR終了後，反応液全量を1% LO3アガロース電気泳動を行い，バンドを確認して陽性コロニーを選ぶ．

5 × buffer	2 µl
forward primer（1 pmol/ml）	1 µl
reverse primer（1 pmol/ml）	1 µl
dNTP（2 mM each）	1 µl
H₂O	4.9 µl
template（tooth pick）	–
PrimeSTAR HS DNA polymerase	0.1 µl
total	10 µl

❹ プラスミドのミニプレップ調製

冷蔵保存していた陽性コロニーの菌体培地を，5 mlのLB-Amp培地に加え，37℃で一晩振盪培養する．ミニプレップの培養は，スナップキャップのついた14 mlポリプロピレン・ラウンドチューブ（Falcon, 352059）で行う．常法に従い，ミニプレップによりpGEM-Tを精製回収する．

❺ 塩基配列の解読

pGEM-Tに挿入されたcDNAの塩基配列を解読し，正しい配列を持つプラスミドを選択する．読み出しにはT7プライマー（5′-GTAATACGACTCACTATAGGGC 3′）を使用する．

❻ 制限酵素切断

DNAの5′端に挿入したBamHIと，pGEM-Tのクローニングサイトの両側にあるEcoRIサイトを利用して二重切断を行う．37℃で1〜2時間，恒温庫内で切断反応を行う．

10×buffer	10 μl
H$_2$O	78 μl
pGEM-T（300 ng/μl）	10 μl
EcoRI（10 U/μl）	1 μl
BamHI（10 U/μl）	1 μl
	total 100 μl

▶▶ 至適塩濃度の異なる制限酵素による二重切断

EcoRIは高い塩濃度（Hバッファー）を好み，BamHIは中程度の塩濃度（Mバッファー）を好む．酵素に添付されるバッファーが異なる場合，EcoRIとBamHIのように比較的近い場合は，それぞれの10×バッファーを半量ずつ添加することでワンステップで二重切断できる．しかし，LバッファーとHバッファーのように至適塩濃度が大きく解離している場合は，最初に低い塩濃度を要求する酵素で切断してから，高い塩濃度の10×バッファーを加えて次の制限酵素を加えるツーステップ反応が必要となる．

❼アガロースゲル電気泳動によるcDNAフラグメントの精製回収

SeaPlaque GTG Agarose電気泳動とQIAquick Gel Extraction Kitを用いて，BamHI/EcoRIフラグメントを回収する．

2）BamHI/EcoRIフラグメントのpGEX4Tプラスミドベクターへの挿入

pGEX-4TやpGEX-2TはGSTのC末端部に融合する形で目的のペプチドを発現させるプラスミドベクターで，両者の間にトロンビン切断部位がある．トロンビンは安価なプロテアーゼである．このプラスミドのBamHI/EcoRIサイトにin-flameとなるように挿入する．

❶pGEX4TのBamHI/EcoRI切断

10×buffer	20 μl
H$_2$O	68 μl
pGEX-4T（1 μg/μl）	10 μl
EcoRI（10 U/μl）	1 μl
BamHI（10 U/μl）	1 μl
	total 200 μl　37℃，1〜2 hr

❷pGEX4TのBAP処理

プラスミド間のライゲーションやプラスミド内のセルフライゲーションを防止するため，細菌由来アルカリフォスファターゼ（BAP）処理を行い，プラスミドの切断部位の5'端のリン酸基を除去する．上記制限酵素溶液に1 M Tris-HCl（pH 8.0）を20 μlとBAP 2 μl（タカラバイオ，BAPC57，2020A）を加えて，37℃30分間の脱リン酸化反応を行う．フェノール処理を2回，クロロフォルム処理を1回行った後，エタノール沈殿によりプラスミドを回収する．

❸cDNAフラグメントとpGEX4Tのライゲーション反応（12〜16℃で1〜2時間）

5×buffer	1 μl
cDNA fragment	0.5 μl
pGEX-4T/BAP（20 ng/μl）	0.5 μl
T4-DNA ligase	0.5 μl
（1 U/μl，Invitrogen，15224-017）	
H$_2$O	2.5 μl
	total 5 μl

❹大腸菌コンピテントセルの形質転換と寒天培地への播種

❺コロニーPCR

❻プラスミドのミニプレップ精製

❼塩基配列の解読

❹〜❼はⅠ．3．1）と同じである．ただし，コロニーPCRと塩基配列解読に用いるプライマーはpGEX-4Tに対するもので（751F, 5'-tggacccaatgtgcctggatgc-3'；1027R, 5'-gtcagaggttttcaccgtcatcaccg-3'），コロニーPCRの場合は96℃（20秒）/54℃（2秒）/72℃（60秒）に設定し，これを32〜35サイクル繰り返す．正しい配列と挿入が確認された菌体は次のステップに用い，pGEX-4Tプラスミドは冷凍庫で保存する．

4．GST融合蛋白とGSTフリー抗原ペプチドの調製（図2）

1）大量培養

5リットルのフラスコに3リットルのLB-Amp培地を用意し，菌体を添加し37℃で一晩培養する．壁に縦の切れ込みを入れたフラスコで，110 rpmで振盪すると培養のエアレーションが良くなる．

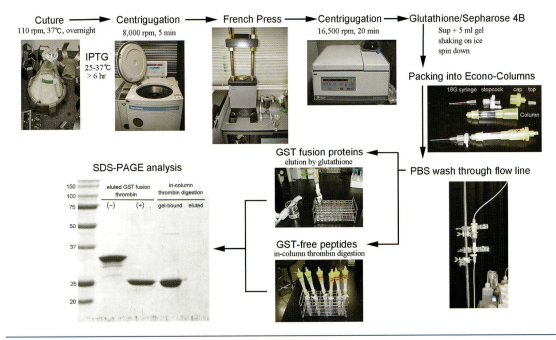

図2　GST融合蛋白とGSTフリーペプチドの調製

＜L-broth＞
　Bacto Tryptone（BD, Sparks, MD, USA）
　　　　　　　　　　　　　　　30 g
　Bacto Yeast Extract（BD）　15 g
　NaCl　　　　　　　　　　　30 g
　H₂O　　　　　　　　　　　3 L/121℃, 20 min

2）IPTG添加によるGST融合蛋白発現誘導
　Isopropyl β-D-1-thiogalactopyranoside（IPTG, 和光純薬, 009-05013）の粉末238 mgを培地に加えて, 蛋白発現誘導を開始する. 一般的には37℃で6時間～一晩の誘導で十分であるが, 発現しにくい場合は20℃で一晩から二晩の誘導を行う.

3）Lysisバッファーによる菌体の懸濁
　大容量遠心機を用いて, 8,000 rpm, 5分の遠心で菌体を回収する. 薬さじを用いて, 菌体ペレットを25 mlの溶解バッファーに懸濁する. 直ちに菌体破砕に行かない場合は, 懸濁液を冷凍保存する.

＜Lysis buffer＞
　0.5 M sodium phosphate buffer（pH 7.2）
　　　　　　　　　　　　　　　20 ml
　0.5 M EDTA（pH 8.0, Wako, 345-01865）
　　　　　　　　　　　　　　　20 ml
　EGTA（Wako, 346-01312）　3.8 g
　Phenylmethylsulfonyl fluoride　4 ml
　（Wako, 162-12182）
　（10 mg/ml in isopropanol）
　2-mercaptoethanol（Sigma, M6250）
　　　　　　　　　　　　　　　0.7 ml/1 L

4）フレンチプレスによる菌体破砕
　フレンチプレス（大岳製作所, 5501-M）のセルに菌体溶液を入れ, 100メガパスカルの高圧と瞬間的な減圧膨張により, 菌体を破砕する. 一度行うことで十分な破砕を得ることができる.

➡ フレンチプレスは大量菌体の破砕に必須
　少量の菌体であれば超音波破砕も可能であるが, 抗原やアフィニティー精製に用いる融合蛋白は数mgから数十mgは必要となる.

5）高速遠心によるGST融合タンパク質溶液の回収

破砕液を50 ml遠心チューブに入れ，16,500 rpm，4℃で20分間の高速遠心を行い，上清を50 mlファルコンチューブに移す．茶色く柔らかいペレットは菌体成分である．もし，その下に白く堅いペレットがあれば，それが不溶化したGST融合タンパク質である．不溶化したタンパク質の再可溶化は難しく，通常は廃棄せざるを得ない．

6）グルタチオンセファロースによるGST融合蛋白の結合と洗浄

❶上清の入ったファルコンチューブに5 mlのGlutathione Sepharose 4B（GE Healthcare，17-0756-05）を加え，室温で1時間もしくは氷上で数時間振盪する．

❷低速遠心機で3,000 rpm 5分間遠心して，上清を捨てる．

❸セファロースを10 mlのPBSに懸濁して，これを2本のエコノカラムに分注する．エコノカラム（Bio-Rad 737-1006，1.0×5 cm）をオーダーすると，カラム栓，カラムキャップ，カラム本体，二方活栓がセットとして届く．

❹必要なフィッティングやチューブを装着して，洗浄ラインをセットアップし，試験管スタンドに装着する．

❺ラインを通して，カラム当たり100 mlのPBSでセファロースを洗浄する．

▶エコノカラムは抗原精製と抗体精製に必須

上記のエコノカラムの他に，シリコンチューブ（内径1.5 mm×外径3 mm）とフィッティングキット（Bio-Rad 731-8220）を用意しておけば，この段階の抗原精製回収と，抗体のアフィニティー精製が効率よくできる．18G針＊シリコンチューブ＊カラムキャップ－カラム本体－二方活栓＊シリコンチューブ（＊には適合するフィッティングを使用）にセットアップすれば，18G針からPBS，大腸菌破砕液上清，抗血清などを静水圧でカラムに送り込むことができる．

7）GST融合タンパク質（免疫用抗原）の溶出

❶PBS洗浄後，カラムを試験管スタンドから脱着し，カラムキャップ・シリコンチューブも外して，オープンカラム－二方活栓－18G針にセットアップに変更する．

❷数本のボロシリケイト試験管（IWAKI, 9832-1310, 13×100 mm）を試験管立てに並べ，カラムセットを試験管に立てる．

❸順次，溶出液をアプライする．最初の試験管には1.5 mlアプライし，2本目以降は2.5 mlずつアプライする．

❹OD$_{280}$を測定する．溶出されたGST融合蛋白は2本目にピークがあり，通常2本目と3本目の溶液を回収する．1 OD$_{280}$＝1 mg/mlとして濃度を決定する．

< Elution buffer >

glutathione（Wako）	50 mg
1 M Tris-HCl（pH 9.5）	1 ml
H$_2$O	19 ml
	total 20 ml

▶回収されるGST融合タンパク質

分子量26,000のGSTに20〜50アミノ酸残基（1残基の平均分子量を120として，分子量2,400〜6,000）を加えた大きさで可溶性が担保されていれば，3リットル培養で1本のエコノカラムから総量5〜50 mgのGST融合タンパク質が回収される．

▶溶出液のpHは重要

トリスバッファーのpH 9.5は誤植ではない．GST融合タンパク質によっては，中性環境ではグルタチオンによる解離・溶出がなされず，セファロースに結合したままとなる場合がある．これを防ぐために使用するのがアルカリ性のトリスバッファーである．

❺回収液を透析チューブに入れて，PBSの透析外液に対して透析する．これにより，GST融合タンパク質に結合したグルタチオンが解離し取り除かれる．

❻透析後，6本のマイクロチューブに600 µlずつ分注し，免疫用抗原として冷凍保存する．残りのGST融合タンパク質は抗原吸収用として冷凍保存する．

▶透析膜の使用法

幅26 mmの透析用セルロースチューブ（Viskase, UC20-32-100, 20/32）を10 cm切り出し，1分間ほど水に浸して水軟化する．チューブの外側と内側を

蒸留水で洗い，ポリプロピレン製のクローサー（Spectrum, Universal Closure, 50 mm）でチューブの一端を閉鎖する．チューブに溶出したGST融合タンパク質溶液を充填し，他端もクローサーで閉鎖する．シールした透析膜をPBSの入った500 mlビーカーに入れて，冷蔵庫内のマグネットスターラー上でゆっくりと攪拌する．6時間以上の間隔をおいて，3度透析外液を交換する．

8）GSTフリーペプチド（アフィニティー精製用抗原）の回収

❶PBS洗浄後，カラムを試験管スタンドから脱着し，カラムキャップとシリコンチューブも外して，オープンカラム―二方活栓―18G針にセットアップに変更する．

❷ファルコン15 mlチューブ（352096, 17×120 mm）にカラムセットを立てる．

❸カラムに5 mlのHEPESバッファーを流して平衡化する．

　＜HEPES buffer＞
　HEPES　　　4.76 g
　NaCl　　　　8.76 g/1 L（pH 8.0 by 5 M NaOH）

❹二方活栓を閉じたカラムに3 mlのHEPESバッファーと50 μlのトロンビン溶液を加え，カラムキャップとカラム栓を装着してカラムを完全閉鎖して，セファロースゲルを懸濁する．カラムを横にして，室温で6時間以上静置する．

　＜1 U/μl Thrombin＞
　Thrombin（Wako, 206-18411）　10,000 units
　PBS　　　　　　　　　　　　　　　　　5 ml
　glycerol　　　　　　　　　　　　　　　 5 ml
　　　　　　　　　　　　　　　　　total 10 ml

これを1 mlずつ分注して，−30℃保存する．

❺新しいファルコン15 mlチューブにカラムセットを立て，カラム栓とラムキャップを外す．

❻二方活栓を開いて溶出液を滴下させ，さらに3 mlのHEPESバッファーを加えて回収する．これをアフィニティー用抗原のGSTフリーペプチドとして冷凍保存する．

➡ トロンビン除去は不要

GST融合タンパク質を抗原とする場合，これにトロンビンが含まれていなためトロンビン抗体が産生されることはない．このため，アフィニティー精製用のGSTフリーペプチドにトロンビンが含まれていても問題になることはない．

II. 動物の免疫

1. 免疫動物

動物の扱いやすさや耳の動脈から何度も採血できることから，ポリクローナル抗体作成にはウサギ（家兎）が最も一般的な免疫動物である．多重染色を考えた場合，ウサギ以外の免疫動物も必要である．所属機関の動物実験施設で飼育しやすい動物といえばラット，マウス，モルモットなどのげっ歯類である．医学研究ではマウスとラットが一般的な実験動物であることから，マウス・ラット以外のげっ歯類を免疫動物とすることが望ましいため，モルモットを第2の免疫動物としている．マウスを主な実験動物として用いる研究者なら，ラットを免疫動物することも選択肢の一つではあるが，ラット抗体とモルモット抗体，もしくラット抗体とマウス抗体を同時に用いると，2次抗体レベルで交差して偽陽性反応が起こりうるので注意を要する．

ウサギとモルモットの両方で特異抗体が取れるような良い抗原に対しては，第3の免疫動物としてヤギを選択している．この場合，抗原溶液を外部業者に渡し，ヤギの飼育・免疫・採血を委託して，抗血清を受け取る．

2. 抗原エマルジョンの作成

❶I. 4. 7）で凍結保存したGST融合タンパク質溶液600 μlを入れたマイクロチューブを溶解し，これを25G針を装着したガラス製の2 mlルアーロックシリンジ（トップ株式会社）に吸い取る．

❷もう一つのガラス製の2 mlルアーロックシリンジに金属製の連結管（Nippon Rikagaku Kikai, 876-5A）を装着し，アジュバンドを1 ml吸い取る．

➡ 完全フロイントアジュバンドと不完全フロイントアジュバンド

フロイントのアジュバンドは，抗原水溶液を包むための鉱油（パラフィンとアラセルの混合物）で，

water-in-oilのエマルジョン状態にすると，抗原が不溶化して組織に長く留まり，抗原提示の期間を延長させる．さらに，免疫細胞を活性化させるため死滅したマイコバクテリアまたは結核菌の死菌を加えたものを**完全フロイントアジュバンド**，加えていないものを**不完全フロイントアジュバンド**という．初回免疫には完全アジュバンドを用い，その後の免疫には不完全アジュバンドを用いる．

❸シリンジを水平に保った状態で25G針を外し，2本のシリンジが連結管で完全につながれた状態にセットアップする．

❹シリンジのピストンを交互に押して，water-in-oilのエマルジョン状態，すなわちピストンを押す指に堅く抵抗を感じる状態にする．

▶︎ water-in-oilエマルジョンにするためのコツ

抗原水溶液を微粒子としてアジュバンドの中に分散している状態を**water-in-oil乳化**（エマルジョン）という．抗原水溶液よりも2割から5割多いアジュバンドを混ぜ合わせるとこの状態になりやすい．もし，エマルジョンにならない場合は，連結管を外してアジュバンドを追加する．

❺連結管を外し，抗原エマルジョンの入った方のシリンジに25G針を装着して準備完了．

3. 免疫

多くリンパ節に抗原が運ばれ提示されるように．免疫動物の背部や腹部の数カ所の皮下に抗原エマルジョンを注射する．2週間〜4週間おきに6回免疫する．

III. 採血

1. 試験採血

ウサギは耳の動脈から採血を繰り返し行うことができるため，試験採血を行う．モルモットは心臓からの全採血になるので，試験採血は行わない．

❶5回目の免疫の1週間後，ウサギを専用の保定器に入れ，耳の動脈から試験採血を行う．21Gの翼状針を動脈に刺入し，血液を50 mlファルコンチューブに回収する．

❷37℃の温浴で1時間加温して血液を凝固させる．

❸小薬さじを用いて，チューブ壁から凝固した血液を剥がす．

❹冷蔵庫で一晩静置．

❺スイングローターの低速遠心機で3,500 rpm，20分間の遠心分離で血清を集める．もし，血餅や血球が混じっている場合は，遠心分離を繰り返す．

❻集めた血清を冷凍保存（数日なら冷蔵保存可）．

❼GSTフリーペプチドによる抗原アフィニティー精製を行い，回収した抗体の特異性を検定する．

▶︎ 試験採血の特異性検定結果に基づく方針決定が重要！

有用な抗体，無用な抗体，有害な抗体のどれが得られているか，どの組合せで得られているかを免疫組織化学で検討し，それに基づく懸命な方針を選択することは重要なステップである．

・有用な抗体が含まれていない場合は，免疫と採血をここで終了する．

・有用な抗体が含まれ，バックグラウンドや非特異反応を作る有害な抗体がほとんど含まれていないと判断される場合は，本採血を行う．得られた全血清をGSTフリーペプチドによる抗原アフィニティー精製にかけて特異抗体を回収する．

・有用な抗体に加え，有害な抗体も含まれていると判断される場合は，本採血を実施し，同時進行的に分割した配列や末端をずらした配列のペプチドを委託合成し，それを用いた抗原アフィニティー精製による「有用抗体釣り上げ戦略」を実行する．

2. 本採血

ウサギにおいては，6回目の免疫1週間後に耳採血を行い，最終的にはペントバルビタールの麻酔下で心臓から全採血を行う．モルモットにおいては，ペントバルビタールの麻酔下で心臓から全採血を行う．心臓採血は，2名の実験者がペアとなって，1人が21G翼状針を心臓に刺入し，もう一人が10 mlのプラスチックシリンジで血液を回収する．上記III. 1の❷〜❻を行う．

IV. 抗原アフィニティー精製

1. 抗原アフィニティカラムの作成

I. 4. 8) で作成したアフィニティー精製用抗原もしくは合成ペプチド（1 mgを3 ml PBSに溶解した溶液）を，15 mlファルコンチューブ内でCNBr-activated Sepharose 4B（GE Healthcare，17-0430-01）にカップリングさせる．

❶1種類のカップリング当たり1 gのCNBr-activated Sepharose 4Bを吸引装置に連結したガラスフィルター（岩城硝子，カップサイズはゲル量に応じて選択）に載せる．

❷1 g当たり200 mlの1 mM HCl（濃塩酸は10 Nなので，1万倍希釈した溶液）で吸引濾過する．これにより保護基が外れて，タンパク質のアミノ基と結合できる官能基が活性化する．

❸50 mlのPBSで吸引濾過する．中性条件では官能基が失活しやすいため，直ちに薬さじでゲルを集めてPBS 5 mlに懸濁し，これを精製用抗原溶液に加える．

❹チューブを回転機に装着し，ゆっくりとゲル溶液が上下移動するように回転させる．室温なら1時間，冷蔵庫なら3時間．

❺残った官能基を潰すため，1 M Tris-HCl（pH 7.5）を1 ml加えてさらに1時間回転撹拌する．使用するまで冷蔵保存．

▶ カスタムペプチドの委託合成

カスタムペプチドの委託合成では，合成量5 mg，純度70％以上の条件で，1残基当たり2,000円程度かかる（例えば20残基長で4万円）．もし，抗原としても使用する目的でカブトガニ由来ヘモシアニンなどのキャリア蛋白への結合も希望するなら，合成量5 mgのうち3 mgをキャリア蛋白結合に用いる（2万円程かかる）．アフィニティー精製用には1 mgのペプチドで十分で，残りは抗原吸収テスト用として保存する．いずれもPBSに溶解して使用する．

2. 抗原アフィニティーによる抗体精製

❶エコノカラムにアフィニティー精製用ゲルを充填 ウサギとモルモットのように異種の抗血清を精製する場合は，かならずアフィニティー精製用ゲルを別個のエコノカラムに充填する．例えば，ウサギ用とモルモット用に2：1にゲルを分割してカラムに充填する．同じカラムを，種間で使いまわしてはならない．前のカラム精製で残余した異種一次抗体の混入は，多重染色の際に二次抗体の交差反応による偽陽性の原因となるためである．

❷エコノカラムにシリコンチューブ，二方活栓，フィッティングなどでラインを試験管スタンドにセットアップする．

❸ラインを通してカラムを100 mlの1 mM HClで洗浄し，PBSで洗浄して平衡化する．

❹抗血清20 mlをアプライする．濾液は回収して再精製のために冷凍保存しておく．

❺100 mlのPBSで洗浄．

❻カラムを試験管スタンドから脱着し，カラムキャップ・シリコンチューブも外して，オープンカラム—二方活栓—18G針にセットアップに変更する．

❼数本のボロシリケイト試験管を試験管立てに並べ，カラムセットを試験管に立てる．それぞれの試験管には，中和液を0.25 mlずつ入れておく．

〈neutralizing buffer〉
1 M Tris-HCl（pH 7.5）　35 ml
5 M NaCl　　　　　　　15 ml
　　　　　　　total 50 ml

❽順次，溶出液（1 mM HCl）を2.5 mlずつアプライする．

❾OD$_{280}$を測定する．溶出されたアフィニティー精製抗体は3本目にピークがあり，ピーク値の2〜3割以上の分画を集めて回収する．

❿回収液を透析チューブに入れて，PBSの透析外液に対して透析する．塩濃度とpHの調整が目的なので，外液の交換は不要である．

⓫透析チューブから抗体溶液を回収し，スイングローターの低速遠心機で3,500 rpm，10分間の遠心を行い，上清を回収する．

⓬OD$_{280}$＝1 mg/mlとして濃度を決定する．

⓭10％アジ化ナトリウム水溶液を1/100量加える．抗体は冷蔵保存で数年以上持つが，分注して冷凍保存を推奨する．1〜2回の凍結融解は問題とならないが，使用のたびに凍結融解を繰り返すことは避ける．

V. 特異性検定

イムノブロットや免疫沈降などの生化学的解析に用いるのか，免疫組織化学に用いるのかなど，用途により抗体特異性の検定の種類や比重は異なる．しかし，生体の免疫系を利用して人工的な抗原蛋白に対する抗体を作らせるのであるから，予想外のさまざまな特性（特異性と力価）を備えた抗体が生まれてくるのは当然である．イムノブロットで使えても組織化学では全く使えない抗体が多く存在し，その逆も真である．ブロットで使える抗体であるから免疫組織化学の結果も正しいとか，免疫組織化学のシグナルが特異的であるから，ブロットでの検出バンドも本物であるという決めつけは，非科学的な思い込みに過ぎない．同様に，この組織で染色性の特異性が証明されているから，別の組織における染色性も正しいと考える根拠にはならない．常に，抗体を使う研究者の姿勢や見識が問われていると考えるべきである．ノックアウト動物を用いた陰性コントロールがあればよいが，それがなければ原理の異なる2種類以上の方法で検定することを推奨する．

1. 遺伝子ノックアウト動物や組織の陰性コントロール

イムノブロット，免疫組織化学，免疫沈降実験で野生型動物から得られる反応が，遺伝子ノックアウト動物や組織で消失することを確認できれば，これに勝る特異性証明はない．

2. ノックダウン組織の陰性コントロール

プラスミドベクターやウイスルベクターを用いてRNAiやマイクロRNAを導入したノックダウン組織において，野生型動物の組織で得られる反応が著明に減弱することを確認できれば，有力な特異性証明となる．ただし，用いたRNAi配列により，ノックダウン効率が異なるので，培養細胞などで事前によい配列を選択しておく必要がある．

3. 正常動物における基本的な染色パターン

遺伝子ノックアウト動物やノックダウン実験系がない場合，染色パターンの特異性を証明することは困難である．ただし，研究者が対象とする細胞や組織の高倍率のイメージだけでなく，組織の広範な領域を含む全体的な染色パターンも提示しておくことは，後日その染色性の特異性について第3者が比較検討する際の材料提供となり，研究者として評価されるべき姿勢であると考える．

4. 真核細胞の強制発現による陽性コントロール

COS細胞やHEK293T細胞などライン化された培養細胞に，目的とする遺伝子をリポフェクション，エレクトロポレーション，マイクロインジェクション，プラスミドベクター，ウイルスベクターなど様々な方法で導入できる．導入細胞で陽性シグナルがあり，非導入細胞でそれが陰性であれば，抗体の特異性を示すことができる．しかし，組織や細胞よってはmRNAのスプライシングや翻訳後修飾が異なることで分子サイズも変化し，からなずしも解析対象の組織におけるブロットバンドの特異性を証明するとは限らない．また，実際には組織化学の使用には耐えないような低力価の抗体であっても，大量に強制発現させた細胞では強く反応して見えるので要注意である．

5. 抗原吸収テストによる陰性コントロール（図3）

最終的に使用する濃度に希釈した抗体に，抗原として用いたペプチドやタンパク質を過剰添加した吸収抗体と，加えない非吸収抗体を用意する．それぞれをイムノブロットや免疫組織化学に適用して吸収抗体で消失もしくは著明に減弱すれば，そのシグナルの特異性を示すことができる．もし，消失もしくは著明に減弱しない部位や細胞が残っていれば，それは非特異的反応となる．ただし，その抗体が相同もしくは類似した配列を有する別の分子を認識している場合は，抗原吸収により偽陽性シグナルも消失もしくは減弱して，特異的なシグナルと判断される危険性もある．

▶ たすきがけの吸収実験

類似したアイソフォームの相同な領域が抗原として作成された抗体であるならば，**たすきがけの吸収実験**で特異性を検証できる．たすきがけ吸収とは，αアイソフォームのA領域とβアイソフォームのB領

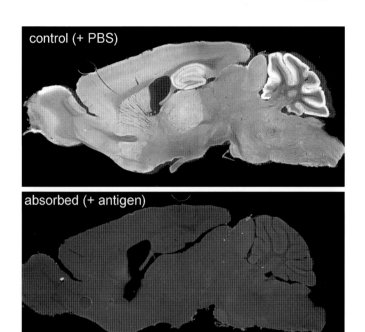

図3 抗原吸収テストによる陰性コントロールの提示

域が抗原部位であれば,「αアイソフォーム抗体に抗原Aを添加して反応が消失するが抗原Bの添加では反応は不変, βアイソフォーム抗体に抗原Bを添加して反応が消失するが抗原Aの添加では反応は不変」であることを示すことは重要な特異性検定になる.

▶ 抗原吸収テストの手順

❶ 抗体を最終使用濃度に希釈する. アフィニティー精製による濃度がわかる抗体であれば1 µg/ml前後, 濃度がわからない抗血清であれば1:1,000〜5,000希釈が通常の使用濃度である.

❷ それぞれのマイクロチューブに希釈抗体, 抗原ペプチドもしくは同量のPBSを混和して, 冷蔵庫で一晩静置する. 12,000 rpm 5分後の遠心上清を使用する.

＜GST融合蛋白による抗原吸収＞

	non-absorbed	absorbed
Antibody (1 µg/ml)	200 µl	200 µl
GST fusion protein (1 mg/ml)	0 µl	4 µl (20 µg/ml)
PBS	4 µl	0 µl

＜合成ペプチドによる抗原吸収＞

	non-absorbed	absorbed
Antibody (1 µg/ml)	200 µl	200 µl
synthetic peptide (0.1 mg/ml)	0 µl	4 µl (2 µg/ml)
PBS	4 µl	0 µl

❸ ブロッキングの後に組織切片もしくはブロット膜に上記抗体を反応させ, 同一条件で二次抗体以降の反応を行い, 検出する.

▶ 抗原吸収テストにおける抗原の過剰度

上記の混合比では, 抗体と抗原の濃度比は融合蛋白で1:20, 合成ペプチドで1:2である. 一方, 分子量は, イムノグロブリンが160000, 40残基の抗原アミノ酸を有するGST融合蛋白は31000（GST26000＋120×40）, 20残基の合成ペプチドは2400であるため, 同濃度ならイムノグロブリンとGST融合蛋白のモル比は1:5, イムノグロブリンと合成ペプチドのモル比は1:67となる. この比に濃度比をかけ合わせると, イムノグロブリンに対してGST融合蛋白は1:100, イムノグロブリンに対して合成ペプチドは1:134となる. 抗体分子の百倍のモル数の抗原

の存在により，ほとんどの部位でシグナルは消失する．しかし，組織内に高濃度に発現する特殊な細胞や領域があると，陽性反応は激減しても多少残る場合がある．

6. in situ ハイブリダイゼーションのmRNA発現パターンと免疫組織化学の染色パターンの相関性

特定の組織や領域・細胞に発現する遺伝子であれば, in situ ハイブリダイゼーションによるmRNA発現パターンと免疫組織化学による染色パターンの相関性は，特異性を考える上での重要な示唆を与える．しかし，広範な領域に同じようなレベルで発現するハウスキーピング遺伝子に対しては，このパターン比較は参考にならない．

文　　献

1) Watanabe M: Production of high-quality antibodies for the study of receptors and ion channels in brain. In "Receptor and Ion Channel Detection in the Brain—Methods and Protocols", ed. by R Lujan and F Ciruela, Humana Press, New York, pp. 3–18, 2016.

In situ hybridization の原理と基礎

菱川　善隆

Key words : *in situ* hybridization, mRNA, メチルグリーン・ピロニン Y 染色（methyl green-pyronin Y stain）, 合成オリゴ DNA プローブ（synthetic oligo-DNA probe）, 28S rRNA, チミン二量体（T-T dimer）, ジゴキシゲニン（digoxigenin）, 対照実験（control experiments）

はじめに

In situ hybridization（ISH）法は，組織切片上で特定の遺伝子発現状態とその局在を明らかにする方法である．この方法は，1）細胞個々のレベルで目的とする特定の遺伝子の局在を検出できる点，2）免疫組織化学で判別しにくい相同性の高いタンパク質（アイソフォーム）のmRNA発現の違いを区別できる点，3）分泌蛋白質が実際にどの細胞で産生されているかを明らかにすることができる点，等でPCR等の他の遺伝子検出法に比べて有用な方法論である．

本稿では，ISH法の原理と基本的な手技について解説する．

I. ISH 法の原理

ISH法の原理は，核酸塩基間の水素結合の雑種形成（ハイブリダイゼーション）能を利用して，特定の遺伝子の局在を検出するものである．DNAはアデニン（A），グアニン（G），チミン（T），シトシン（C）の四塩基から構成されている．またRNAはA, G, C及びTの替わりのウラシル（U）から構成されている．核酸塩基間においては，Aに対してTあるいはUが，Gに対してはCが相補的であり，それぞれ二本および三本の水素結合により複合体を形成する．これらの核酸分子は，例えば沸騰させたりすると変性して1本鎖化するが，徐々に温度を下げることにより，一本鎖化した2本の核酸分子が相補的な塩基間で再度二本鎖化される．この特徴的な性質を用いて核酸分子を組織切片上で検出する方法論がISH法である[1-4]．

具体的には，標的とするmRNAなどの塩基配列に相補的な塩基配列をもつDNAあるいはRNA（プローブ：探索子）を作製し，組織切片上で適当な条件下で反応させて，プローブと検出したい核酸の両鎖を二本鎖の安定な分子雑種として形成（ハイブリダイゼーション）させて，免疫組織化学等を用いてシグナルを視覚化する（図1）．

II. ISH 法の実験準備

1. 基本的注意点

様々な手引書等で解説しているが[1-4]，実験中には，実験器具あるいは試薬類を含めて，常時ゴム手袋を使用し，直接，器具等を素手で触らないこと．RNA分解酵素であるリボヌクレアーゼ（RNase）が，汗などに豊富に含まれており簡単には失活しないためである．ガラス器具は240°Cで4時間の乾熱処理を行い，可能な水溶液はオートクレーブ処理（120°C，20分）を行う．実験に使用する水に関しては，mili-Q等逆浸透膜を通したいわゆる「純水」なら特に問題はなく，0.2%（v/v）ジエチルピロカーボネート（DEPC）溶液処理は不要である．教室では「純水」を更にオートクレーブしたDDWを実験に使用している．

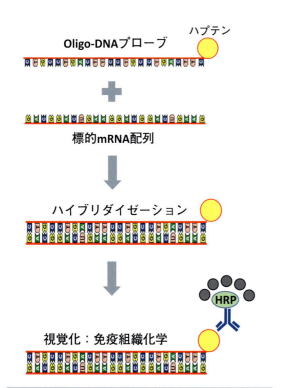

図1 免疫組織化学的ISH法の原理
標的とするmRNAに相補的な核酸配列をもつオリゴDNAを合成し，その末端をチミン二量体やジゴキシゲニン等のハプテンで標識しプローブとする．ついで組織切片上で in situ（その場で）雑種形成（hybridization）を行わせて，最終的にHRP標識等の抗ハプテン抗体を用いて免疫組織化学的に視覚化する．

2．試料の選択と固定

試料としては，培養細胞，凍結切片，パラフィン切片などが利用可能であるが，それぞれの特徴を理解した上で実験目的にそった適切な試料を選択する事が大切である．

具体的には，培養細胞を用いる場合には，mRNAの保存が良好であり細胞単位での発現量の測定が可能であるが，プローブの浸透性を上げるためにTriton X等による前処理が必要な場合がある．新鮮凍結切片ではプローブの浸透性は良好で高感度であるが，mRNAの消失に注意が必要である．パラフィン切片では，前述の試料に比較して，形態の保存状態が良好で高解像力が期待でき，ブロックの保存も簡単であるが，検出感度が若干下がる点に注意が必要である．本稿では，初心者でも取り扱いが容易で一般的な組織標本に頻用されているパラフィン切片を用いた実験手技を中心に解説する．

ISH法に限らず組織化学実験をおこなう場合には，試料作製に細心の注意を払って丁寧に行うことが大切である．いい加減な組織採取や固定は，その段階で既に実験終了ということになりかねない．実験手技自体がいかに上手であっても，mRNAが組織切片に存在しない場合は，検出することは当然無理である．

私たちは4%パラホルム/PBS（4% PFA/PBS：作製法は各種試薬調整法を参照）を固定液として用いて浸漬固定を行っている．必ずしもこの固定液と固定法が最善というわけではないが，汎用性が高く，固定液の作製と固定時間に注意すれば初心者でも十分なクオリティをもつ組織切片が作製可能である．

3．試料採取と固定時の注意点

組織の取り扱いは丁寧にする．可能な限り愛護的に尚且つ迅速に取出す．組織の大きさは1×1 cmまでで，厚さは数ミリ程度にする．切り出しには両刃の剃刀を半分にして先を折り（図2A），組織を両端からすばやく切るようにすれば組織を挫滅せずに切り出せる（図2B）．固定液を正確に作り，また古くなったものを使わない（4% PFA/PBSなら1か月程度）．組織は，15 mlあるいは50 mlのチューブに固定液と共に入れて一晩浸漬する．

【実験のポイント】　組織全体に均一に固定液を浸透させるために，固定時には振盪器等を用いて，ゆっくり試料を動かす．

4．薄切時の注意点

ミクロトームを専用にできればよいが，高価であり現実的ではないので使用前にエタノールで周辺部をきれいに拭く．ただしピンセットや筆等の薄切用具はISH専用にする．パラフィン切片を伸展させるときの水はDDWを使い，容器は乾熱滅菌したガラスシャーレを用いる．薄切後の切片は伸展器にアルミホイルを敷いてその上で乾燥させ，できるだけ不要なRNase等の混入を防ぐ．切片の厚さはパラフィン切片では通常の5〜6 μmで十分である．（図3A, B）

得られた切片は操作途中での脱落やはく離を防ぐためにシラン処理をしたスライドグラスに拾う．このコーティングスライドは市販されているが，簡単

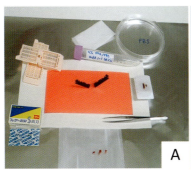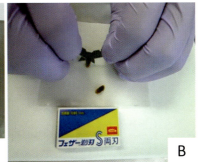

図2　試料採取について
　（A）試料作製の準備．（B）組織の切出し．両刃を半分に折り先端をとがらせて組織を適当な大きさに分割する．

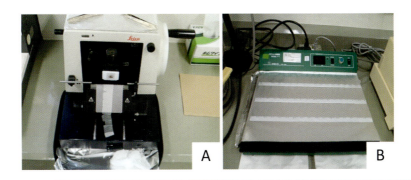

図3　薄切時の注意点
　（A）ミクロトーム周囲を掃除して，できるだけきれいな状態で薄切する．薄切時のピンセットや筆類は専用のものを使う．（B）薄切切片の伸展はアルミホイルの上で行う．

表1　シランコートスライド作成法

❶ 3-アミノプロピルトリエトキシシラン（Sigma A-3648）をアセトンで2%（v/v）に希釈する
❷ スライドグラスを上記溶液に浸漬する（室温，10秒）
❸ アセトンに浸漬する（室温，1分，3回）
❹ ドラフト内で風乾する

注）操作はドラフト内で行う．
注）乾燥した後，パラフィルムに包んで保存する．

に自前でシラン処理ができる（表1）．コスト的にも大量に使用する場合には有用である．

5. プローブの種類と選択

　プローブの種類にはcDNA，RNA，オリゴDNAなど様々なものがあり，それぞれ利点と欠点がある．取り扱いのしやすさを考えると，初心者には特にオリゴDNAプローブをお勧めする．各種プローブを用いたISH法の実際については，次稿の実践編で詳しく記載されているが，いずれのプローブにおいても特にプローブの分子雑種の安定性の検討が最も重要となる．

6. 標識の選択

　標識としては，放射性と非放射性の2種類があるが，近年，その安全性と簡便さから非放射性標識が主流となっている．本稿では非放射性標識を中心に解説する．
　非放射性プローブの標識物は，一般に，ビオチン，ジゴキシゲニン，チミン二量体などの抗原性物質が使用されているが，それぞれに利点と欠点がみとめられる[1,2]．現在，その中でビオチンやジゴキシゲニンが頻用されている．ビオチンは検出法が多彩であ

るが，内因性ビオチンの問題を避けることはできない．一方で，過剰なジゴキシゲニンでの標識は，組織や細胞の疎水性成分と非特異的結合を増大する（すなわち非特異的染色がおこりやすい）ことに注意が必要である．これらの生化学的標識法に共通する欠点としては，適当量の標識物を標識操作のたびに安定的にプローブに常に標識できない点と標識後の精製操作過程での回収率と純度のバラツキが生じる点が上げられるが，現在では比較的安価に標識プローブが手に入るので，初心者は多少費用がかかっても標識したプローブを発注することをお勧めする．

一方で，これらの問題点を意識して長崎大学大学院小路武彦教授が開発したのがチミン二量体法である[1,2,5]．標識法として生化学的標識法と最も異なる点は，紫外線（λ＝254 nm）照射によりDNAそのものをハプテン化するもので，ハプテン化反応中に不必要な物質の混入がなく，標識後のプローブの精製も不要であり，精製度や回収率の実験毎のフレを回避することができ，常に一定の標識率のプローブを用いることができるために結果の再現性も高くなる．具体的には5′と3′にATTの繰り返し配列を加えて，その部分を紫外線でチミン二量体化してハプテンとして使用する．標識操作自体は非常に簡単でUVクロスリンカー等で10,000 J程度の紫外線照射をすることでチミンがダイマー化する．私たちは，チミン二量体とジゴキシゲニンを標識として適宜使用している．

さらに，シグナルを蛍光標識する選択も考えられる．ただし，蛍光シグナルは，ある一定の時間とともにシグナルの減少の問題はさけられず，また，非特異的反応との区別の点で初心者には判断しにくく，少なくとも各種条件設定を行うに当たっては，ジゴキシゲニンやチミン二量体を使い，実験の再現性を確認したうえでISH法を行うべきである．

7．RNAの保存量の評価

ISHを行う前に，使用する組織試料でのRNA保存量を検討する必要がある．特に，手術切除標本でのパラフィン切片は組織の大きさや固定時間，固定方法によりRNA保存量が異なる場合が多いことから，必ず目的とする組織切片でのRNA保存状態を確認しておくこと．特に組織の過固定等によりRNAの保存状態が不良の場合があるので注意を要する．

このRNA保存量を検討するために，メチルグリーン/ピロニンY染色（武藤化学，表2，図4）を推奨する．図4Bのようにショッキングピンクに染色されればほぼ充分量のRNAが保存されていると考えられる．しかしRNAの保存度が高いことが必ずしもISH法によるシグナル検出レベルの高さを反映しないことを認識しておく必要もある．例えばグルタル

表2　メチルグリーン・ピロニンY染色法

❶　脱パラ操作後，PBS，DDWで洗浄
❷　切片の周囲を軽く拭いてメチルグリーン・ピロニンY液（武藤化学）を，切片全体を覆うように滴下する．その後室温で30～60分間反応させる
❸　蒸留水でさっと洗浄する（1秒間）
❹　60℃で完全に乾燥させる（約30分）
❺　キシレンにスライドを浸漬し封入する

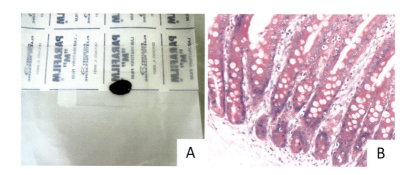

図4　メチルグリーン・ピロニンY染色
（A）切片全体を覆う程度の染色液をのせて30分から1時間反応させる．（B）4% PFA/PBS固定マウス小腸パラフィン切片におけるRNA局在検討．メチルグリーン・ピロニンY染色でRNAがピンクの呈色として特異的に染色されている．

アルデヒド等で強力に固定された組織では確かにRNAの保存度は高いがその雑種形成能力は極端に低くなる.

しかしながらこの染色法は，雑種形成能力まで評価できるものではなく，実際のISH法においては，ハイブリダイゼーション可能なRNA保存度の評価に有用な28S rRNA検出系（5′-TGCTACTACCACCAAGATCTGCACCTGCGGCGGC-3′）を用いた組織切片上でのRNA保存評価システム[5,6]による検討が必須である.

8. プローブの評価

ISH法を行う前に，実際に作製したプローブがどの程度雑種形成能力を持つか，或いは標識率についてフィルターを用いて検討する必要がある．詳細については他書を参照のこと[1,2].

IV. 実際のISH法の操作手順

具体的な操作法について基本的なプロトコール（表3）で説明する．使用する試薬の作製法については表4を参照のこと.

1. 実験台の準備（図5）

専用の場所を確保し，アルミホイルを実験台に敷き，その上にパラフィルムを適当な長さに切り，内側を「きれい」として各種実験操作を行う．以降の実験は特に記載しない限り室温で行う.

2. 切片の準備

結果の再現性を担保するために，アンチセンスプローブ検出用2枚，センスプローブ検出用2枚，陽性

表3 ISH法プロトコール（パラフィン切片の例）

ステップ
① 脱パラ：トルエン浸漬（5分，4回），100%〜70%エタノール浸漬（各5分），PBS浸漬（5分，3回）
② 除蛋白：0.2 N塩酸（室温，20分），DDW洗浄，PBS（室温5分）
③ 除蛋白：プロテイナーゼK/PBS処理（10〜200 µg/ml, 37℃, 15分）
④ 洗浄：PBS洗浄（室温，5分，3回）
⑤ 後固定：4% PFA/PBS（室温，5分）
⑥ アルデヒドの中和：PBS洗浄，2 mg/ml グリシン/PBS浸漬（室温，15分，2回）
⑦ プレハイブリダイゼーション：DDW洗浄，40%脱イオン化ホルムアミド/4×SSC浸漬
⑧ ハイブリダイゼーション：ハイブリダイゼーション溶液（25 µl）添加.
　（モイストチャンバー内，37〜42℃，一晩反応）.
⑨ 洗浄：2×SSC, 50%ホルムアミド/2×SSC洗浄（37℃, 1時間，5回）
⑩ 洗浄：2×SSC（室温，15分，2回），PBS洗浄
⑪ ブロッキング反応
　抗チミン二量体抗体：500 µg/ml 正常マウス IgG/5% BSA/100 µg/ml サケ精巣DNA/100 µg/ml 酵母 tRNA/PBS（30〜35 µl/スライド）.
　抗ジゴキシゲニン抗体：500 µg/ml 正常シープ IgG/5% BSA/100 µg/ml サケ精巣DNA/100 µg/ml 酵母 tRNA/PBS（30〜35 µl/スライド）.
　（モイストチャンバー内，室温，1時間）
⑫ 抗体反応
　チミン二量体標識：HRP標識マウスモノクロナール抗体（抗チミン二量体抗体）を5% BSA/100 µg/ml サケ精巣DNA/100 µg/ml 酵母 tRNA/PBS 溶液を用いて80倍希釈.
　ジゴキシゲニン標識：HRP標識シープポリクロナール抗体（抗ジゴキシゲニン抗体）を5% BSA/100 µg/ml サケ精巣DNA/100 µg/ml 酵母 tRNA/PBS 溶液用いて200倍希釈.
　抗体添加（30〜35 µl）（モイストチャンバー内，室温，一晩）
⑬ 洗浄：0.075% Brij L23/PBS（室温，15分，4回），PBSで洗浄
⑭ 発色：0.5 mg/ml 3,3′-ジアミノベンジジン4塩酸（DAB）/0.025% $CoCl_2$/0.02% $NiSO_4(NH_4)_2SO_4$/0.01% H_2O_2/0.1 M リン酸ナトリウム緩衝液（pH 7.5）溶液浸漬（5〜7分），DDW洗浄，流水.
⑮ 洗浄・脱水：蒸留水で洗浄後，通常のアルコール・キシレン系列で脱水・封入

表 4　各種試薬調整法

4% パラホルムアルデヒド /PBS（pH 7.2）
❶ ドラフト内で操作する
❷ 1,000 ml ビーカー（乾熱滅菌済み，専用にする）を用いる．
❸ 約 800 ml のミリ Q 水（DDW）を 50〜60℃ にあたためる．
❹ パラホルムアルデヒド（Merck 104005）を 40 g 加える．
❺ ホットスターラー上で保温・攪拌しながら 1 N NaOH を数滴（最大で 1 ml 程度；アルカリ条件下ではホルムアミドはギ酸とメタノールに変化するので不必要に加えない）いれて，さらに攪拌する（30 分以内に完全に溶ける）（温度は 60℃ を超えないように注意する）．
❻ 溶解後は直ちに氷冷する．
❼ 100 ml の 10×PBS を加えて pH を 7.4 に調整する．
❽ 最終的に DDW で 1,000 ml とする．（濾過等の処理は必要ない）
注）4℃ で保存して 1 か月以内で使用．

0.2 N 塩酸
240 ml の DDW に 4 ml の 35〜37% 塩酸を加える．
注）逆に濃塩酸に DDW を加えることは決してしないように注意する．

プロテイナーゼ K（Wako 166-14003）
DDW で 10 mg/ml，1 mg/ml 等の濃度に希釈したストック溶液（1 ml）を作製し −20℃ で保存しておく．
注）10 mg/ml 以上の高濃度の場合は完全に溶けない場合があるので注意を要する．

20×SSC（standard saline citrate）（pH 7.0）
❶ 20×SSC 専用にしたビーカーに DDW をおよそ 700〜800 ml 入れて，その中に NaCl 175.3 g + trisodium citrate dehydrate（Wako 191-01785）88.2 g を加えて攪拌する．
注）この時試薬は少しずつ加える．
❷ ゆっくり加熱しながら約 30 分程度攪拌すると完全に溶解するので，その後 DDW を加えて 1,000 ml とする．
❸ 最終的に 1 N 塩酸で pH を調整する（約 600〜800 µl 加える）．
注）オートクレーブで滅菌してから使用する．

脱イオン化ホルムアミド
50 ml のチューブにレジン（Bio-Rad，AG-501-X8 142-6425）2.5 g をいれてその中にホルムアミド（ナカライテスク 16345-65）をいっぱいまで満たす．遮光して 30 分程度攪拌することで脱イオン化ホルムアミドができる．その後アイスボックスで 10 分程度置くとレジンが沈むので上清を用いる．これは作り置きをしないこと．必ず当日に作る．

10 mg/ml 酵母 tRNA
酵母 tRNA（Sigma R-9001）を 8 ml の TE バッファーで全量希釈する．

100×Denhardt's 溶液
Ficoll 400（Pharmacia 17-0300-10）2 g，Polyvinylpyrrolidone（Sigma 81430）2 g，BSA（Sigma A-7030）2 g に DDW を加えて 100 ml とする．

50% 硫酸デキストラン
硫酸デキストラン（Sigma D-8906）50 g に DDW を加えて 100 ml とする．

0.075% Brij L23/PBS 溶液
PBS 500 ml に Brij L23（Sigma B-4184）1.25 ml を加える．Brij L23 は粘調なので加えるときに注意を要する．

1 M リン酸ナトリウム緩衝液（pH 7.5）
1 M Na_2HPO_4 ｛179 g の $Na_2HPO_4 \cdot 12H_2O$（Wako 196-02835）を DDW で溶かし 500 ml とする｝と 1 M NaH_2PO_4 ｛78 g の $NaH_2PO_4 \cdot 2H_2O$（Wako 192-02815）を DDW で溶かして 500 ml とする｝を約 3：1 から 2：1 の割合で混和して pH を調節する．
注）室温に保存するが，冬など気温が寒いときには結晶化するので，その場合は 37℃ 程度で湯煎して完全に溶解してから使う．

1% $CoCl_2$ 溶液
$CoCl_2 \cdot 6H_2O$（Wako 030-03685）0.92 g を DDW で溶かし 50 ml（遠沈チューブ）とする．周囲をアルミホイルで遮光して室温で保存する．

1% $NiSO_4(NH_4)_2SO_4$ 溶液
$NiSO_4(NH_4)_2SO_4 \cdot 6H_2O$（Wako 104-01015）0.69 g を DDW で溶かし 50 ml（遠沈チューブ）とする．周囲をアルミホイルで遮光して室温で保存する．

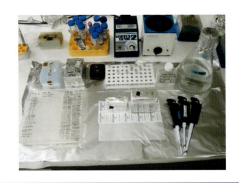

図5 実験台の準備
ISH用の実験台の準備．アルミホイルを実験台の上に敷き，パラフィルムを約30 cmの長さに切ってその内側を「きれい」として実験操作を行う．基本的にすべての操作はこの上で行う．専用のピペットを用いること．

コントロールである28S rRNA検出用に1枚の合計5枚を一セットとして準備する．できれば連続切片であることが望ましい．

【実験のポイント】 ISHに関しては一つの実験で最大20枚（4組）までで行うこと．それ以上の枚数で行っても染色性のムラ等がおこりやすく再現性を担保できない場合が多いので，おすすめしない．

3. 実験操作
前処理
ステップ1：脱パラフィン
パラフィン切片は60°Cで30分から1時間程度暖めてから脱パラフィン操作を行う．パラフィンに溶けているプラスチックスを完全に溶解させるために，私たちの教室ではキシレンの代わりにトルエンを用いている．不完全な脱パラフィン操作では微細な染色ムラが生じることがある．当然，この操作はドラフト内で行うことが必要である．脱パラ系列はISH専用に準備する．

ステップ2：塩酸処理
0.2 N塩酸で20分処理を行う．核酸と静電気的に親和性のあるRNaseやヒストン様塩基性蛋白質を標本から除去する一種の除蛋白操作である．この処理により特に塩基性蛋白に由来するプローブ核酸との静電気的非特異的反応を下げることができる．

【実験のポイント】 塩酸が切片上に残らないようにDDWを染色壺の上部まで入れて洗浄する．12 Nの塩酸を希釈する場合注意が必要．

ステップ3：蛋白質分解酵素処理
除蛋白操作の一つで標的核酸を露出させることを目的とする必須の処理である．良好なシグナルを得ることができるかどうかの，最大のポイントの一つである．私たちはプロテイナーゼK（PK）を使用している．PBSに溶解して1〜200 μg/ml，37°C，15分処理する．処理用液は，使用30分前から37°Cでプレインキュベーションする（図6A）．混入が疑われるRNaseやDNaseをあらかじめ自己消化させるためである．タンパク質分解酵素処理の至適条件は，固定状態や試料の種類，臓器により異なり，28S rRNAシグナルを指標として至適化する．我々の経験上，小腸や子宮では10〜20 μg/ml，肝臓では50〜100 μg/mlを目安に検討している（図7）．

【実験のポイント】 ISHの成功のための最大のポイ

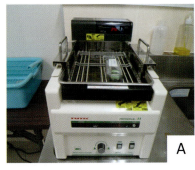 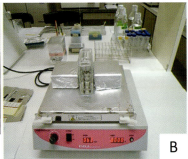

図6 酵素処理と洗浄操作
（A）恒温槽でのPK処理．あらかじめ37°Cに温めた恒温槽にPBS入りの染色瓶を入れて準備しておく．（B）水平振盪器で洗浄を行う．免疫組織化学でも使用する．

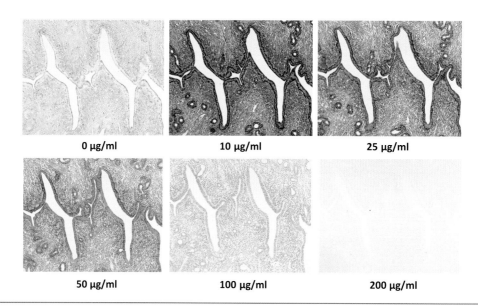

図7　PK処理の至適条件の検討
4% PFA/PBS固定マウス子宮パラフィン切片における28S rRNAに対するISH法を行ったもの．PK濃度を0〜200 µg/mlで条件設定を行った．PK濃度が10 µg/mlの時にRNAが黒色の呈色として強く認められる．200 µg/mlでは組織が融解してしまって全く染まらない．

ントの一つとなる．反応時間を厳守すること．37℃に設定したウォーターバスにあらかじめ（脱パラ操作開始の頃）PBS（100 ml）を乾熱済みの染色壺に入れて暖めておく．PKは，0.1 mg/ml，1 mg/ml，10 mg/mlの濃度で予め−20℃でストックしておき（それぞれ1 ml），使用時にアイスボックスのクラッシュアイス上で融解する．例えばPK濃度を100 µg/mlで実験する場合は，10 mg/mlでストックしておいたPK溶液1 mlを染色壺のPBS（100 ml）に加える．PK活性はロットや試薬会社により異なるため，慎重な取り扱いが必要である．私たちはWako 166-14003を使い良好な結果を得ている．また凍結，融解により活性低下が生じるため一回の実験ごとに必ず使い捨てる．

ステップ4：洗浄

水平振盪器の上で洗う（図6B）．適度な速さで回転させる．

ステップ5：後固定

4% PFA/PBSで室温，5分浸漬する．この処理により緩んだ組織を再固定し以降の操作過程におけるRNAの流出を抑える．その後PBSで5分，3回洗浄する．

【実験のポイント】　染色バスケットいっぱいまで浸かるようにする．4% PFA/PBSは周囲をアルミホイルで遮光した専用の染色壺に入れて冷蔵庫で保存し，実験開始前に室温に戻しておくこと．

ステップ6：反応性アルデヒドの中和

2 mg/mlグリシン/PBSで室温，15分，2回浸漬する．これによりスライド上に残存する反応性アルデヒドを中和する．グリシン（Wako 077-00735）．

【実験のポイント】　最初の処理では染色壺いっぱいまで満たしスライド上のアルデヒドを完全に中和する．2回目の処理は組織切片がつかる程度で十分である．

ステップ7：プレハイブリダイゼーション

一般的には40%ホルムアミド/4×SSCに室温で30分以上浸漬する．ホルムアミドは脱イオン化して用いる．

【実験のポイント】　脱イオン化のために50 mlのチューブにレジンを2.5 g入れ，その中にホルムアミドをチューブ一杯に満たし，アルミホイルで遮光してから振盪器でゆっくり混ぜることで脱イオン化をする．その後，緑色のレジンがチューブの中に残っていることを確認し（脱イオン化に使われたレジン

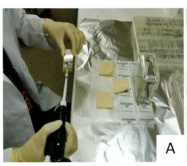
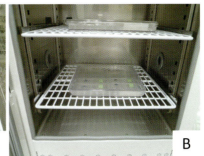

図8　ハイブリダイゼーション
　（A）ハイブリダイゼーション溶液をピペットチップの先を上手に使ってよく混ぜる．（B）モイストチャンバーは周囲をテープで密閉し，ドライオーブン内に入れる．温度計でオーブン内の温度チェックを行うこと．

表5　ハイブリダイゼーション溶液の組成（200 ml）（40%ホルムアミドの場合）

1 M Tris/HCl（pH 7.4）	2.0 μl
5 M NaCl	24.0 μl
0.2 M EDTA（pH 7.4）	1.0 μl
脱イオン化ホルムアミド	80.0 μl
100×Denhardt溶液	2.0 μl
10 mg/ml 酵母 tRNA	5.0 μl
10 mg/ml サケ精巣 DNA	2.5 μl
50% 硫酸デキストラン	40.0 μl
50 μg/ml プローブ（最終濃度 1 μg/ml の場合）	4 μl
10 mM Tris/HCl － 1 mM EDTA（pH 7.4）	39.5 μl
計	200 μl

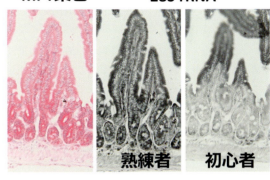

図9　ISH法の経験の有無による発現性の違い
　ISH法を熟練者と初心者が同時に行った場合のマウス小腸での28S rRNAの検出の違いを示す．熟練者が行った場合，小腸上皮がMPY染色と同じ程度に黒色に発現がみられるのに対し，初心者の場合は染色性にあきらかにムラが認められる．ハイブリダイゼーションの時の組織切片上での混ぜ方が十分でないことが最大の原因と考えられる．

は黄色に変色する），アイスボックスに立てておく．しばらく静置してレジンが下に落ちた状態になったら使用する．

ステップ8：ハイブリダイゼーション

　ハイブリダイゼーション溶液の組成については表5参照のこと．ホルムアミド濃度，硫酸デキストラン濃度及びプローブ濃度は状況により適切な濃度を用いる．合成オリゴDNAをプローブとして用いる場合でも，分子内に相補的配列があることが予想されるので，使用前に一本鎖化操作として，5〜7分間沸騰浴を行い氷水で急冷してから用いる．一切片あたり20〜30 μlのハイブリダイゼーション溶液を添加し，よく混ぜる（図8A）．切片は，モイストチャンバー内（ハイブリダイゼーション溶液に用いるホルムアミド濃度と同じ濃度の溶液で飽和）に入れて，ドライオーブン内で37〜42℃，一晩反応させる（図8B）．

【実験のポイント】　硫酸デキストランが入っているので溶液自体が非常に粘調である．このため，ピペットチップの先を使ってよく混ぜ合わせる（少なくとも40回以上混ぜている）．この操作を丁寧にしないと，染色ムラや結果の再現性に大きく影響するので非常に重要な操作である．この操作で初心者と熟練者の違いがでやすい（図9）．

【実験のポイント】　ハイブリダイゼーション溶液を50 μlなどに増やすと再現性に問題が出てくるので，むやみに量を増やさない事．むしろ25〜30 μl程度で反応できる切片の大きさにすべきである．臨床材料

などでかなり大きな切片の場合は，予め必要な部位以外はトリミングしておく．

【実験のポイント】 切片は，ハイブリダイゼーション溶液と同じ濃度のホルムアミドを入れて飽和させたモイストチャンバー（Nuncプラスチック角型デッシュ）を用い周囲をマスキングテープで密閉して反応させる．この操作を行うことでカバーガラス等による乾燥防止処置は必要なくなる．

【実験のポイント】 恒温器は通常のドライオーブンを使っているが，中に温度計を入れて一定の温度である事を確認する．しばしばデジタル表示された温度と内部の温度が違う場合があることに注意．

ステップ9・10：洗浄

水平振盪器を用いて2×SSCや50%ホルムアミド/2×SSC等で，37～42℃で1時間ずつ5回洗浄する．洗浄温度はTm値により可変だが，基本は37℃である．未反応のプローブを組織標本から除去し相補性の低い分子雑種を解離させ，結果として非特異的呈色を減少させるために，洗浄操作は重要である．

ハイブリダイゼーションに用いた条件よりもやや stringencyが高い条件で洗浄を行う．具体的にはホルムアミド濃度を40%から50%に上げる，塩濃度を0.5×SSCに下げるなどの条件を用いて洗浄する．この際に表面活性剤である0.075% Brij L23（Sigma B4184）を添加して洗浄すると効率があがることがある．最終的に2×SSC及びPBSで洗浄してホルムアミドを除く．尚，洗浄につかうホルムアミドはハイブリダイゼーションに使う高価なものである必要はなく試薬特級（Wako 068-00426）で十分である．また脱イオン化も必要ない．

【実験のポイント】 洗浄条件の設定は，最初は塩濃度を高めに設定し2×SSC（37℃，1時間，5回洗浄）から次第に低下させて決定するとよい．非特異的反応を落とすのは簡単だが，弱いシグナルを増強するのは困難である．また標識にジゴキシゲニンを用いる場合，ホルムアミドの使用により極端にシグナルの消失が起こることがあるので注意を要する．

ステップ11～15：免疫組織化学

通常の酵素抗体法を行っており標識酵素としてはHRPを使用している．発色操作については表6を参照のこと．この過程は通常の免疫組織化学であり，シグナルの検出法には多様な選択が可能であり，直

表6 発色操作

❶	蒸留水 90 ml をビーカーに入れる（アルミホイルで遮光する）
❷	DAB 50 mg をビーカーに入れてスターラーで攪拌し完全に溶解するのを確認する
❸	1 M リン酸ナトリウム緩衝液を 10 ml 加える[注]
❹	1% $CoCl_2$ 溶液を 2.5 ml ゆっくりと加える（20回くらいに分けて滴下して反応させる）
❺	1% $NiSO_4(NH_4)_2SO_4$ 溶液を 2.0 ml 同様にゆっくりと加える
❻	31% 過酸化水素を 33 μl 使用直前に入れる

注）1 M リン酸ナトリウム緩衝液が結晶化している場合は暖めて完全に再溶解させてから使用する．

接法と間接法が可能であるし，また蛍光抗体法も可能である．チミン二量体法の場合にはHRP標識マウス抗チミン二量体モノクローナル抗体（協和メデックス）を用いて検出しており，ジゴキシゲニンの場合にはHRP標識ヒツジ抗ジゴキシゲニン抗体（ロッシュ）を利用している．

【実験のポイント】 発色液のチェックを必ず行う．発色液の不備あるいは標識酵素の失活等を確認するために，HRP標識であればその残存抗体液に発色液を入れて呈色するかどうかを必ず行う．

【実験のポイント】 DABを用いての発色時間は5分から7分で行うこと．発色が弱いからといって，例えば20分，30分と反応時間を延ばす事は非特異的反応を増強するだけであり意味をなさない．

【実験のポイント】 標識抗体の濃度を実験ごとに変えない事．これも実験の再現性に問題が出てくる．

V. 結果の評価

ISH法での実験では得られたシグナルが本当に正しいかどうかについての詳細な検討が必要となる．実は，この評価が初心者には一番難しい点でもある．陽性シグナルの検出は基本的にアンチセンスプローブとセンスプローブのシグナルとの比較，即ちシグナル/ノイズ比を検討することで目的とするmRNAの発現を評価する．

以下に対照実験の詳細について28S rRNAプローブを用いて示す（図10）．

In situ hybridization の原理と基礎   145

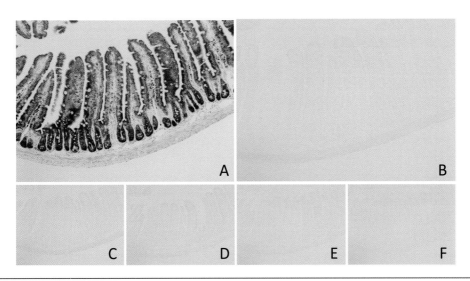

図10 対照実験
正常マウス小腸で，28S rRNAの検出を行ったもの．(A) ジゴキシゲニン標識の28S rRNAに対する相補的なプローブ（アンチセンス）を用いた．細胞質並びに核小体が黒色に認められる．(B) 標識センスプローブでは染色はほとんど見られなかった．(C) 競合阻害実験として，モル比で50倍の非標識のアンチセンス合成オリゴDNA処理や(D)中和実験として，同量の非標識のセンス合成オリゴDNA処理により28S rRNAシグナルは消失した．(E) RNase処理でシグナルは消失した．(F) アンチセンスプローブを入れない場合にはシグナルは検出されない．

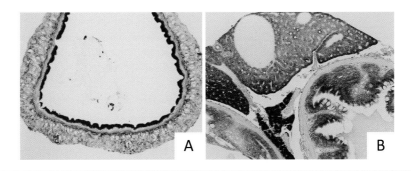

図11 クルマエビとゼブラフィッシュでの28S rRNA検出
(A) クルマエビの腸管並びに (B) ゼブラフィッシュの肝臓，膵臓，腸管に発現が認められた．この28S rRNA検出プローブは哺乳類から魚類まで幅広く用いることができる．

1. 陽性対照

28S rRNA検出系を陽性コントロールとして毎回用いる（図10A，図11）．さらにタンパク質分解酵素処理等の前処理条件の至適化や，毎回の実験の陽性対照として，また試料間での特定の遺伝子発現程度を比較検討する際にも大変有用である．また，遺伝子発現量に関して，画像解析システムを用いた半定量的解析でも発現量基準として使うことができる[7-9]．さらに，28S rRNA検出系に用いているこの配列部位は，哺乳類はもとより多様な生物種で遺伝的に完全に保存されており，実際に車エビやゼブラフィッシュでも使うことができる非常にユニークな配列である（図11A，B）．

2. 陰性対照

様々な生体高分子が共存する組織細胞標本を解析対象とする組織細胞化学ではシグナルの特異性の検定が必要で，このための以下の対照実験（特にセンス鎖）は必須である．

3. センス鎖の使用

得られたシグナルが塩基配列特異的であることを示すためにセンス鎖をプローブとして実験毎に用いる（図10B）．しかしながら，必ずしも最善の陰性対照とはならないことを認識しておく必要がある．

ISH結果の再現性が確認された上で，シグナルの特異性について評価を行う必要がある．

4. 競合阻害実験

塩基配列特異性を示すには，アンチセンスプローブと同じ配列を持つ標識されていないオリゴDNAの過剰量存在下（例えばモル比で50〜100倍量）でシグナルが激減ないしは消失するが，同一でないDNAの存在下では呈色に変化がないことを示す競合阻害実験（図10C）を行う．また，同時に過剰量の非標識センスプローブを添加してシグナルの消失を確認する中和実験も行う（図10D）．更に，理論的に過剰にstringentな条件でのハイブリダイゼーション後の洗浄により，シグナルが予想通り激減することを示すのも一法である[1,4]．

5. RNase処理実験

シグナルがRNA由来であって，DNA或いはタンパク質との反応によるものではないことを確認する．具体的には，タンパク質分解酵素処理終了後，RNase（100 μg/ml）で37℃，60分間処理する．その後PBSで洗浄し4% PFA/PBSによる後固定操作に入る（図10E）．

6. トラブルシューティング

トラブルとその原因・対処法については，次稿で詳細に記載する．この種の実験では再現性が非常に重要であり，再現性の獲得にはある程度の操作上の熟練を要する．適切なトラブルシューティングにはISH法に関する実践的経験の蓄積が必要であり，従って周囲の熟練者に相談するのが一番早いのも事実である．

おわりに

ISH法の原理と基本的な方法について解説した．現在では，様々なキット製品が出ているが，基本的な手技を理解した上で用いることが肝要であることを最後に記しておきたい．

文　献

1) 小路武彦（編）：In situ hybridization技法．学際企画，東京，1998．
2) Koji T (ed) : Molecular Histochemical Techniques (Springer Lab Manuals). Springer-Verlag, Heidelberg, 2000.
3) 菱川善隆：In situ hybridization法—基礎編．組織細胞化学2017（日本組織細胞化学会編），pp. 159–169, 2017.
4) 小路武彦：In situ hybridizationの原理と実際．組織細胞化学2016（日本組織細胞化学会編），pp. 67–78, 2016.
5) Koji T, Nakane PK: Localization in situ of specific mRNA using thymine-thymine dimerized DNA probes: Sensitive and reliable non-radioactive in situ hybridization. Acta Pathol. Jpn. **40**: 793–807, 1990.
6) Yoshii A, Koji T, Ohsawa N, et al.: In situ localization of ribosomal RNAs is a reliable reference for hybridizable RNA in tissue sections. J. Histochem. Cytochem. **43**: 321–327, 1995.
7) Tamaru N, Hishikawa Y, Ejima K, et al.: Estrogen receptor-associated expression of keratinocyte growth factor and its possible role in the inhibition of apoptosis in human breast cancer. Lab. Invest. **84**: 1460–1471, 2004.
8) Choijookhuu N, Sato Y, Nishino T, et al.: Estrogen-dependent regulation of sodium/hydrogen exchanger-3 (NHE3) expression via estrogen receptor β in proximal colon of pregnant mice. Histochem. Cell Biol. **137**: 575–587, 2012.
9) Ueyama T, Sakaguchi H, Nakamura T, et al.: Maintenance of stereocilia and apical junctional complexes by Cdc42 in cochlear hair cells. J. Cell Sci. **127**: 2040–2052, 2014.

In situ hybridization の実践

柴田　恭明

Key words：*in situ* ハイブリダイゼーション（*in situ* hybridization），mRNA，メチルグリーン・ピロニンY染色（methyl green-pyronin Y stain），合成オリゴDNAプローブ（synthetic oligo-DNA probe），RNAプローブ（RNA probe），28S rRNA，チミン二量体（T-T dimer），ジゴキシゲニン（digoxigenin），トラブルシューティング（troubleshooting），miRNA

はじめに

多様な細胞集団からなる組織内で分子局在を同定するに当たり，蛋白レベルでは免疫組織化学法，核酸レベルでは *in situ* ハイブリダイゼーション法（ISH）が用いられる．免疫組織化学法はほとんどの研究室で行われていることもあり，取り付き易く考えられがちである．しかしながら抗体が認識するエピトープの3次元構造は免疫組織化学法，免疫沈降法，ウェスタンブロット法，ELISA法等，手法間のみならず，同じ免疫組織化学法でもパラフィン切片と凍結切片では異なる場合が多い．抗原賦活化が必要な抗体が多くなったことに加えて，標的分子がホモロジーの高いファミリーに属する場合，他の分子との交叉問題も生じるため，現在では分子の局在を免疫組織化学的に報告する場合には極めて慎重な対照実験が求められる[1]．

一方取り付き難そうな印象のISHであるが，プローブも標的も全て核酸である．免疫組織化学法のように，標的によって前処理を検討する必要がない．陽性対照，陰性対照プローブも自分でデザイン可能である上，合成オリゴプローブは極めて安価である．技術を習得してしまえば，免疫染色の結果の裏付けにも威力を発揮する．

本稿では，主として合成オリゴプローブを用い，mRNAを標的としたISHの立ち上げから標的シグナルの検出まで，順を追って記述し，最後に応用として，ISHシグナル定量法ならびにmiRNAに対するISHについて述べる．

I. ISH の実際―初めての ISH―

1. 1回目―28SrRNAを用いた陽性対照実験―

ISHシステムを立ち上げるときには，①陽性プローブを作成した上で，②実施環境，器機，試薬，手技，プロトコールの検定ならびに③用いる試料に於けるRNA保存度を検定し，そして④試料に最適なプロテイナーゼK（PK）濃度を決定する必要がある．これらの研究基盤と基礎データなくしては，標的プローブを用いたISHの結果に科学的信頼性はない．1度のISHで丁寧に行える切片の限界は20枚であることを鑑み，1回目のISHは28Sプローブのみと割り切った方が良い．前稿の注意点を遵守し，プロトコール通りに進めれば，問題なく陽性プローブのシグナルは検出できる．

1）環境・溶液・器具

前稿の注意事項を遵守して準備する．

2）試料

ISHの結果を大きく左右する要因の1つが試料の調整である．培養細胞，凍結切片，パラフィン切片，樹脂包埋切片があるが，それぞれに利点・欠点があるので[2]（表1），それを踏まえた上で目的に沿う試料を作成する．組織の場合は前章の注意点を遵守し，丁寧に採取・固定を行う．試料が適正に採取・固定されたマウスやラットの組織であれば，そのままISH

表1 様々な資料のRNAを検出する上での利点と欠点

試料の種類	利点と欠点
培養細胞	RNAの保存が良好 細胞単位での全発現量の測定が可能 プローブの浸透性に注意が必要
新鮮凍結切片	プローブの浸透性が良好 高感度 RNA抽出など多目的に利用可能 RNAの消失に注意が必要
既固定凍結切片	シグナルの再現性が高い ブロックの再細切可能 解像力もかなり高い
パラフィン切片	高解像力 ブロックの保存が容易 感度が若干下がる
樹脂包埋切片	超高解像力（subcellularでの解析可能） 電子顕微鏡での利用が中心 プローブの浸透性に難がある

に用いて差し支えない．

ヒトの手術標本では，大きさや固定時間が適正でないものがあり，例えメチルグリーン/ピロニンYで強く染色されても雑種形成可能なRNAが存在しないことがあるので注意が必要である（図1）．一方で小さく切り出す生検標本などは結果的に固定がうまくいっている場合が多いので実験系に組み込んでみる．いずれにしろヒトの組織では28Sプローブを用いた標本の検定が必要なので，陽性対照切片として，採取・固定が管理されたマウスやラットの組織標本を実験系に組み込むことは必須である．

［固定・脱灰について］

一般にRNAを対象とする際は4%パラホルムアルデヒド（PFA）の利用が最も有効である[2-4]．組織の大きさに注意しながら，前章を参考に調整するとよい．小さな試料では浸漬固定で問題ないが，ラットやマウスで大きな組織が必要な場合や，骨などの浸透性が悪い標本では，灌流固定が必須となる．また，神経組織や自壊の激しい消化管組織の場合はさらに0.1–0.2%グルタルアルデヒド（GA）の添加が推奨されている．しかし，GAで強力に固定した組織ではRNAの保存性はよいが，その雑種形成能力が低下していることがあるので，28Sプローブを用いた陽性対照実験によって雑種形成可能なRNAの存在を確認する必要がある[5]．ヒトの手術標本の固定に用いられるホルムアルデヒド溶液はホルマリン（37%ホルムアルデヒド溶液）から希釈されたもので，ギ酸生成防止のためにメタノールが添加されているものの，古くなるとギ酸を生じてしまう[2]．ギ酸が生じていた場合は組織傷害が大きいだけでなく，すでにこの時点で過固定となっている標本が多い．過固定の標本では，PKを高濃度で作用させても，組織が痛むばかりでプローブがアクセス可能なRNAが露出

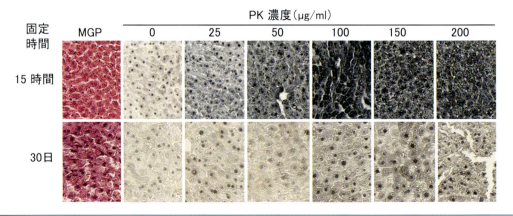

図1　メチルグリーンピロニンY（MGP）染色強度と雑種形成能の相関
　　8週齢ICRマウス肝臓を5 mm四方に切り出し，新鮮な4% PFA/PBSに15時間（適正固定，上段），または30日（過固定，下段）浸漬固定し，パラフィン切片とした．T-Tダイマー化28Sプローブを用い，表3で示したプロトコール（ただし抗体は抗T-Tダイマー抗体）で行ったISHの結果である．適正に固定された上段では，PK濃度が100 μg/mlで最大となり，それ以上の濃度では細胞間に腔隙が生じており，酵素による組織傷害が生じていることがわかる．過固定の標本（下段）では，PK濃度を上昇させてもシグナルの増強はみられないまま，組織の傷害が進む．一方で，過固定された標本のMGP染色強度については，適正に固定された標本と遜色がないことに注意が必要である．

してこない(図1).また,大きいまま固定液に浸漬されているものでは中心部にはRNAが残存していないことが多い.

凍結切片では,未固定凍結と既固定凍結切片の両方が利用可能であるが,一般に既固定凍結切片のほうがRNA保存度が高く,形態の保存も良い(表1).パラフィン切片に比べ,低濃度のPKでRNA露出に効果があることに留意する(図2).

硬組織では固定後に脱灰が必要である.推奨される脱灰液は10%エチレンジアミン四酢酸(EDTA,pH 7.6)であり[6],脱灰操作は,4度で撹拌しながら行う.500 ml溶液を調整する場合は,450 ml程度のMilliQ水に50 gのEDTA・二ナトリウム塩と5 gの水酸化ナトリウムを投入し,完全に透明になったことを確認した上でpHを微調整し,500 mlにメスアップすればよい.マウスの大腿骨や歯牙を含む顎骨でも4度で2週間もあれば脱灰でき,RNAも十分に保存される.一方,ヒトの歯やウサギ大腿骨では,10% EDTA脱灰液に数ヶ月浸漬しても脱灰困難なため,時間短縮のためにモース脱灰液を使用した方がよい[6](図3).脱灰パラフィン切片も,凍結切片と同じくPKは低濃度でRNA露出に効果があることに留意しておく.

3) 陽性プローブ(28S rRNAプローブ)の作成

28S rRNAプローブ[5]:5′-TGCTACTACCACCAAGATCTGCACCTGCGGCGGC-3′ 標識の種類は,一般的に用いられるのはビオチンまたはジゴキシゲニンである.T-Tダイマー法[2-7]を除けば,われわれはジゴキシゲニン標識を第1選択枝としている.ジゴキシゲニン標識方法には5′または3′末端標識が利用できるが,ターミナルデオキシトランスフェラーゼ(TdT)を用いた3′ tailing標識は多数のハプテン分子を付加できることから,こちらを利用した方がよい.初心者の方は標識プローブを依頼した方

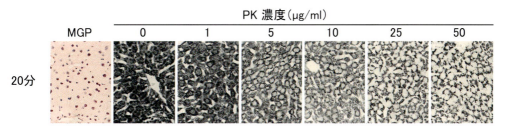

図2 新鮮凍結切片のPK感受性
8週齢ICRマウス肝臓を5 mm四方に切り出し,OCTコンパウンドに浸漬し,ドライアイス/エタノールで凍結した.薄切,風乾後,新鮮な4% PFA/PBSに20分浸漬固定し,T-Tダイマー化28Sプローブを用い,表3で示したプロトコール(ただし抗体は抗T-Tダイマー抗体)で行ったISHの結果である.凍結切片では1 μg/mlのPK濃度(パラフィン切片での使用濃度の1/100,図1参照)で十分なシグナルが検出された.

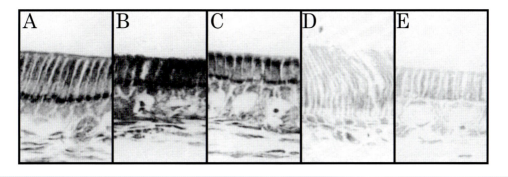

図3 脱灰液が組織形態ならびにmRNA保存に与える影響
10週齢のICRマウスを4% PFA/PBSで還流固定後,同液で一晩浸漬固定し,10% EDTA(A),5%ギ酸(B),モース脱灰液(C),10%塩酸(D),10%硝酸(E)で脱灰し,パラフィン切片を作成した.28Sプローブを用いたISH.

が安全である．自分で標識される方は論文を参照されたい[8]．

[標識および標識の確認]

標識効率はISHの結果を左右する大きな要因の1つであるので，自分で標識した場合は特に，その効率を確認することは必須である．確認にはドットブロットを利用する．メンブレンさえあらかじめ多めに準備しておけば手間はかからない．プロトコールを表2に示し，結果を図4に示した．1 pgが検出されるのが理想であるが，100 pgが検出できれば実用上の問題は生じない．

4）ISHの実施

図1，図2を取得したISHプロトコールを表3に示す．ただし図1，2はT-Tダイマー法で検出したため，表3では抗体を，汎用される抗ジゴキシゲニン抗体に変更してある．

PKの活性はロットにより異なるが，目安として，

パラフィン標本：10–150 μg/ml（図1）

凍結標本：1–25 μg/ml（図2）

脱灰標本：1–25 μg/ml[6]（図3）である．

用いる切片の枚数は，適正に処理されたマウス・ラットの凍結切片の場合は二枚一組として，例えばPK＝0，1，5，10，25，50（μg/ml）で12枚，ヒト病理パラフィンの場合は標本二枚と陽性対照（マウス，ラット）標本一枚を一組として，PK＝0，25，50，100，150，200（μg/ml）で18枚準備する．

以上の準備をし，前稿のプロトコール（あるいは表2）に従ってISHを実行する．ただし，ISHは「最大のシグナルを検出した後にバックを落としていく」ことが基本であることを踏まえ，図1，2のプロトコール（表2）ではわれわれの研究室においては洗浄時にデフォルトで加えているBrij（前稿参照）を省いた条件でISHを行った．

5）標本観察の注意点

結果から，使用する切片に最適なPKの濃度を決

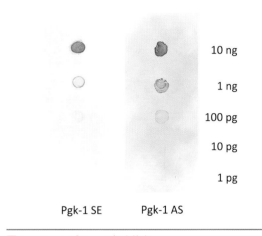

図4　ドットブロット免疫染色
Phosphoglycerate kinase（Pgk-1）mRNAに対する合成オリゴセンスプローブ（左）およびアンチセンスプローブ（右）をブロットし，免疫染色で検出した．標識はジゴキシゲニン．

表2　ドットブロット免疫染色プロトコール

ここではニトロセルロースメンブレンを使用しているが，他のメンブレンでも構わない．特にポジティブチャージしたメンブレンはそのままスポット可能である．

❶　ニトロセルロースメンブレン（1 cm×4 cm）を純水に浸漬（室温，30分）
❷　メンブレンを20×SSCに浸漬（室温，30分，2回）
❸　パラフィルム上で一晩風乾
❹　標識されたDNAプローブ1 μl（1 pg/μl，10 pg/μl，100 pg/μl，1 ng/μl，10 ng/μl）をメンブレンにスポットする
❺　風乾後，焼く（80℃，2時間）
❻　ブロッキング溶液（500 μg/ml 正常マウス IgG/5% BSA/100 μg/ml サケ精巣 DNA/100 μg/ml 酵母 tRNA/PBSを添加（室温，1 hr）*
❼　HRP標識抗ジゴキシゲニン抗体溶液（抗ジゴキシゲニン抗体（1：200）/ 5% BSA/100 μg/ml サケ精巣 DNA/100 μg/ml 酵母 tRNA/PBS）を添加（室温，一晩）*
❽　PBSにて洗浄（室温，15分，4回）
❾　0.5 mg/ml 3, 3'-ジアミノベンジジン 4塩酸（DAB）/0.025% $CoCl_2$/0.02% $NiSO_4(NH_4)_2SO_4$/0.01% H_2O_2/0.1 M リン酸ナトリウム緩衝液（PB，pH 7.5）溶液に6分浸漬し発色させる
❿　純水で洗浄後，通常のアルコール・キシレン系列を用いて脱水，封入

＊ビニールバッグにメンブレンを入れ，シールして反応させている．

定する（図1，2）．ヒト標本の場合には，細胞形態やシグナル強度をマウスやラットの陽性標本と比較する．立ち上げたISHシステム（環境，手技，プロトコール，組織の調整等）に問題が無い場合には細胞質の染色（核の抜け）が観察される．弱拡大ではなく，飽くまでも細胞レベルで観察することが肝要である．PK濃度が上昇するにつれシグナル強度も上昇するが，組織のダメージも強くなるので，細胞・組織形態が保たれつつシグナルが最も強い濃度を決定する（図1，2）．28Sのシグナルは，おおまかではあるが，mRNAの量を反映すると考えて良い．標的細胞のシグナルが他の細胞に比べて弱い，あるいは細胞質が小さいと，標的mRNAの検出が難しくなる．この時点で，ヒト試料の場合では他の切片を試す，あるいは標的プローブを数種類作成することを考慮しておく．

表3　ISHプロトコール

① トルエンに浸漬（5分，3回）後，100%–70%エタノール処理
② 0.3% 過酸化水素水/メタノールに浸漬（凍結切片のみ，室温，15分），純水で洗浄
③ 0.2 N HCl（室温，20分）
　（ここで，37℃のPBSに必要量のプロテイナーゼK（PK）を添加し，自己消化（30分））
④ 純水で洗浄，PKの自己消化が完了するまでPBSに浸漬
⑤ PK処理（37℃，15分）
⑥ PBSで洗浄（室温，5分，3回）
⑦ 4% PFA/PBSで後固定（室温，5分）
⑧ PBSで洗浄後，2 mg/ml グリシン/PBSに浸漬（室温，15分，2回）
⑨ 純水で洗浄後，40% 脱イオン化ホルムアミド/4×SSCに浸漬（室温，30分以上）
⑩ ハイブリダイゼーション溶液（25 μl）を添加し，よく混ぜ合わせる．40% ホルムアミド/4×SSCで飽和した湿室内にて37℃で一晩反応させる
⑪ 50% ホルムアミド/2×SSCで洗浄する（37℃，1 hr，5回）
⑫ 2×SSC洗浄後，PBSに浸漬
⑬ 500 μg/ml 正常マウスIgG/5% BSA/100 μg/ml サケ精巣DNA/100 μg/ml 酵母tRNA/PBSを30–35 μl添加し，PBSで飽和した湿室内でブロッキングする（室温，1 hr）
⑭ HRP標識抗ジゴキシゲニン抗体溶液（抗ジゴキシゲニン抗体/5% BSA/100 μg/ml サケ精巣DNA/100 μg/ml 酵母tRNA/PBS）を30–35 μl添加し，PBSで飽和した湿室内で反応させる（室温，一晩）
⑮ PBSにて洗浄（室温，15分，4回）
⑯ 0.5 mg/ml DAB/0.025% CoCl$_2$/0.02% NiSO$_4$(NH$_4$)$_2$SO$_4$/0.01% H$_2$O$_2$/0.1 M PB（pH 7.5）溶液に6分浸漬し発色させる
⑰ 純水で洗浄後，通常のアルコール・キシレン系列を用いて脱水，封入

【補】RNAプローブを用いたISH
①〜⑧：上と同様
⑨ 純水で洗浄後，50% 脱イオン化ホルムアミド/4×SSCに浸漬（室温，30分以上）
⑩ オリゴで用いたハイブリダイゼーション溶液の40% 脱イオン化ホルムアミドを50%に変更する．ハイブリダイゼーション溶液（25 μl）を添加し，よく混ぜ合わせる．50% ホルムアミド/4×SSCで飽和した湿室内にて40–45℃で一晩反応させる
⑪ 50% ホルムアミド/2×SSCで洗浄する（40–45℃，1 hr，5回）
⑫ 2×SSC洗浄後，PBSに浸漬
⑬ RNase処理　0–10 μg/ml，37℃，30分 *
⑭ PBS洗浄（室温，10分，3回）
⑮ 免疫染色（上の⑬〜⑰と同様）

*RNAプローブのISHでバックグラウンドを落とすには，stringencyを強くするよりもRNase濃度を上げる方が手っ取り早い．一方でRNase処理は研究室の中で最も汚いインキュベータを使用し，以降の免疫染色はISHの清潔領域と離れた場所で行うことはもちろん，ピペットも共有しない，使用したグローブは即廃棄など，自分が構築したISHの環境にRNaseを持ち込まないために細心の注意が必要である．

2．2回目―標的プローブを用いて―

1) プローブ核酸の選択

プローブとして用いられる核酸は，二本鎖cDNA，一本鎖cDNA，合成オリゴDNA，および一本鎖RNAである．このなかで汎用される核酸は，合成オリゴDNAと一本鎖のRNAである．合成オリゴDNAは，外注すれば数日で，しかも安価に入手可能である．標識が簡単であり，長いプローブに比べ組織への浸透性がよい，RNase感受性がないために扱いやすい，理想的な陰性対照となるセンスプローブ（同じ塩基組成で異なる塩基配列）の作成が容易であるという利点もある．一方，一本鎖RNAは，合成オリゴDNAに比してシグナルが強いという決定的な利点をもつが，これは言い換えればDNAに比べて組織成分への非特異的吸着傾向が強いことを示しており，その解消のためにRNaseフリーの環境でRNaseを用いねばならないという危険性や，センス・アンチセンス鎖を異なるポリメラーゼで作成するために両者の転写・標識効率に差が生じる，などの欠点を併せ持つ．どちらを用いるかは，研究室の設備や本人の分子生物学的手法と相談する必要があり，いずれを用いるにせよ数種類のプローブを作り，それぞれの結果から総合的に判断するのが望ましい[2-4]．

2) 標的プローブの設計

プローブを作成するためにはまず目的とする遺伝子の塩基配列を知る必要がある．既知の配列を用いる場合には原著論文から得ることが基本であるが，インターネット上のデータベースである「ゲノムネット」(http://www.genome.jp/ja) を利用するのが簡便である．ISHでは，合成オリゴプローブであれ，一本鎖RNAプローブであれ，選択した標的配列によってシグナルの検出感度に雲泥の差を生じる．これは，標的のmRNAがとる二次構造および周囲蛋白との立体構造により，事実上雑種形成を起こせない部位が存在することを意味している．実際にどの部分を利用するのかという点が実験の成否に大きく関与してくるが，どの配列を用いるのが最良か，いまだに明確な回答は得られていない．残念ながら，どの配列が適切かの判定は難しいが，ここではわれわれが目安とする条件を列挙する．

通常25–45 mer程度のプローブを使用している．GC含量は通常65%程度で，極端に高い（70%以上）ものは避ける．同じ塩基数が多数（とくにGが4–5個以上）並ぶ箇所は避ける．プリン塩基とピリミジン塩基が交互に配列する箇所は避ける．コドンの縮重が多いアミノ酸（たとえばロイシン，イソロイシン）を極力避ける．分子内あるいは分子間で二本鎖を形成するパリンドローム配列は避ける．非翻訳領域は避け，翻訳領域（できればアミノ末端側）から選択する．非翻訳領域はしばしばmRNAの発現調節や安定性などに関与しており，翻訳領域の立体構造や調節蛋白によってマスクされている可能性があるためである．T-Tダイマー法の場合，Tが連続している箇所はダイマー化しミスマッチとなるので避け，5′端にTTATTATTを，3′端にATTATTATTを付加して設計する[2-7]．

3) Tm値について

分子雑種の安定性は，いわゆる融解温度（Tm値）で表される[2-4]．プローブ作成時に考慮する必要があり，かつハイブリダイゼーション時および洗浄時に於ける温度，塩濃度そしてホルムアミド濃度の選定に必要となる．Tmは二本鎖の核酸の50%が解離する温度を示しており，一般的にはDNA鎖間で得られた次の式で計算される．

$$Tm = 81.5 + 16.6 \log [溶液中の塩濃度] + 0.4 \times (GC含量：\%) - 820/塩基数 - 0.61 \times (ホルムアミド濃度：\%)$$

なお，合成オリゴDNAのように20–45塩基程度の，比較的短いDNAプローブを用いる際には次の式になる．

$$Tm = 81.5 + 16.6 \log [溶液中の塩濃度] + 0.4 \times (GC含量：\%) - 675/塩基数 - 0.61 \times (ホルムアミド濃度：\%)$$

［溶液中の塩濃度］とは，ハイブリダイゼーション時のNaCl濃度（0.6 M）および，洗浄時のStandard Saline Citrate（SSC）中に含まれるNaCl濃度（20×SSCで3 M）を示す．これらの計算式を基本として，DNA-RNA雑種の場合には5–8℃，RNA-RNA雑種の場合には10–15℃加算する．また，この計算式は溶液中での反応に関するものであり，ISHのような固相にあ

るRNAと溶液中のプローブとの反応の場合にはTm値は約5℃下がる．本式から明らかなようにTm値は塩濃度，GC含量が高いほど，分子雑種が長いほど高くなり，ホルムアミド濃度を上げるほど低くなる．そこでより厳しい条件，すなわちより高い相補性が高い雑種しか存在できないような条件を「stringencyが高い」と呼び，高温度，低塩濃度，高濃度のホルムアミド存在下が相応する．雑種形成反応の速度に関しては，溶液中ではプローブの塩基配列が単調で長くかつ高濃度であるほど早いことが知られている．しかし，実際のハイブリダイゼーションに於いては（Tm−30）℃から（Tm−15）℃で15–20時間反応させるのが通例である．

具体的には我々がマウスのエストロゲン受容体βを検出するのに用いているアンチセンス合成オリゴDNAプローブは塩基数45，%GCは60であり，40%ホルムアミド存在下でTm値は63，同様に28SプローブのTm値は62となる．このため，ハイブリダイゼーション温度は33–48℃が適切であり，37℃で反応させている．

Stringencyを高くするには，ハイブリダイゼーション温度およびハイブリダイゼーション後の洗浄温度を上昇させるのが手っ取り早いが，あまりにも高い温度では組織へのダメージが生じるし，また，われわれの研究室の様に，多数の者が同一のインキュベーターを使用している場合，温度を変えることは困難である．その場合に塩濃度を下げる，ホルムアミド濃度を上げることによって調整することになる．

【補】RNAプローブの設計と合成

プローブ長は300–700 bp，基本的には500 bp前後のものを使用している．1,000 bp以上になると浸透性が悪くなるため，アルカリ処理により切断し塩基長を短くする必要があるといわれる．配列を変え，少なくとも三箇所を選んで作成しているが，少なくともリピート配列は避ける様にしている．Roche社のDig RNA Labeling Kit（Sp6/T7）を用いるにしても，使用前にPCR産物をプラスミドに組み込む，以下の①，②，③のいずれかの方法でテンプレートを調整する必要があるので，基本的な分子生物学的手法は身に付けておく必要がある．テンプレートの作成方法として，①ターゲット領域の3′側で制限酵素処理して一本鎖にする．あるいはプラスミドのT3, T7, SP6領域の外側にM13FWとM13RV配列があるのが常なので，②5′側M13FWまたはM13RVと3′側のターゲットに特異的配列でPCRをかける，または③M13FWとM13RVでPCRをかける，のいずれかの方法でテンプレートを調整する．②は3′側の余分なプラスミド配列を除去できるために特異性が上昇する．③はISHをスクリーニングに利用する場合などに有効な方法ではあるが[9]，T3ポリメラーゼがT7配列を認識する（あるいはその逆の）場合が0.3–5%あるという報告もあるので[10]，T3, T7両者の配列を含むプラスミドでは避けている．経験的には，PCR産物をテンプレートにしたほう（②，③）が，RNAプローブを強いシングルバンドで合成できる．

プラスミドをミニプレップで精製した後はDig RNA Labeling Kit（Sp6/T7）のプロトコールに従ってプローブを作成する．作成後はエタノール沈殿後，ホルムアミドに溶解し，−80℃で保存する．長期間保存可能で，一年後でも検出可能であった．RNAプローブを用いたISHのプロトコールを表3に【補】として示し，その結果を図5に示した[9]．

4) ISHの実施

標的プローブを用いたISHにおいても，プロトコールは28Sプローブのそれと同じである（前稿，あるいは表3参照）．結果を観察し，以下の標本観察の注意点，および，トラブルシューティングに沿ってプロトコールを改変しながら最適なシグナルを取得していく．

5) 標本観察の注意点

アンチセンスプローブ：細胞レベルでの染色態度を観察する．細胞間で染色の強弱があるかどうかに注目する．強弱があれば，期待できる．

センスプローブ：アンチセンスを用いた標本よりシグナルが強くても，例えば28S rRNAの染色態度を全体的に落とした様な，すなわちあまり細胞間で強弱がみられないような場合はバックグラウンドである可能性が高く，シグナルを落とすことが可能とも考えられるので，次はstringencyが厳しい条件で行う．陰性対照実験としては図5のように，標的RNAと同一配列のセンス鎖をプローブとした時呈色しないことで示すのが一般的であるが，センス鎖とアンチセンス鎖では各々の塩基の実数が異なるため，正

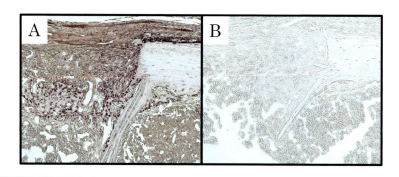

図5 ジゴキシゲニン標識RNAプローブを用いたISH
試料は,8週齢マウス大腿骨を4% PFA/PBSで灌流固定後,一晩浸漬固定,その後4℃で2週間10% EDTA(pH 7.5)で脱灰し,作成したパラフィン切片.プローブはIGFBP-rP10 mRNAを標的とする,ジゴキシゲニンで標識した一本鎖RNA(A:アンチセンスプローブ,B:センスプローブ).

確には対照としては不完全である.また,近年技術の発展とともに非常に多くの遺伝子についてタンパク質をコードするセンス鎖からだけではなく,アンチセンス鎖からも転写が起こる例が報告されるようになっている[11].こうしたアンチセンスRNAの多くはセンスRNAの調節に関与しているため同じ細胞に共存しているので,センス鎖を用いて陰性対照実験を行ってもシグナルがみられる可能性がある.アンチセンス鎖で期待できる結果が得られたときには,塩基配列特異性を示すために競合試験により陰性対照を示す方法も選択肢の1つである.競合試験については,前稿を参考にされたい.

6) トラブルシューティング

表4に様々なトラブルとその改善策をまとめた[2].まず,操作途中で切片が部分的にせよ剥がれることがある.遊離した部分は非特異的に強く染色されるので要注意.シラン処理グラスを用い,プロテアーゼ処理が適切であっても剥がれる場合は切片側の問題である.組織そのものの性質,組織の固定,包埋,薄切の過程に問題がないか再検討を行う必要がある.

呈色が見られない,或いは極度に弱い場合には多様な原因が考えられるが多くの場合プローブ自身の欠陥である.プローブの雑種形成能力についてdot-blot hybridization等[2-4]による確認を怠らないことが重要である.究極的な課題として,組織中に標的RNAの発現が非常に弱く,感度不足によりシグナルが得られない場合の取り扱いが残る.現在,計算上では細胞あたり数コピーのRNAがあれば陽性に検出される感度であるが,分布の仕方によってはバックグラウンドに紛れてしまう場合もある.ビオチン化チラマイド[12]を用いれば簡単に100倍の感度の上昇が得られるが,通常のプロトコールではシグナルの濃度の定量的な議論はできない.我々はシグナル強度が微妙な場合,画像処理で陰性対照群の染色レベルを実験群から差し引き,残った染色シグナルに色付けして評価している.

陰性対照群に於いて強い染色(非特異的染色)がみられる場合にはISH過程で生じたものか免疫染色過程で生じたものかを区別する必要があり,その結果に於いて処方箋が異なる.また,この種の実験では再現性が重要である点に留意していただきたい.適切なトラブルシューティングには,ISHに関する実践的経験の蓄積が必要である.従って問題解決法としては周囲の熟練者に相談するのが一番早い.

II. ISHの応用

1. 具体的な結果の定量的解析

免疫組織化学的ISHによるRNAシグナルの定量的解析は最近の画像処理システムの発展により極めて容易となっている.しかし,真の定量的解析のためにはプローブとする核酸分子と標識量,プローブと標的核酸との反応,標識物とシグナル量の関係等全てに直線性が要求される.更に色シグナルであれ光(蛍光)シグナルであれ,切片内に3次元的に分布しているのでシグナル量と測定地の直線性が維持でき

表4 トラブルとその原因について

切片が剥がれる	
スライドグラスのcoatingの不適切 ➡ 高品質の試薬・グラスの利用	
切片の質が悪い ➡ 固定・脱水の改善，パラフィン選択，薄切手技	
Proteinase Kの過剰処理 ➡ 至適濃度の設定	
切片上で溶液を混和する際チップ先が切片を擦っている ➡ 手技の改善	
呈色しない	
発色液の不備 ➡ 二次抗体残存液での活性確認	
標識酵素の失活 ➡ 残存液での活性確認	
標識抗体の失活 ➡ 陽性対照，フィルターでの確認	
雑種形成或いは洗浄条件の不適切等 ➡ Stringency検討	
プローブ核酸の純度が低い ➡ フィルターでの再検討	
プローブの標識率が低い ➡ フィルターでの再検討	
除蛋白操作の不適切 ➡ 至適条件の再検討	
組織の過度の固定 ➡ プロトコールの再検討，陽性対照の検討	
組織RNAの保存度が悪い ➡ 周囲の環境の整備，プロトコールの再検討	
シグナルが弱い	
プローブ濃度や標識率等の不適切 ➡ フィルターハイブリダイゼーションによる再検討	
除蛋白操作の不適切 ➡ 至適条件の検討	
発現レベルが低い ➡ 厄介な問題，高感度検出系の応用	
画像処理装置によるシグナルの着色	
その他呈色しないに準じる	
非特異的呈色がある	
(i) プローブのみを除いた系でも存在（免疫組織化学ステップの問題）	
発色液の不良 ➡ 新鮮なものを利用，遮蔽等	
内因性の酵素活性 ➡ 予め失活させる	
内因性の標識抗原の存在 ➡ 除去する or 標識変更	
抗体反応中での乾燥 ➡ 湿室の改良	
抗体濃度が高すぎる ➡ フィルター上で至適濃度の決定	
(ii) プローブのみを除いた系では存在しない	
プローブ濃度が高すぎる ➡ 至適濃度の決定	
雑種形成或いは洗浄条件の不適切による交叉雑種の形成 ➡ Stringencyの検討	
プローブと蛋白質等との配列特異的結合 ➡ 除蛋白条件の変更，プローブ配列の変更	
プローブと蛋白質等との非特異的結合 ➡ 核酸電荷による場合は，洗浄液のイオン強度を至適化	
➡ 標識物の性質による場合は，個別に対応（Digの場合は脱脂処理が有効）	
プローブの精製度が低い ➡ Hydrophobicityが高い，脱脂処理	
雑種形成反応中の乾燥等 ➡ 湿室の改良	
信じられないパターンで特異的に呈色する	
操作途中での局所乾燥 ➡ 手際良さの向上	
試料作製時でのRNA局在の移動等 ➡ 固定操作等プロトコールの再検討（とにかく再現性があるかどうか試す）	
重要な発見かもしれない	
結果に再現性がない	
実験者の熟練度不足等 ➡ 必ずシグナルが得られるはずの陽性対照実験を繰り返す	

るシグナル量の範囲が狭い点を考慮する必要がある．定量化に関しては，上記の点で合成オリゴDNAプローブが現在唯一の適切な選択肢であると考えられ，実際にHRP発色法でフィルターの上でのdotハイブリダイゼーションでは1 pg–1 ng/3 mm^{2}までのシグナルに直線性が見られている．また，細胞単位での染色強度の測定についても，大変容易になっている[13]．そこで，細胞あたりの28S rRNA等の染色強度（密度）を比較することにより各検体間でのRNA保存度のばらつきを容易に検出でき，検討対象の遺伝子発現量を検体間で補正できるわけである．

2. microRNAの検出への応用

microRNAは近年発見されたsmall RNAであり、多くのmRNAの3'UTRと部分的に相補的に結合し、その分解の促進や翻訳の阻害により遺伝子発現を制御する[14]. microRNAは19–23塩基からなるため、プローブの設計に自由度がほとんどない. 我々は通常のISHでは45塩基で%GCが60前後のオリゴDNAプローブを用いているが、microRNAの検出のためには20塩基前後のもので、%GCもそのmicroRNAの配列に依存したプローブを使わざるを得ない. これまでに特殊な修飾を施された核酸（locked nucleic acid）を含むプローブを用いてISHを行った報告はあるが[15]、このプローブは非常に高価である. こうした状況の中で、我々はこれまで記してきたISHの原理に基づきパラフィン切片におけるオリゴDNAプローブを用いたmicroRNAのISHによる検出を試みているので、その一例を紹介する. マウスの精巣に於いて発現することが報告されているmir-34cについてそのアンチセンス配列を持つオリゴDNAをジゴキシゲニン標識したものをプローブとして用いた. このmicroRNAは23塩基からなり、その%GCは39である. そこから計算されるTm値は40%のホルムアミド存在下で34であり、ハイブリダイゼーション温度は4–19°Cが適していることになる. 一般に低温での反応は反応速度が遅くなるうえに温度管理も難しいので、ハイブリダイゼーション溶液からホルムアミドを除くことによりTm値を58に上げ、37°Cでのハイブリダイゼーションを行うことにした. 同様に洗浄に際してもホルムアミドを含まないSSCを用い、その濃度を2×で2回、1×で1回と変えながら37°C、1時間、そして0.5×SSCで室温、15分2回洗浄した. その条件下で得られた結果を図6に示す. 特に円形精子細胞に於いて、陰性対照であるセンスプローブとの間で差のあるシグナルを得ることに成功している. その他、短いプローブを用いる際にはoligo-dT、或いはヘパリンを加えることにより非特異的呈色を抑えることができる.

結　語

本稿では、光学顕微鏡レベルでのISH法による特異的RNA検出法の基本的な原理と操作について解説した. 本条件の多くは直ちに電子顕微鏡レベルへも応用可能である. 勿論、プローブの違いや試料の

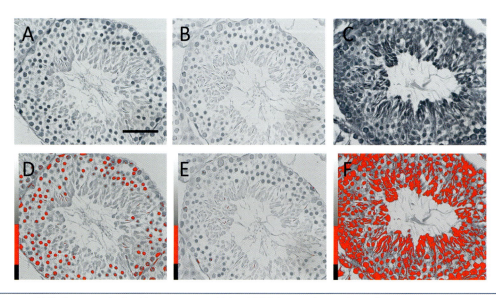

図6　マウス精巣パラフィン切片に於けるmir-34cに対する相補的なオリゴDNAプローブを用いたISH
　　　成体ICRマウス精巣のパラフィン切片に於いてmir-34cに相補的な配列を持つジゴシキゲニン標識オリゴDNAプローブ（A, D）、陰性対照としてmir-34cと同じ配列を持つジゴキシゲニン標識オリゴDNAプローブ（B, E）、陽性対象として28S rRNAに相補的なチミン二量体化オリゴDNAプローブ（C, F）を用いてISHを行い、疑似カラー化して示した（D, E, F）. Bar = 50 μm.

特性，応用目的に応じた操作上の相違はしばしば遭遇するものであるが，重要なことはよく方法論の基本的原理を理解し論理的な対応を行うことである．また，自分流のプロトコールを作成する際には，色々な流儀のステップを混在させないこと，パラメーターを一度に複数変更しないことが重要である．

方法論は必要に応じて進化する．組織上での特定の遺伝子の挙動を理解するために，ISH法に加え転写因子の解析法であるサウスウェスタン組織化学[16]やDNAのメチル化部位検出法であるHELMET法[17,18]等も開発され，多角的なアプローチが可能となっている．本講習会での経験がこうした研究への動機付けや，抱えている問題の解決に少しでも貢献できたら幸甚と考える．

文献

1) Uhlen M, Bandrowski A, Carr S, et al.: A proposal for validation of antibodies. Nat. Methods **13**: 823–827, 2016.
2) 小路武彦：*In situ* hybridizationの原理と実際. 組織細胞化学2016（日本組織細胞化学会編），pp. 67–78, 2016.
3) 小路武彦（編）：In situ hybridization技法. 学際企画，東京，1998.
4) Koji T (ed): Molecular Histochemical Techniques (Springer Lab Manuals). Springer-Verlag, Heidelberg, 2000.
5) Yoshii A, Koji T, Ohsawa N, et al.: In situ localization of ribosomal RNAs is a reliable reference for hybridizable RNA in tissue sections. J. Histochem. Cytochem. **43**: 321–327, 1995.
6) Shibata Y, Fujita S, Takahashi H, et al.: Assessment of decalcifying protocols for detection of specific RNA by non-radioactive in situ hybridization in calcified tissues. Histochem. Cell Biol. **113**: 153–159, 2000.
7) Koji T, Nakane PK: Localization in situ of specific mRNA using thimine-thymine dimerized DNA probes: Sensitive and reliable non-radioactive in situ hybridization. Acta Pathol. Jpn. **40**: 793–807, 1990.
8) Koji T, Brenner RM: Localization of estrogen receptor messenger ribonucleic acid in rhesus monkey uterus by nonradioactive in situ hybridization with digoxigenin-labeled oligodeoxynucleotides. Endocrinology **132**: 382–392, 1993.
9) Shibata Y, Tsukazaki T, Hirata K, et al.: Role of a new member of IGFBP superfamily, IGFBP-rP10, in proliferation and differentiation of osteoblastic cells. Biochem. Biophys. Res. Commun. **325**: 1194–1200, 2004.
10) Symons RH: Nucleic Acid Probes. CRC Press, Boca Raton, FL, 1989.
11) Sekita Y, Wagatsuma H, Nakamura K, et al.: Role of retrotransposon-derived imprinted gene, Rtl1, in the feto-maternal interface of mouse placenta. Nat. Genet. **40**: 243–248, 2008.
12) Koji T, Kanemitsu Y, Hoshino A, et al.: A novel amplification method of nonradioactive in situ hybridization signal for specific RNA with biotinylated tyramine. Acta Histochem. Cytochem. **30**: 401–406, 1997.
13) Sugimoto Y, Koji T, Miyoshi S: Modification of expression of stem cell factor by various cytokines. J. Cell. Physiol. **181**: 285–294, 1999.
14) Bartel DP: MicroRNAs: Target recognition and regulatory function. Cell **136**: 215–233, 2009.
15) Nuovo GJ: In situ detection of microRNAs in paraffin embedded, formalin fixed tissues and the co-localization of their putative targets. Methods **52**: 307–315, 2010.
16) Koji T, Komuta K, Nozawa M, et al.: Localization of cyclic adenosine 3′, 5′-monophosphate responsive element (CRE)-binding proteins by southwestern histochemistry. J. Histochem. Cytochem. **42**: 1399–1405, 1994.
17) Shukuwa K, Izumi S, Hishikawa Y, et al.: Diethylstilbestrol increases the density of prolactin cells in male mouse pituitary by inducing proliferation of prolactin cells and transdifferentiation of gonadotropic cells. Histochem. Cell Biol. **126**: 111–123, 2006.
18) Koji T, Kondo S, Hishikawa Y, et al.: In situ detection of methylated DNA by histo endonuclease-linked detection of methylated DNA sites: a new principle of analysis of DNA methylation. Histochem. Cell Biol. **130**: 917–925, 2008.

Western blotting 法の基礎と応用

田中　進，平原　幸恵，大江　総一，
小池　太郎，滝澤　奈恵，山田　久夫

Key words：ウェスタンブロッティング（Western blotting），イムノブロッティング（immunoblotting），電気泳動（electrophoresis），ポリアクリルアミドゲル（polyacrylamide gel），SDS-PAGE（SDS-polyacrylamide gel electrophoresis），PVDF（polyvinylidene difluoride）

はじめに

　ウェスタンブロッティング（Western Blotting：WB）法は，タンパク質を電気泳動により分離後，疎水性膜（ニトロセルロース膜やPVDF膜）に転写し，任意のタンパク質（抗原）に対する抗体を用いて，検出する方法である．WB法は抗体の特異性によって目的のタンパク質分子を区別している．よってイムノブロッティング（Immunoblotting）法とも呼ばれる．
　WB法は，目的タンパク質（抗原）をバンドとして検出することにより，その目的タンパク質の泳動された位置（分子量や，目的に則した分離法に依存した位置）を確認することが可能である．確認した位置でのバンドの有無により，検討サンプル中での目的タンパク質の発現の有無や発現量の変化を比較的容易に観察することが可能である．サンプル調製法によっては細胞内局在ごとの観察・変化も追うことが可能である．また逆に抗体の特異性を検討する上でも重要なツールとなりうる．さらには同時に泳動するProtein markersの泳動される位置により目的タンパク質の分子量を見積もることが可能であるため，予測分子量とは違う位置でのバンドの検出がタンパク質の新規翻訳後修飾の検出にもつながることがあり，非常に有用なツールである．WB法はバイオメディカルサイエンス分野における基本かつ非常に重要な実験ツールであり，すでに良い参考書がいくつも世に出ており，それらも参考にされたい[1-4]．

　サンプルは，タンパク分解酵素阻害剤を含むRIPA溶液（タンパク質間相互作用を見たい等，用途に応じてSDSを抜く）やホモジナイズ溶液にて破砕後，遠心により可溶性画分と不溶性画分とを分けて調整したものを使用する．また，細胞内局在ごとの分布を観察する際には，細胞内小器官が吸水し破裂しないよう等張液中にて低温（リソソーム中のタンパク加水分解酵素の活性をなるべく抑えるため）にて処理し遠心分離する．細胞を破砕後，低速短時間（3,000 g, 10分）で沈殿を取り出す→高速（8,000 g, 20分）にて沈殿を取り出す→超遠心（100,000 g, 60分）にて取り出す，を繰り返すことにより核画分，ミトコンドリア画分，ミクロソーム（小胞体，リボゾームを含む）・細胞膜画分，ならびに細胞質基質を分離することが可能である．この調整サンプルを用いて細胞内局在と各局在での発現量の差異を観察することが可能である．サンプル調製の詳細は文献5や先に挙げた清書等に頼られたし．
　本稿ではWB法の原理，基本的な手技，ならびに本法を用いた実験データを紹介する．

I. 原理と実際

　基本的な操作は（1）電気泳動によるタンパク質の分離，（2）分離タンパク質のメンブレンへの転写（ブロッティング），（3）ブロッキング，（4）抗体反応，（5）検出と解析，となる．

関西医科大学解剖学第一講座

1. 電気泳動

タンパク質を未変性のまま重合したアクリルアミド（ポリアクリルアミド）ゲル（硬度も高く取扱いやすい）で電気泳動すると，（ポリアクリルアミドがアガロースよりも分子ふるい効果が大きく一般的な分子量のタンパク質を分離するのに適切な大きさの網目構造を持つにも関わらず），タンパク質が，等電点（電荷が0になるpH），分子量，高次構造や，タンパク質－タンパク質複合体形成の影響に依存した形で泳動されるため，目的のタンパク質のバンドがどこに出るのか予測するのは難しい．また，塩基性のタンパク質は陰極側に泳動してしまうので注意を要する．これをnative-ポリアクリルアミドゲル電気泳動（PAGE）と呼ぶ．

そこで負の電荷を持つ界面活性剤であるドデシル硫酸ナトリウム（SDS）を用いることにより，SDS存在下ではタンパク質にSDSが結合し，タンパク質の高次構造がほぼ完全に壊れ，一本鎖の状態となる（図1）．さらに，タンパク質に結合するSDSの量は，タンパク質1 gに対して約1.4 gと一定であることから，アミノ酸組成などに関係なく電荷密度が一定となる．泳動中，タンパク質分子は全体として陰性に荷電し陽極方向に移動し，分子ごとの荷電量がタンパク質の分子量に比例する事から，原理的にはタンパク質の移動度はその分子量のみに左右され，単純に分子量でタンパク質を分離することが可能となる．通常は，タンパク質試料に還元剤である2-メルカプトエタノール（ME）やDTTを加えて短時間煮沸（または37℃で一晩）し，ジスルフィド結合（S-S結合）を切断してから電気泳動するが，これによってタンパク質分子は変性され，さらに単量体となるため分子量を反映した泳動結果が得られる．このSDSを用いたPAGE（SDS-PAGE）により，容易・安価・比較的正確にペプチド鎖長に応じてタンパク質を分離することができる．ただし，アミノ酸数だけでなく，そこに付加される翻訳後修飾（アセチル化やリン酸化に代表される官能基の付加，ユビキチン等の他のタンパク質やペプチドの付加，プロセッシング等）や特定のアミノ酸含有量が多いことによる予測分子量とのズレも起こるため注意が必要である．

またNative-PAGEの変法としてBlue Native PAGE[6]が存在する．Coomassie Brilliant Blue G-250をタン

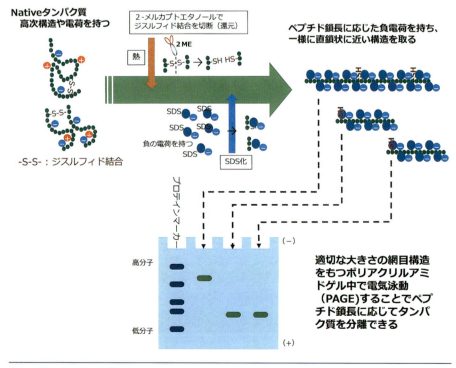

図1　SDS-PAGEの原理

パク質分子の表面に弱く結合させて全体を負に荷電させることによりタンパク質自身の荷電状態の影響を抑えることができる．Blue Native PAGEではタンパク質の高次構造や複合体構造を保持したまま分子の大きさに従って分離することができる．

2. 分離タンパク質のメンブレンへの転写（ブロッティング）

PAGEにて分離したタンパク質をメンブレンへと，専用の装置（ブロッティング装置）を用いて転写させる．ブロッティング装置にはタンク式，セミドライ式，セミウェット式が知られている．それぞれに利点と欠点があり，タンク式は，冷却できる，転写効率が高い，アガロースゲルにも使用可能である，といった利点を有するがその分必要とするバッファー量が多く，また長時間かつ高電流を要する．セミドライ式は短時間で転写可能であり，また使用するバッファー量も最小である．ただし，ウェット式に比べて転写効率は劣り，バッファー量に限りが有ることと冷却ができないため，長時間の転写は不可能である．セミウェット式はタンク型であるがバッファー量は少ない，しかしながら，そのせいで冷却効率が低く，転写時間が限定される．現在は，短時間でそれなりの転写効率が得られるため，セミドライ式が一般的に使用される．ただし，高分子量のタンパク質の転写効率が悪いため，必要に応じてタンク式の使用やセミドライ式でも3種類のブロッティング溶液（プロトコール2参照）を使用する等，注意が必要である．

1）メンブレン

メンブレン材質は，ニトロセルロース，PVDFが推奨される．物理的強度に優れ，タンパク質の保持能も高いPVDF（PVDF：300〜400 µg/cm^2，ニトロセルロース：80〜100 µg/cm^2）が多く用いられる．PVDFメンブレンは破れにくくタンパク質との吸着力が強いので，転写後のタンパク質の転写効率を見るためのCBB染色，一部のアルカリフォスファターゼ（Alkaline Phosphatase：AP）での検出，リプローブ（一度検出した後に抗体をはがして，再度別の抗体と反応させて検出すること）を行う場合に適するが，使用前に親水処理をする必要があり，またやや高価である．ニトロセルロースメンブレンはPVDFメンブレンに比べると破れやすいが，安価でブロッティング前に親水処理を必要とせず，非特異的反応が少ないという利点がある．ただし，ニトロセルロースメンブレンはCBBによるタンパク質染色ができない．膜全体がCBBで染まってしまうからである．代わりにポンソー染色にて赤染できるが，検出感度はCBBよりやや劣る．

2）セミドライ式ブロッティング

平らな電極板の間に，ブロッティング溶液を含ませたろ紙，電気泳動後に転写バッファー内で平衡化*したゲル，メンブレンを積層して密着させ，電気を流してゲル中の試料を膜上に移行させる（図2）．過電流や発熱の心配も少ないので冷却装置や専用電源も必要ないが，転写が進むにつれてバッファーが減り抵抗値が増大するため，定電圧をかけることにより転写が安定する．さらに，手間は掛かるが3種類のブロッティング溶液（図3）を利用することでブロッティング効率が高くなり，通常の方法（図2）では転写後ゲルに残りやすい高分子タンパク質（例えば一般的なプロテインマーカーに含まれる200 kDaのミオシン等）もゲルに残らなくなる．セミドライブ式ロッティングでは「ろ紙」がブロッティング溶液保持の為に重要な役割をするため，転写装置ごと

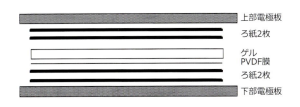

図2　ブロッティング（スタンダード）

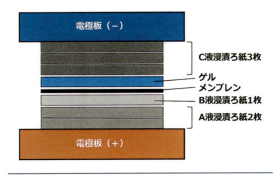

図3　3種類の転写溶液を用いたブロッティング

にろ紙の厚みや枚数を検討する必要がある（通常の転写装置なら0.9 mm厚のろ紙2～3枚）．また，ゲルや膜を水平にして転写するという構造上，どうしても気泡が入りやすくなり，目的タンパク質のバンドが泡で乱れることにも成りかねない．そこでバッファーを脱気してから使用し，積層時に細心の注意を払うとよい（円筒を転がし気泡を追い出してもよい）．さらに気をつけなければいけないのが，電極板の歪みであり，これが転写効率の不均一性を産んでしまう．説明書に従い電極板を傷つけないように洗浄するのはもちろんのこと，電極板は柔らかく，変形を防ぐためには普段からなるべく水平にして置いておくことが重要である．

> **注** *転写バッファーに含まれるメタノールはゲルの安定化剤で，ゲルの膨潤を防ぐ．高分子量タンパク質を転写する場合，メタノールの濃度を下げてゲルを緩ませ，タンパク質がゲルから離れやすくなるようにしたりもする．

3）タンク式ブロッティング

同様にゲルを転写バッファー内で平衡化し，(−)極側から，［ろ紙/ゲル/膜/ろ紙］の順に置き，パッドで挟み，装置専用のホルダーにセットしプレスする．このゲルサンドウィッチはタンク内のステンレス鋼/白金線の電極間に垂直に置かれ，転写バッファーをタンクに充填する．定電流（0.1～1 A）または定電圧（5～30 V）のどちらでも1時間から一晩で行う．また発生する熱を軽減するために低温室やタンクごと氷に付ける等の処理を行うと良い．高電圧（最大200 V）または高電流（最大1.6 A）での転写により時間を30分に短縮できるが発生する膨大な熱を分散させるための冷却システムが必要となる．転写時間を増やすことにより転写効率は向上し，より低分子量のタンパク質の方が転写効率は通常なら良好となる[7]．しかしながら長時間のブロッティングにより，タンパク質が膜を通過してしまうこと（剥離やブローアウト）があり，特に大きな細孔径（0.45 μm）膜の使用時には低分子（<30 kDa）タンパク質の過度な膜通過の危険性に注意する必要がある．

3. ブロッキング[8-11]

タンパク質を転写したメンブレンに対して，抗体が結合する非特異的結合部位をあらかじめ飽和させるようブロッキング処理を行う．タンパク質への抗体の非特異吸着のみならず，タンパク質である抗体自体がタンパク質の載っていないメンブレン部位へ結合してしまうのを防ぐため，WB法においてブロッキング処理は必須である．ただし，あくまでブロッキング処理で抑えられるのは非特異的な反応のみで，交差反応（目的のタンパク質のエピトープと同一エピトープを持つ他のタンパク質への特異的結合反応）を防ぐことはできない．ブロッキング剤には様々なものが用いられるが，ゼラチン（魚類由来，2%程度），BSA（1～3%），スキムミルク（1～5%）が一般的である．

<u>スキムミルク</u>は一番安価で作用が強力であるため，よく用いられるが，特異的な抗原までマスクしてしまいシグナルが弱くなることがある．濃度を1%程度まで下げてみてそれでも改善されない場合には他のブロッキング剤を試すと良い．特にスキムミルクにはリン酸化タンパク質のカゼインが含まれるため，リン酸化タンパク質の検出には不向きである．また，保存が効かないため，用事調整を必要とする（抗菌剤を入れても腐る）．<u>フィッシュゼラチン</u>は動物由来のものより水素結合を形成するアミノ基の含有量が少ないため，バックグラウンドが低くなる．通常の2%であれば溶解性もよく，この濃度であれば4℃でもゲル化しないため使いやすい．ただし，抗原によってはマスキングによるシグナル減弱の恐れがあり，さらにビオチンが含まれるため，ビオチン標識二次抗体を必要とする系では使用を避ける．<u>BSA</u>はそこまで高価ではなく，良好なシグナル強度が得られる．注意点としては，炭水化物の夾雑物が含まれるため，レクチンを用いる場合には，バックグラウンドが高くなる可能性がある．<u>市販のブロッキング剤</u>（ナカライ Blocking One，等）も Ready to use で使いやすく，何度か使いまわせるためコストを減らすことができる．

また，界面活性剤をブロッキングバッファーに添加することで結果が改善される検出系も存在する．界面活性剤はブロッキング剤が抗体と非特異的に結合することを阻止してバックグラウンドを最小に抑える．ただし，過剰な界面活性剤の添加はメンブレンのブロッキングを妨げることがあるため，最終濃度0.05%での界面活性剤が一般的に用いられる．また，

NP-40やTritonはメンブレン上のタンパク質と効率よく置換されてしまうため，WB法ではTween20の使用を推奨する．ブロッキング処理自体はタッパー内，十分量のブロッキングバッファーにて室温1〜2時間の反応で十分であるが，実験スケジュールに合わせて長く（4℃一晩等）しても問題はない．

4. 抗体反応
1）一次抗体

目的タンパク質（抗原）に特異的な抗体を一次抗体と呼ぶ．一次抗体を直接標識し検出，一次抗体の動物種イムノグロブリン（Ig）分子に対する酵素標識二次抗体で検出，またはビオチン-ストレプトアビジン複合体などを用いて感度特異性を向上させて検出，等の方法が一般的に使用される．

さて，原理的にSDSを用いるWB法ではそもそも，SDSによる変性によりタンパク質が直鎖となるため，高次構造を認識する抗体（直鎖上では離れた位置に存在するアミノ酸配列等がタンパク質の立体構造により近傍となり，それらを合わせて認識する抗体）は使用が難しい．立体構造が保持されたまま固定される組織の染色にて検出可能な抗体がWB法ではワークしない事があるのはこのためである．また直鎖においては抗体に認識されるアミノ酸配列が，タンパク質が立体構造を作る際には内側に内包されるがために抗体のアクセスが不可となることがあり，逆のこと（WB法で検出可能であるが組織染色ではワークしない）もよく起こる．組織染色でワークする抗体であればサンプルをNative-PAGEし，メンブレンに転写後，抗体反応を行ってみるのも一つの手である．

また，使用する抗体ごとに抗体価や抗原に対する特異性は異なっており，最初に最適な抗体希釈率を決める必要がある．いただいた抗体であれば使用文献や相手側からの提供情報，自分で作成したものであればELISAやドットブロットでの抗体価，市販抗体であればデータシートに記載の推奨濃度を基準として，その1/3〜1/2と2〜3倍程度の濃度を試してみると良い．何も情報が無い場合には×1/100, ×1/333, ×1/1,000, ×1/3,333, ×1/10,000等，一次抗体なし，程度を試すと良い．この際，lane1：Protein marker，lane2：検討したい組織サンプル，lane3：ポジティブコントロールサンプル，lane4：ネガティブコントロールサンプル，lane5より以下繰り返し，を電気泳動し，ブロッキングの終わったメンブレンをパラフィルムやサランラップで挟み，カッターでlane1〜4, lane5〜8, lane9〜12, lane13〜16, …を切り離し，それぞれ切り離したメンブレンで各濃度での抗体反応を行い，検出後にもう一度並べ直し，染色度の違いや分子量を確認し，シグナルノイズ比が一番良い抗体濃度を選択し，その濃度で目的のサンプルを染色すれば良い．反応自体はメンブレンをハイブリバックに入れ，ここに希釈した抗体溶液を加えシーラーでシールして，シェーカーで揺らしながら抗原抗体反応を行う．適度な大きさのタッパーやパラフィルムで箱を作って行うのもよい（この際，箱の中でメンブレンが動かず，抗体液のみがメンブレンの上を動くようにしたほうが染色ムラは軽減される）．使用するシェーカーはシーソー型より8の字型の方が染色ムラは軽減される．反応は室温で1〜2時間，または4℃で一晩反応させる．経験上，4℃で一晩の方がバックは軽減される．

また，市販の抗体の中にも特異性の低い抗体や，抗体価の低い抗体が存在しており，検出されたバンドが偽陽性なのか，またはバンドが得られない時には偽陰性なのかを判定する手段を持つことが非常に重要である．自分で作成した抗体であれば，その免疫抗原をポジティブコントロールとして使用すればよく，また吸収試験（抗体反応時に過剰量の抗原を加える，またはメンブレンに抗原をドットブロットしメンブレンをブロッキング後一次抗体とそのメンブレンを反応（吸収）させ，吸収後の反応液を実際のサンプルの抗体反応に使用する[12]）も行える．抗体を市販するメーカーの中には認識抗原も販売しているところがあり，それも利用可能である．NCBIのGeneデータベースでの検索により，目的としているタンパク質が位置する遺伝子座からの転写産物の発現プロファイルを確認する事が可能であり，それにより目的組織の調整時にポジティブコントロール，ネガティブコントロールとなる組織も同時に調整しておけば良い．それぞれの組織由来の細胞株なども有用である．少し手間がかかるがわれわれはFLAGやMyc等タグ付き組み換えタンパク質を発現できるベクターに目的抗原の遺伝子配列を導入し，培養細

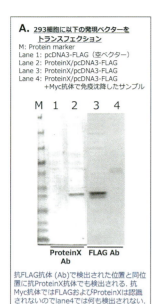

図4 一次抗体の検定
　ProteinX/pcDNA3-FLAGを293細胞にトランスフェクションすることにより，FLAGタグ融合ProteinXが293細胞で強制発現される．

胞にトランスフェクションすることによりポジティブ/ネガティブコントロールを作成している（図4）．タグが付いているため，そのタグ特異的な抗体により遺伝子導入細胞でのみWB法でシグナルバンドが得られ，目的抗原に対する抗体でも同位置にバンドが得られれば目的抗原を検出できる抗体ということになる（図4A）．WB法にてではないが，そのまま遺伝子導入細胞を免疫染色することによってもさらに特異性等を確認でき（図4B），かつ実際のサンプル（ここでは脳）での発現も確認することができた（図4C）．

2）二次抗体

　一般的にWB法で最も多く使用される二次抗体は，酵素標識抗体である．詳しくは検出と解析の項で述べるが，代表的な酵素として西洋ワサビペルオキシダーゼ（Horse Radish Peroxidase：HRP）とAPがある．HRPは安価，安定性が高い，反応が早い，などといった特長を持ち，標識酵素として最も広く用いられる．HRP分子上の糖鎖を介して抗体を標識しやすいのも広く用いられている理由のひとつ．APはサンプルの内在性物質の影響を受けにくい，特異性が高い，等の特長を持つ．一次抗体のホスト動物

のIgが二次抗体のターゲットとなるため，場合によっては抗原を変えるたびに一次抗体のホストに合わせた二次抗体が必要となってくる．

　そこでここでお勧めしたいのが，酵素標識ProteinG（例えばHRP標識Protein G；ThermoFisher 101223）である．Protein GはC群およびG群のレンサ球菌によって作られるIg結合タンパク質であり，リコンビナントのものはアルブミン結合部位が取り除かれている．このタンパク質は哺乳類IgG分子サブクラスのほぼ全てに結合能を有する[13]ため，一次抗体に合わせて二次抗体を買い換える手間が省ける．ただし，ウマIgGγとハムスターIgGへのアフィニティーは未検討であり，ニワトリIgGならびにIgYへの結合は弱いため，注意が必要である．二次抗体ならびにProteinGどちらでも室温での1〜2時間程度の反応が一般的であり，検出感度の違いを感じたことはない．

3）洗浄

　抗体反応後の洗浄操作は，0.05% Tween20-PBSで10分間3回ずつが一般的なプロトコールであるが，洗浄操作は時間の長さよりも液の交換回数の方が効果的であり，3分間5回ずつの洗浄で通常の方法より良い効果が得られる．

5. 検出と解析

　過去には，抗体を放射性同位体標識しX線フィルムに感光して標的タンパク質を検出する方法が取られていたが，放射性同位体は高価で，貯蔵寿命が短く，シグナル対ノイズ比が改善されないうえに，特殊な方法で処理や廃棄を行う必要があった．現在，放射性同位体の代わりに，様々な検出技術（発色，化学発光，蛍光）が存在し，実験条件や自分の研究施設の機器に合った技術が選択可能である．

　発色性または沈殿性物質は広く使われており，最も簡便かつコスト効率のよい検出方法である．基質が適切な酵素と結びつくときに，不溶性の発色物質に変わり，メンブレンの上で沈着沈殿する．結果生じる着色バンドまたはスポットは処理や可視化に特別な装置を必要としない．HRPであれば不溶性色素である4-Chloro-1-Naphthol（灰色），3-amino-9-ethyl-carbazole（赤色），3,3′-Diaminobenzidine, tetrahydrochloride（DAB，茶色）等により呈色し，APであれば5-Bromo-4-chloro-3-indolyl-phosphate/Nitroblue Tetrazolium（BCIP/NBT，青紫色）等により呈色する．APの方が呈色の反応性はよい．またAPは反応速度に比例して呈色するため，より長時間反応を進行させるだけで感度が向上するという利点がある．とはいえ，反応時間を長くすれば，バックグラウンドもその分だけ高くなり，シグナル対ノイズ比が低減する．結局，丁度よい時間を検討・決定するのが一番である．さらにAPは高pHでの反応を必要とする．一部繰り返しになるが，それに対してHRPはタンパク質のサイズが小さく活性率および安定性が高く，それ自体が安価なうえ，使用できる基質の幅が広いことから，非常に使いやすい．また発色基質は，感度は落ちる（ngオーダーの検出）が，直接目で見ながら発色具合を確認できるという利点を持つ．とはいえ，発色基質は保存中に褪色する傾向があるため，後からデータを取り直そうとしても中々厳しいものがある．そこでわれわれは発色の終わったブロットを乾燥後，すぐにブックテープでパウチすることにより直接スキャンし，永久レプリカを作成している．また，このようにパウチしてしまえばノートに貼り付けたメンブレンのバンドを随分と後（例えば5年前のもので）にも，当時同様確認可能である．

　化学発光性基質は，シグナルの元となるのが酵素-基質反応による一過性生成物であり，反応発生時のみそれが持続するという点で注意が必要である．基質が使い切られた時点あるいは酵素活性が失われた時点で反応が消えシグナルは消失する．ただし，メーカーより売り出されている基質は十分量を含んでおり，かつ適正に最適化されているため，基質に応じて1～24時間発光が持続・安定する．そのため，一貫性の高い高感度検出（1 pg以下でも検出可）が可能となるが，X線フィルムやデジタルイメージング機器での検出を必要とする．このシグナル強度がブロット中のタンパク質の量に相関することからタンパク質の相対量をシグナル強度で評価することができる．X線フィルムの場合はフィルムを汎用スキャナーでスキャンして画像分析ソフトウェアで解析して半定量することになる．半定量と書いたのは，スキャンしたX線フィルムからの画像光学密度測定は困難なことがあり[14]，X線フィルムでの化学発光WB法は一般的に定量的ではないとみなされているからである．それに対して現在のデジタルイメージングは高い感度と広いダイナミックレンジ，またシグナルの直線性にも優れている．バンドの定量には付属のソフトウェアを利用するのが簡便である．発色によりスキャナーやデジタルカメラ等で取り込んだデジタル画像に関しては，フリーの画像解析ソフト（Image J等）が利用可能である[15]．

　近赤外蛍光スキャナーを有する機関であれば蛍光検出法も一つの選択肢に入る．検出限界は化学発光には及ばないものの，蛍光標識された抗体によるマルチカラーWB法も可能であり，プロトコールの短縮にもつながる．蛍光抗体法による組織・細胞染色を行っているラボであれば，蛍光標識二次抗体をそのままWB法に転用できるという利点もある．さらに化学廃棄物量が他の検出手順よりも大幅に軽減される．

終わりに

　WB法はタンパク質分子の検出法の基本ツールの一つとして活用されている．例えば，組織化学法では見ることのできない複数のオルタナティブスプライスバリアントの発現動態の同時確認であるとか，

免疫沈降法との組み合わせによるその抗原とタンパク質複合体を形成するタンパク質の同定を行うであるとか，先に述べた細胞内小器官分画法との組み合わせによりタンパク質の細胞内動態を観察することも可能である．タンパク質の翻訳後修飾を認識する抗体を入手できればタンパク量の変化だけでは見えてこない細胞内情報伝達機構を観察することも可能である．ただし，この場合にはあくまで既知の翻訳後修飾を見るに留まることを注意されたい．そこでタンパク質のリン酸基に特異的に結合するPhos-tag（広島大学大学院・医歯薬学総合研究科・医薬品分子機能科学研究室にて開発[16]）と呼ばれる分子を紹介しておきたい．この分子をSDS-PAGEに転用することにより，注目しているタンパク質の既知ならび未知のリン酸化の同定やそのリン酸化されているタンパク質量を知ることが可能である（リン酸基にPhos-tagが結合する事によりSDS-PAGEでの泳動度がズレる）（図5）．タンパク質のリン酸化の重要性は他にゆずるとして，実際，WB法に応用することにより質量分析等を用いずとも，安価に，注目しているタンパク質がリン酸化しているのか，またリン酸化のバリエーションがどの程度あるのかを同定することができる[17]．注意すべき点としては（I）亜鉛またはマンガンイオンが協調してリン酸イオン（二価陰イオン）を補足するためEDTA等の影響が出やすくサンプルの前処理（TCA沈殿等）が推奨される．（II）Phos-tag存在下では通常よりも泳動時間がかかる．（III）Protein markerによる分子量の推定は不可となり，マーカーは転写効率の確認の使用となる．（IV）確認として通常のSDS-PAGEも合わせて行う必要がある．実際のPhos-tagを用いたわれわれの実験例を図5に示す．通常のSDS-PAGEを用いたWB法ではLNX1タンパク質は一本のバンドにしか見えないがPhos-tag存在下では二本のバンドに分かれる．確認のため，脱リン酸処理サンプルをPhos-tag-SDS-PAGEにて分離した後WB法を行ってもバンドは一本のままである．未知のリン酸化LNX1のみ，泳動度がPhos-tagによりズレ，それが脱リン酸処理によりLNX1からリン酸基が取り除かれた結果，Phos-tag存在下でも泳動度のズレがなくなるわけである．このようにして新規のリン酸化タンパク質を同定することが可能である．また，われわれのラボではWB

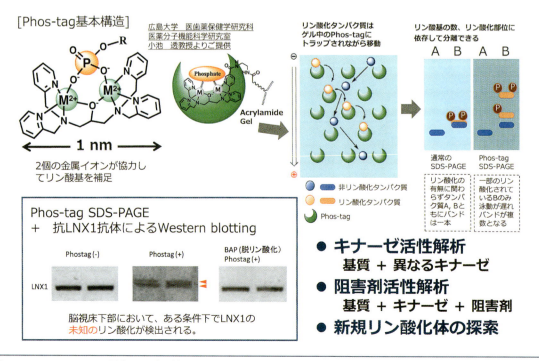

図5　Phos-tagによるリン酸化タンパク質の検出

法を応用することによりリコンビナントタンパク質や組織抗原に対する自己抗体の検索にも使用している[12,18,19]．今後も様々な用途へのWB法の応用法が開発されるであろう．

文献

1) 岡田雅人，宮崎　香（編）：タンパク実験の進め方．羊土社，東京，1998．
2) 岡田雅人，三木裕明，宮崎　香（編）：タンパク質実験ノート下巻．羊土社，東京，pp. 17–44, 2001．
3) 大海　忍，辻村邦夫，稲垣昌樹（著）：新版 抗ペプチド抗体実験プロトコール．秀潤社，東京，pp. 56–77, 2004．
4) 日本生化学会（編）：新生化学実験講座1．東京化学同人，東京，pp. 329–403, 1990．
5) 岡田雅人，宮崎　香（編）：タンパク質実験ノート上巻．羊土社，東京，pp. 35–63, 1996．
6) Schagger H, von Jagow G: Blue native electrophoresis for isolation of membrane protein complexes in enzymatically active form. Anal. Biochem. **199**: 223–231, 1991.
7) Tovey ER, Baldo BA: Comparison of semi-dry and conventional tank-buffer electrotransfer of proteins from polyacrylamide gels to nitrocellulose membranes. Electrophoresis **8**: 384–387, 1987.
8) Johnson DA, Gautsch JW, Sportsman JR, et al.: Improved technique utilizing nonfat dry milk for analysis of proteins and nucleic acids transferred to nitrocellulose. Gene Anal. Tech. **1**: 3–8, 1984.
9) Spinola SM, Cannon JG: Different blocking agents cause variation in the immunologic detection of proteins transferred to nitrocellulose membranes. J. Immunol. Methods **81**: 161–165, 1985.
10) Baldo BA, Tovey ER, Ford SA: Comparison of different blocking agents and nitrocelluloses in the solid phase detection of proteins by labelled antisera and protein A. J. Biochem. Biophys. Methods **12**: 271–279, 1986.
11) Jagus R, Pollard JW: Use of dried milk for immuno-blotting. Methods Mol. Biol. **3**: 403–408, 1988.
12) Tanaka S, Tatsumi K, Tomita T, et al.: Novel auto-antibodies to pituitary gland specific factor 1a in patients with rheumatoid arthritis. Rheumatology (Oxford) **42**: 353–356, 2003.
13) Amersham Pharmacia Biotech（著）：はじめての抗体精製ハンドブック Principles and Methods．
14) Gassmann M, Grenacher B, Rohde B, et al.: Quantifying Western blots: pitfalls of densitometry. Electrophoresis **30**: 1845–1855, 2009.
15) 小島清嗣，岡本洋一（編）：画像解析テキスト—NIH Image, Scion Image, ImageJ実践講座．羊土社，東京，2001．
16) Kinoshita E, Takahashi M, Takeda H, et al.: Recognition of phosphate monoester dianion by an alkoxide-bridged dinuclear zinc(II) complex. Dalton Trans. **8**: 1189–1193, 2004.
17) Koyano F, Okatsu K, Kosako H, et al.: Ubiquitin is phosphorylated by PINK1 to activate parkin. Nature **510**: 162–166, 2014.
18) Matsunaga H, Tanaka S, Sasao F, et al.: Detection by radioligand assay of antibodies against Borna disease virus in patients with various psychiatric disorders. Clin. Diagn. Lab. Immunol. **12**: 671–676, 2005.
19) Tanaka S, Honda Y, Honda M, et al.: Anti-tribbles pseudokinase 2 (TRIB2)-immunization modulates hypocretin/orexin neuronal functions. Sleep **40**: 2017. doi: 10.1093/sleep/zsw036.

サンプル調整

- 10×RIPA buffer（凍結-20℃保存）
    - 0.5 M　　Tris-HCl（pH 7.4～7.6）
    - 1.5 M　　NaCl
    - 10%　　　NP40
    - 5%　　　 Sodium deoxycholate
- Protease Inhibitor Cocktail（Roche 等）
- 4×SDS Buffer（室温保存，冷やすと SDS が表出してくる）
    - 0.2 M　　Tris-HCl（pH 6.8）
    - 8%　　　 SDS
    - 20%　　　2-mercaptethanol（2ME）***（WAKO, 139-06861）
    - 40%　　　glycerol
    - 0.04%　　BPB

    注　*** 使用直前に加えること

❶ 組織片の重量測定後，PBS で Wash（培養細胞の場合は培養液を取り除き PBS で洗う）.
❷ Lysis buffer（10×RIPA 1 ml，10% SDS 1 ml，Protease Inhibitor Cocktail 1 錠，超純水で 10 ml に）を用意し（組織 1 g または培養細胞 $1×10^{8～9}$ 個あたり 3 ml 必要），氷中に置いておく.
❸ 氷上で剃刀かメスでなるべく細かく Cut し，チューブに移す（培養細胞の場合はスクレイパーを使って細胞を冷 PBS に懸濁，遠心して上清を除去）.
❹ チューブを氷中に置き，組織 1 g あたり Lysis buffer を 3 ml 加える（Volume は組織片重量に依存）.
❺ 氷冷中にてホモジナイズ.
❻ （Option：ゲノムの粘性が出るため 21G の注射針に 10 回ほど通すと良い）.
❼ そのまま氷中に 30～60 分間放置.
❽ エッペンチューブに分注し，4℃，10,000G，10 分遠心.
❾ 上清を別チューブに回収，チューブに残った沈殿も残す. どちらも氷上に.
❿ 上清の濃度測定（BCA アッセイ等）後，これを RIPA 可溶性画分とする.
⓫ このまま保存する際はドライアイスか液体窒素で凍結後，-80℃保存.
⓬ 4×SDS Buffer と 2ME を加え 100℃で 3 分間処理することにより SDS 化し可溶性画分として SDS-PAGE へ供する，または-80℃にて保存. 10 μl volume であれば，サンプル（5 μg～25 μg 程度，ただし組織内での検出目的のタンパク質量による）+Lysis buffer：4×SDS Buffer：2ME = 7.5 μl：2 μl：0.5 μl.
⓭ 沈殿には直接 100 μl の 1×SDS buffer with 2ME（Lysis buffer：4×SDS Buffer：2 ME＝7.5：2：0.5）を加え 100℃で 3 分間処理することにより無理やり SDS 化し RIPA 不溶性画分として SDS-PAGE へ供する，または-80℃にて保存. いずれのサンプル（SDS 化したものも）も過度の凍結融解は避ける.
⓮ 融解したものは使用時，室温にてゆっくり溶かし vortex & spin down 後，泳動.

WB法　プロトコール1

試薬等

- 30%アクリルアミド溶液（4℃遮光保存）
  30%アクリルアミド
  0.8% N',N'-メチレンビスアクリルアミド（ビス）
  超純水でメスアップして用いる．必要に応じて0.45 μmのフィルターを通して不溶性物質を除去しておく．
- 4×SDS Buffer（室温保存，冷やすとSDSが表出してくる）

0.2 M	Tris-HCl（pH 6.8）
8%	SDS
20%	2-mercaptethanol（2ME）***（WAKO, 139-06861）
40%	glycerol
0.04%	BPB

  注　***使用直前に加えること

- 10%過硫酸アンモニウム（−80℃保存）
- TEMED（4℃保存）
- 10×泳動用Buffer（使用時にDWにて10倍に希釈して用いる）

Tris	30 g	（0.25 M）（pHは調整しなくとも8.3付近になるからそのまま使う）
Glycine	144 g	（1.92 M）
SDS	10 g	（1%）（nativeの時には抜く）
DW	up to 1 L	

- 転写用Buffer

Tris	6.1 g	（100 mM）
Glycine	7.2 g	（192 mM）
MetOH	100 ml	（20%）
DW	up to 500 ml	

- ゲル固定液　　7%酢酸（or 12% TCA）
- CBB染色液　　0.025% CBB-R250 in 脱色液（十分攪拌後，ろ過．4℃保存）（BIO-RAD, 161-0436）
- 脱色液　　　　10%酢酸 & 30%メタノール in DW
- 10 × TBS

0.2 M	Tris-HCl（pH 7.5）
5 M	NaCl

  使用時にDWで10倍希釈（室温保存）

- TTBS　　　　　0.05% Tween20 in 1×TBS
- Blocking buffer　2% gelatin or 3% BSA or 5%スキムミルク in TBS（凍結保存）
- 抗体希釈液　　　1% gelatin or 1% BSA or 1%スキムミルク in TTBS
- PDVFメンブレン（GE Healthcare, Amersham™ Hybond™ P 0.45 μm PVDF 300 mm×4 m, 1 roll/PK, 10600023）

＜変性ポリアクリルアミドゲルの作成＞

ゲル濃度	5.0%	7.5%	10%	15%	20%
至適分画分子量（kDa）	57–212	36–94	16–68	12–43	
ストック溶液	混合量（ml/ゲル溶液 20 ml）				
30% アクリルアミド溶液 *1	3.3	5	6.7	10	13.4
DW	11.3	9.6	7.9	4.6	1.2
1.5 M Tris-HCl pH 8.8			5		
10% SDS			0.2		
10% 過硫酸アンモニウム *2			0.2		
TEMED *3			0.01		

❶ 上記の表に従ってアクリルアミド，Tris-HCl（pH 8.8），DW をビーカーまたは脱気瓶中で混合し完全に脱気する *4．
❷ その後，SDS を加えて氷上で冷却する（先に入れると脱気中に泡立つ）．
❸ ゲル板をよく洗浄 *5 しエタノールで拭いた後，完全に乾燥させ，組み立てる．
❹ 組立が完了したら，残りの 10% 過硫酸アンモニウムと TEMED を❷の混合物に添加して分離用ゲルとしてゲル版の間に流し込む．
❺ 空気に触れている部位が固まらないため，ゲル溶液上にブタノール（DW でもよい）を静かに重層して室温で約 1 時間ゲル化を待つ *6．
❻ 分離用ゲルの重合反応が終わったら，ブタノールを捨ててゲル上部を DW で洗う．余分な水分はキムワイプを隙間に入れて吸わせる．その時，ゲル上部はあまり乱さないように．
❼ 下記の濃縮用ゲル *7 を重層してゲル化をまつ．小さなビーカー内で混ぜ，重層後ビーカー内に残った液が固まってきたらゲル完成となる．ゲルをすぐに使わない場合には濡らしたキムワイプとともにラップし，さらにジップロックに入れ冷蔵保存すれば 1 週間ぐらいは大丈夫である．

<u>濃縮用ゲル 5 ml</u>
30% アクリルアミド溶液　　830 μl
1 M Tris-HCl pH 6.8　　　　630 μl
10% SDS　　　　　　　　　50 μl
10% 過硫酸アンモニウム　　50 μl
TEMED　　　　　　　　　　5 μl
DW　　　　　　　　　　　　3.4 ml

注　*1：アクリルアミド（MW71.08）にN′,N′-メチレンビスアクリルアミド（MW154.17，*別名ビス）を混ぜ，超純水で溶かし，0.45 μm フィルターでろ過後，冷暗所（4℃）にて保存．アクリルアミド/ビス比率が 37.5：1 もしくは 29：1 の溶液がよく使用される．ビスを加えることにより，アクリルアミドの重合による伸長反応（直線）に分岐（枝）を作ることができ，網目構造のゲルを作らせることができる．ビスの比率が高いほど，ゲル強度および低分子域の分離能が上がるが，高分子域の分離能は低下する．
　　*2：用事調整，または 200 μl 程度ずつ分注して −80℃ にて長期保存が可能（ただし繰り返しの凍結融解は避ける）．
　　*3：重合促進剤．劣化しやすい．黄色くなったものは酸化分解され触媒活性が低下しているため買い直したほうが吉．
　　*4：空気に触れていると固化しにくいため脱気するのがベター．
　　*5：毎回，使用直前に，中性洗剤でゲル板を傷つけないよう前回泳動時についたゲルかすなどの汚れを完全に除去し，DW を濯いだ時にどこにも水の淀みや弾きが無いくらいキレイにする．特にスペーサー部分にゲルかすが残りやすいので注意する．その後，100% エタノールを全面にかけ完全に乾燥させてから組み立てる．乾燥時にもホコリやキムワイプクズ等が付かないように注意する．

*6：20℃以下だとゲルが固まらない．急いでいる時は37℃の気相に入れるとよい．
*7：タンパク質を分離ゲルで分離する前に，高濃度に濃縮する役割を果たす．まず濃縮ゲルはアクリルアミド濃度が低く，タンパク質を分離するふるいとして働くことはない．濃縮ゲル（Tris-HCl, pH 6.8）・分離ゲル（Tris-HCl, pH 8.8）・泳動槽中の泳動バッファー（Tris-Glycine, pH 8.3）という3種類のpHの異なった緩衝液系により，濃縮ゲル中に塩化物イオンのゾーンとグリシンのゾーンができ，その中間をタンパク質が移動する（塩化物イオン，タンパク質，グリシンの順）．つまり濃縮ゲル中では先頭の塩化物イオンの移動に合わせてタンパク質が，またタンパク質の移動に合わせてグリシンが引きつけられ，泳動が連続的に進行する（等速電気泳動）．結果として，最初に供したサンプル溶液量が多少多かったとしても，高濃度に濃縮されることになる．

< SDS-PAGE >
❶マイクロチューブにSDS調整済みサンプルを10 µl加える，または1レーン当りタンパク質サンプル5 µg〜25 µg/7.5 µl，4×SDS buffer 2 µlと2ME 0.5 µlを混合し，100℃で3〜5分．ただし，サンプル量はコームの大きさに依存する，通常は10 µl程度アプライする．
❷泳動槽に固化したゲルをセットし，ゲル下端が泳動bufferで浸る程度加え，ゲルの下部からシリンジ等で泡を追い出す．
❸上部槽にも泳動bufferを加え，コームを抜いた後（この時wellが乱れないようやさしく抜く，乱れた際には針等で形を整える）のwellをシリンジやピペッティングにて洗浄する．その後50 Vで10分程度プレランしておくとよい．
❹サンプルとProtein markerをapply（アプライ量はコームの大きさに依存）し，50 Vで1時間ぐらい泳動する（濃縮ゲルから色素が抜け出すはず）．
❺その後色素が下に来るまで，または目的タンパク質付近の分子量を持つProtein markerが分離するまで100〜120 Vで泳動する．
❻泳動の間にPVDF膜，転写用濾紙をゲルの大きさに切っておく．

< Blotting >
❶ゲル下部にヘラを差し込みテコの要領でゲル板を剥がす．
❷次いでゲル板からゲルを壊さないように慎重に取り外し（できればゲル板ごと転写用bufferに入れ，そこでヘラ等を使い優しくはずす．両端のスペーサーと接するところはヘラで切ってしまっても良い），充分量の転写用bufferに20分間浸す．
❸ゲルの大きさに切ったPVDF膜をメタノールに10秒浸し，超純水になじませた後，転写用bufferに濾紙と一緒に20分間浸しておく．
❹セミドライ型のブロッティング装置の電極をDWで洗浄後，転写用bufferで湿らす．
❺図2のようにそれぞれを重ね合わせる．その際，各パーツの間に空気がはいると転写が妨げられるので丸い棒（専用ローラーやシリンジなど）でしごいて空気を追い出す．
❻定電圧15 V 60分転写．
❼メンブレンは次のブロッキング処理に進む，または風乾してラップ後シリカゲルとともにジップロックに入れ4℃で遮光保存．
❽転写の具合を見るために転写後のゲルをゲル固定液で震盪しながら30分以上固定する．この時，もう1枚のゲルで同一セットのサンプルを泳動し，転写せずにCBB染色するとサンプルの状態が確認できる．
❾ゲル固定液でゲル固定後，CBB染色液で1時間染色．
❿脱色液で時々液を変えながら脱色，この際タッパー中にキムワイプを入れておき，定期的にキムワイプのみを入れ替えると脱色が早く終わり，また脱色液の節約にもなる．
⓫このようにして染色したゲルはセロハンで包み，ゲルドライヤー等で乾燥させれば永久保存できる．

<ブロッキング，抗原抗体反応及び発色>
❶ タンパクを転写したメンブレンをタッパーに移し，Blocking buffer 中で 1 時間震盪しながらブロッキング．
❷ Blocking buffer を回収し（4°C 保存で再利用可，何回使用したかチューブに書いておくと良い），充分量の TTBS で数分洗浄する．
❸ 抗体希釈液で希釈した一次抗体液中で室温 1 時間～4°C 一晩反応．
❹ 抗体液を回収し（短期なら 4°C 保存で再利用可能，長期保存の場合は 0.05% になるようアジ化ナトリウムを加えて 4°C 保存），TTBS wash 3 分，5 回．
❺ Protein G-HRP in 抗体希釈液（×1/5000）で室温 1 時間反応．
❻ TTBS wash 3 分，2 回．
❼ TBS wash 3 分，2 回．
❽ サランラップの上に置いたメンブレンに発色試薬を適量加える．約 5 分で発色がみられる（30 分まで延長可）．
❾ 発色後，DW で 5 分 2 回洗い，必要ならメンブレンが濡れている間に写真を取る．その後乾燥してパウチして保存．

WB 法　プロトコール 2—ゲル既製品使用，3 種転写 buffer 使用，これから新規に導入を考える人用

泳動	20 mA/ゲル 1 枚	80 分
転写	153 mA/ゲル 1 枚	35 分
Blocking		2 時間～一晩
1st Ab		室温 1 時間～4°C 一晩
2nd Ab		室温 1 時間

［必要なもの］
- Protein Marker（APRO，SP-2120，Prestained XL-Ladder，4°C 保存可能，等）．
- 既製品ゲル（ATTO，E-R520L，e-パジェル，5～20% グラジエントゲル*，18 コーム）
  *検出されるタンパク質の大きさが予想できない時はグラジエントゲルが低分子から高分子まで分離してくれるので便利である．
  ➡ コームを外した後，well を超純水で洗ってから使用．
- 泳動槽（上記ゲル用，ATTO，AE-6530P，ラピダス・ミニスラブ電気泳動槽（PAGEL 仕様），アダプターを変更すれば手作り用ゲルにも対応．
- セミドライ式転写装置（ATTO，WSE-4020 型，HorizeBLOT 2M-R）2 枚のゲルまで転写可能．
- ろ紙（ATTO，CB-09A，Absorbent Paper，0.9 mm 厚）
- メンブレン（ATTO，AE-6665，Clear Blot Membrane-P）
- パワーサプライ（ATTO，AE-8130，My Power 300）
- 泳動 buffer（泳動槽の上下に加える．下は線まで入れるとちょうどよい．）
  　Tris　　　6.1 g（250 mM）
  　Glycin　 28.8 g（192 mM）
  　SDS　　 2 g（0.1%）
  　Up to 2 L with DW
- 転写 A 液
  　Tris　　　72.7 g（300 mM）
  　メタノール　100 ml（5%）
  　DW　　　 up to 2 L

- 転写 B 液
    - Tris 6.1 g（25 mM）
    - メタノール 100 ml（5%）
    - DW up to 2 L
- 転写 C 液
    - Tris 6.1 g（25 mM）
    - 6-アミノヘキサン酸 10.5 g（40 mM）
    - メタノール 100 ml（5%）
    - DW up to 2 L
- Blocking buffer（ナカライ，03953-95，Blocking One）
- タッパー
- シェーカー
- 一次抗体，二次抗体（抗体反応参照）
- 発色試薬（発色項参照）
- パウチテープ（スコッチ，84576，透明ブックテープ，76.2 mm×13.7 mm）

＜実際＞

❶ 泳動槽下段に泳動 buffer を入れる．ゲルを泳動槽にセットする．ゲル下部に空気が入らないように傾けて入れる．泡を抜くため泳動槽の片側の下に物を置いてしばらく傾けて置いても良い．泡が抜けたら水平にし，泳動槽上段に泳動 buffer を入れる．

❷ サンプル調整項に従い，サンプルを SDS 化．SDS が表出しないように室温に置いておく．

❸ ゲルの端 2 レーンは狭くなっているのでアプライしない．泳動が乱れないよう全てのレーンに何らかのサンプルをアプライする（1×SDS buffer や Protein マーカー等）．

❹ 泳動槽のコードの色とパワーサプライの指す穴の色を合わせる．

❺ パワーサプライの設定を［V：MAX 300 V，A：20 mA/ ゲル 1 枚，time：80 分］にし，［Run・Stop］ボタンを押して泳動をスタートする．残り時間を見たい時は time ボタンを押す．

❻ 泳動の間にクリアブロット P 膜を準備する．ピンセットで青い紙をメンブレンから剥がし，メタノールに 2～3 分揺らしながら浸けて平衡化．B 液に入れ 30～60 分（メンブレンが水をはじかなくなるまで）激しく振盪（タッパーの蓋を締めて波打つぐらい）する．

❼ 別のタッパーで，ろ紙を各ブロッティング溶液に浸漬（ゲル 1 枚あたり A 液に 2 枚，B 液に 1 枚，C 液に 3 枚）．シェーカーで 30 分以上振とうする．

❽ ゲル板から壊さないようにゲルを慎重に取り外し（外し方はプロトコル 1 参照），ブロッティング溶液 B に浸す（一瞬で良い）．

❾ 図 3 に従い，ろ紙，メンブレン，ゲルを積層する．一度置いたらあまり動かさないようにする．

❿ 転写 153 mA 35 分 / ゲル 1 枚．

⓫ Blocking with Blocking One 室温 2 時間振盪 or 室温 20～30 分振盪＋静置 4℃ 一晩．

⓬ PBS-0.1% Tween20 で数分洗浄．

⓭ メンブレンをラップやパラフィルムで挟み，抗体量の節約のため図 6 のように余分な部位をカット（すでに予備実験等で分子量が確定している場合には Protein marker を指標にカット）すれば良い．

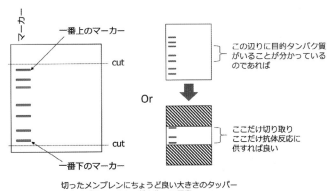

図6　メンブレンカット

⑭一次抗体反応（希釈一次抗体 in PBS with 0.1% Tween20 & 5% Blocking One，液量 3〜5 ml 程度 /1 枚）室温 1 時間振盪 or 4℃ 一晩振盪 with 8 の字シェーカー．
⑮ PBS-0.1% Tween20 で最初に一回液を変えた後すぐに捨て，再び新しい PBS-0.1% Tween20 に置換，その後 3 分間 4 回洗浄．
⑯二次抗体反応（下記希釈二次抗体どれか in PBS with 0.1% Tween20 & 5% Blocking One，液量 3〜5 ml 程度 /1 枚，室温 1 時間振盪）．＊この間に DAB 発色試薬（H_2O_2 はまだ入れない）用意する．
- HRP Horse Anti-Rabbit IgG Antibody（Peroxidase）（VECTOR PI-1000）×1/1,000
- HRP Horse Anti-Mouse IgG Antibody（Peroxidase）（VECTOR PI-2000）×1/1,000
- Protein G-HRP/ 抗体希釈液（ThermoFisher 101223）×1/5,000

⑰反応後，VECTOR 抗体の場合はシグナルが減弱するため TBS で数分一回洗浄（ざっと液を TBS に 2 回変えるだけでも良い）してすぐに次の発色へ．Protein G の場合は TBS-0.1% Tween20 で 3 分間 2 回，TBS で 3 分間 2 回洗浄する．
⑱発色．メンブレン 1 枚あたり下記溶液を 10 ml 程度タッパーに入れそこにメンブレンを浸す．タンパク質量が多ければ数十秒で発色してくる．タンパク質が転写されている面で発色するので裏表を確認する．

TBS	20 ml
DAB（SIGMA，−20℃ 保存）	1 錠（10 mg）＊
ニッケルクロライド（80 mg/ml 室温）	1 ml
過酸化水素水（Wako，4℃ 保存）	20 μl（使用直前に加える）

注　＊溶けにくいので二次抗体反応中から TBS に入れて室温で置いておくと良い．50 ml の遠沈管で作ると良い．
　　DAB：3,3′-Diaminobenzidine tetrahydrochloride
　　ニッケルクロライド：Wako，147-01042 を超純水で溶かす，緑色．増感剤．
　　過酸化水素：Wako，081-04215．HRP により基質が酸化・重合し発色する際に使われる．

⑲バックグラウンドが上がりすぎない程度のタイミングにて水道水ですすぎ，発色を止める（DAB 反応液自体は変異原性を持つため，別に廃液として溜めておき，適切な処理後に廃棄）．
⑳ 37℃ インキュベーターで 30 分程度乾燥させる．
㉑スキャナーやデジカメで画像を取り込む．
㉒ブックテープでパウチしてノートに貼り付ける．遮光の必要なし（こうすれば 5 年前の物でも当時のまま確認可能である）．

病理組織細胞検体を用いた MicroRNA の検出法
―細胞または FFPE 組織検体の核酸抽出からリアルタイム RT-PCR 法まで

藤井　智美，大林　千穂

Key words：ホルマリン固定パラフィン包埋（formalin fixed paraffin embedded），液状化細胞診（liquid based cytology），マイクロ RNA（microRNA），メッセンジャー RNA（mRNA），リアルタイム PCR 法（quantitative PCR method），逆転写反応（reverse transcription），SYBR Green，Ct 値（Ct value），内部標準（internal standard），検量線（calibration curve），相対定量（relative quantification），絶対定量（absolute quantification）

はじめに

　病理組織細胞検体は，通常治療目的で摘出されたもの，もしくは形態学的な診断のために一部採取されたものであり，病理組織細胞検体から得られる貴重な情報の大部分は，ホルマリンで固定され，パラフィン包埋された後，薄切して標本を作成するという非常に長い行程を経て細胞診スクリーナーや病理医によって診断され，臨床へフィードバックされる．病理組織細胞診断に用いられた材料は，形態学的もしくは免疫組織化学的診断のみならず，固定・包埋された組織から DNA，RNA といった核酸抽出を行い，Polymerase chain reaction（PCR）法もしくは Reverse transcription polymerase chain reaction（RT-PCR）法といった核酸増幅により疾患特異的な遺伝子変異や遺伝子の異常発現を捉えることが可能である．しかしながら，一度ホルマリン固定され，包埋された組織は核酸の分解やホルムアルデヒドによる核酸のクロスリンクなどにより効率的な核酸抽出および PCR 法による増幅がしばしば困難なため，目的の遺伝子をより検出しやすくするよう核酸抽出方法を適切に選択し，より短い塩基配列の検出のためにプライマーの設計を十分検討するなど様々な工夫が要求される．

　microRNA（miRNA）は 19–25 塩基からなる低分子量 RNA で，標的となるメッセンジャー RNA（messenger RNA, mRNA）の 3′非翻訳領域に結合し，mRNA の転写，翻訳の阻害や分解を行うことで，発生，細胞増殖，分化など生体内プロセスに関与するほか（図1），癌，代謝疾患，神経疾患，感染症など種々の疾患において遺伝子の発現を抑制あるいは促進することで細胞の生存に大きく寄与している（図2）[1-3]．本稿では実際にパラフィン包埋組織あるいは liquid based cytology 用の固定液で固定された

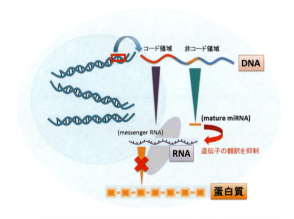

図1　セントラルドグマと miRNA の関わり
　　　細胞内で DNA からプロセシングを受けて RNA に転写されたあと，miRNA の制御を受け，タンパク合成の調整が行われる．

奈良県立医科大学医学部病理診断学講座

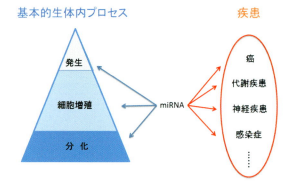

図2 miRNAは多様な生命現象に関わっている
miRNAは生理的な機能にも影響する一方で，種々の疾患においても遺伝子の発現を調節し，発症や進行に至るまで様々な機能を発揮する．

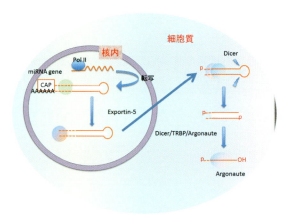

図3 核および細胞内におけるmiRNAの生合成
miRNAの合成は核で転写され，細胞質でプロセシングを受ける．そこでは多種多様な因子が関わっている．

細胞からRNAを抽出し，miRNAを検出する方法について解説する．

I. miRNAについて

1. miRNAの役割

生命現象の多くはmiRNAによる遺伝子発現制御を受けており，miRNAにとって標的mRNAにおける認識配列はわずか7–8塩基であるため，一つのmiRNAが標的としている遺伝子の数は数百種類に及ぶこともある．従って，miRNAが関与する種々の生命現象や癌をはじめとする疾患は極めて多岐にわたっている．従って細胞レベルの機能を詳細に検討する際にはmiRNAの発現異常から，癌に関連するmiRNAであれば，miRNAによる癌抑制遺伝子あるいは癌遺伝子の発現制御や逆に癌抑制遺伝子あるいは癌遺伝子によるmiRNAの動態制御について検証することは疾患のメカニズムを明らかにする上で非常に実用的かつ有用性の高いアプローチであるといえる[4,5]．

癌ではこれまでに多くのmiRNAが検討されてきており，その中でも癌幹細胞の維持や発癌に関わるmiRNAの関わりは非常に興味深い[6,7]．特に癌幹細胞における多能性の維持や癌幹細胞において共通に発現がみられるCD44，CD133といった細胞表面マーカーの発現や，いわゆる幹細胞マーカーであるSOX2，NANOG，OCT4などの発現を制御するmiRNAの動態は癌細胞の運命に大きく関わるものと考えられる[8,9]．

2. miRNAの生合成

miRNAは一般的にRNAポリメラーゼIIによってprimary miRNA（pri-miRNA）が核内で転写される（図3）．Pri-miRNAはステムループのヘアピン構造を有する不完全二本鎖RNAで，これはRNAポリメラーゼIII系酵素であるDrophaとDGRC8による複合体により認識され，precursor miRNA（pre-miRNA）へ切断される．Pre-miRNAはExportin-5-RanGTP複合体によって，核から細胞質へと輸送され，同じくRNAポリメラーゼIII系酵素のDicer/TRBP/Agonateなどの複合体によってプロセシングを受け，二本鎖miRNAとなる．この二本鎖miRNAは一本鎖に解かれ，一方はRNA誘導サイレンシング複合体であるRISCに取り込まれ，標的となる遺伝子の主に3′非翻訳領域へ結合し，たんぱく質の翻訳阻害やmRNAの直接分解などにより遺伝子発現を負に調節している[10,11]．

II. RNAの抽出

1. パラフィン包埋（formalin fixed paraffin embedded, FFPE）組織からのRNA抽出

病理組織診断のために作成され，保存されてきたFFPE組織を用いてmiRNAをはじめとする遺伝子発

現解析を行うことは臨床的な分子診断のみならず，基礎医学の立場から癌研究においても非常に有用なツールである．病理組織診断から分子診断，さらには癌遺伝子や癌関連幹細胞マーカーの発現解析に基づいた種々のパスウェイ解析がFFPE組織検体を用いた研究にも応用できれば新たな分子メカニズムの解明とmiRNAの発現および病理組織診断や従来の免疫組織化学染色などと組み合わせれば，新たな診断ツールとなることが期待される．

そのために，まず必要なことはより質の高いRNAをFFPE検体から抽出することである．通常病理組織検体は10％中性緩衝ホルマリン液（3.8–4.1％ホルムアルデヒド含有）を用いて固定される．通常の10％ホルマリンに比べ，ホルマリンの分解速度が低下し，その結果，ホルマリン分解産物が減少することで核酸の質の低下の原因とされている生体分子間のクロスリンクが抑えられる．また，過剰な固定はクロスリンクを進行させ，RNAの検出を低下させる原因となる．従って，固定時間は24時間以内が望ましい．一方で，miRNAは小分子RNAであるため，大きい分子のRNAに比べ，クロスリングの影響は比較的少なく，著者らの経験では病理解剖の組織検体でおよそ1週間固定された組織からもmiRNAの検出は可能であった．

現在市販されている主なFFPE組織用RNA抽出キットを表1に示す．抽出法はキットにより若干の違いがあるものの，カラム抽出法が中心で，脱パラフィン後にシリカゲルメンブレンに結合させ，洗浄し，核酸を溶出する方法が一般的である．著者らは日常的にmiRNeasy FFPE Kit（QIAGEN）を用いている．

一般的な抽出法の流れを以下に示す．

1）脱パラフィン

8 μmの厚さに薄切した組織を用いるが，目的とする部分のみであれば，そのまま抽出を行うが，種々の組織が混在し，目的とする部分が組織切片の一部であれば一旦スライドガラスに載せ，必要な部分をダイセクションした上で抽出を開始する（図4）．エッペンドルフチューブに入れた組織切片にキシレンを添加し，ボルテックスにより十分組織切片と混和し，パラフィンを溶解する方法が一般的で，著者らが使用しているmiRNeasy FFPE Kit（QIAGEN）においても脱パラフィンはキシレン，ヘプタンなどの有機溶媒を用いて行うことができるようになっている．一方，Deparaffinization solution（QIAGEN）やNucleoSpin® totalRNA FFPE（TaKaRa Bio）ではキシレンフリーのParaffin Dissolverによる脱パラフィンを行うため，ドラフトが設置された場所での抽出など特別な環境整備が簡略化できる方法である．

2）Protenase K処理

キシレンなどの有機溶媒を用いて脱パラフィンを行った場合，遠心分離法により上清の有機溶媒を除去し，エタノールなどの両親媒性有機溶媒を添加し，残存するキシレンを十分取り除いた後，Protenase K処理を行う．Protenase Kによる高温処理により，ホルムアデヒドによるクロスリンクが部分的に外れ，後のリアルタイムRT-PCR法による検出がしやすく

表1 パラフィン包埋組織検体からのmicroRNA抽出キット

製品	収量	所要時間
Qiagen		
miRNeasy FFPE Kit	Varies[*1]	1.5 時間
ThermoFisher Scientific		
RecoverAll™ Total Nucleic Acid Isolation Kit	3.5 μg[*2]	2 時間
TaKaRa Bio		
NucleoSpin® totalRNA FFPE	200 μg[*3]	1.5 時間
Roche（日本ジェネティクス）		
High Pure miRNA Isolation Kit	Varies[*4]	1 時間

*1）切片 10 μm，4 切片，約 250 mm² まで
*2）切片 10 μm（最高 4×20 μm）
*3）約 10 μm，4～10 切片，約 6 cm² まで
*4）切片 5～10 μm，1 切片（1 cm×1 cm）

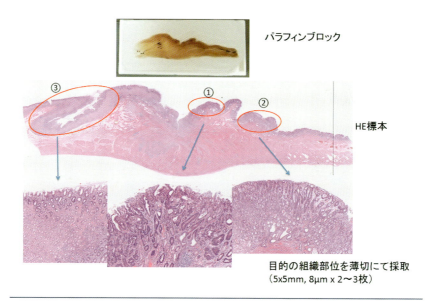

図4　組織からのmiRNA抽出
　　　図は胃癌組織症例．パラフィンブロックからHE標本を作成し，癌の部分と正常粘膜とを分けて抽出し，miRNAの発現の差異を検討する．

なるが，長時間インキュベーションを行うと，RNAの断片化が進むため，注意が必要である．

3）DNase I処理

クロスリンクした核酸を含む組織残渣を遠心分離法（13,500 rpm，15分）により除去し，RNAが溶解している上清に専用bufferとDNase Iを添加する（室温15分）．

4）カラム吸着

DNase I処理後のRNA溶解液にbufferとエタノールを添加し，ピペッティングにより混和する．沈殿物とともに抽出用のカラムにアプライする．miRNeasy FFPE Kit（QIAGEN）ではコレクションチューブをセットしたカラムには700 μlの容量がアプライできるため，10,000 rpm，15秒でスピンダウンし，フロースルーを捨てながら全量吸着し終えるまで2–3回繰り返す（図5）．

5）カラム洗浄

エタノールと混合した洗浄用bufferをカラムの容量に合わせて添加し，10,000 rpm，15秒でスピンダウンする．洗浄操作はキットによって至適回数が示されているため，説明書を参考に行う．

6）溶出

カラムを新しい1.5 mlのコレクション用チューブ（エッペンドルフチューブ）にセットし，15–50 μlのRNase freeの水をカラムのメンブレンに直接添加し，13,500 rpm，1分遠心し，RNAを溶出する．著者らの経験では，10×10 mm大の組織で8 μmの厚さのサンプルからの抽出では，25 μl程度で溶出すると，およそ50–200 ng/μl程度のRNAを得ることができている．

7）保存

得られたRNAはリアルタイムRT-PCR法による検討を行うまで，–80℃のdeep freezerで長期保存可能である．

2．LBC固定された細胞からのRNA抽出

喀痰，尿，婦人科材料，穿刺吸引検体など細胞診の対象となる検体においては直接スライドグラスに塗抹し，パパニコロ染色やギムザ染色を行い，鏡検されるが，現在では，液状細胞診（liquid based cytology, LBC）がしばしば行われる．LBC法の利点は対象となる細胞を液状の固定液で固定し，細胞を集めて標本を作成するため，固定された状態で残余検体を得ることができる．そのため，これらの残余検体が細胞診検査と同時に分子生物学的検査を行うことも可能である．この利点を利用し，LBC固定

カラム抽出法によるRNA抽出

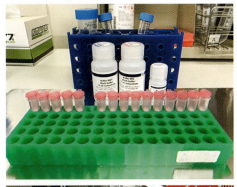

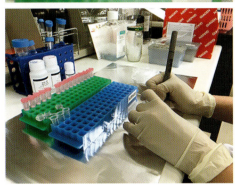

薄切した組織切片をキシレンで脱パラフィン

組織を回収
Protenase Kで組織を破壊（55℃→80℃）
遠心操作にて沈殿物を取り除き，核酸を含む溶出液を回収

専用の緩衝液で希釈

スピンカラムにアプライ

遠心し，メンブレンに核酸を付着させる
DNase I処理（DNA成分を除去）
洗浄液を入れ，遠心

RNase free dH$_2$OでRNAを溶出
溶出されたRNA溶液を質評価し，逆転写反応へ

図5　抽出キットを用いたカラム抽出法によるRNA抽出
　　　清潔なチューブ立てにカラムを垂直に立て，RNAなどの核酸が溶解している液や洗浄液などを添加していく．

された細胞からRNA抽出を行い，組織と同じようにリアルタイムRT-PCR法でmicroRNAをはじめとするRNAの発現動態を検索する．

　LBC固定液は各社から発売されているが，主として55%メタノールで，ホルマリンを含むものや含まないものなど様々である．

　著者らは以前，各種LBC固定液を用いてその抽出効率について検討したところ，ホルマリンを含まないメタノールのみの固定であれば，細胞診はもとより，DNAやRNAの検出も非常に良好であることが明らかとなった[12]．しかしながら，一般的にホルマリンを含む固定液を使用することも多く，ホルマリンの影響をどう回避するかが大きな課題である．細胞株を用いた我々の検討では，ホルマリンを含む固定液を用いた場合，クロスリンクを部分的にでも除去可能な方法を採用することが最も重要であると考え，通常のTotal RNA抽出キットを用いるのではなく，表1に示したようなFFPE組織用の抽出キットを用いることで，ホルマリンの影響を部分的に回避できることができた．従って，脱パラフィンを行う必要はないが，あえてFFPE用の抽出キットを用いてRNAを抽出することが，ホルマリンの影響を最大限に回避できると考える．

III. RNAの質

　抽出したRNAは最も簡便な方法としては，分光測定によりRNAの濃度と同時に質の評価を行う．すなわち，一般的には260 nmと280 nmでの吸光度比で評価する（図6）．1.9~2.1が理想的であるが，経験的には1.7以上であれば十分な結果が得られる．

　キャピラリー電気泳動によるRNAの質評価ではRNAの断片化の状態が把握できる．この場合，18s rRNAおよび28s rRNAのピークを評価する方法で，分解が進んだRNAサンプルではこのピークが低くなり，断片化したRNAが検出される．この場合の

(a) 分光光度計による濃度測定と質評価

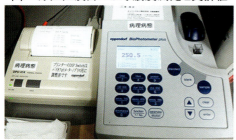

抽出されたRNAの濃度を測定

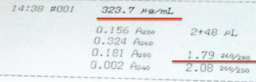

(b) キャピラリー電気泳動による質評価

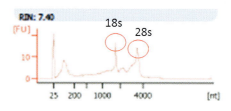

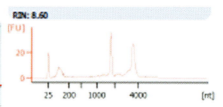

図6　RNA量および質の評価
(a) RNAの濃度は分光光度計を用いて測定する. (b) キャピラリー電気泳動によるRNAの分解の程度を解析することが可能である. 分解の程度はRIN値を参考にすることでRNAの質を評価できる.

数値的指標としては, RNA Integrity Number (RIN) が用いられる.

RIN値は電気泳動像からrRNAやrRNAの分解産物が出現する領域をもとに分解度を10点までの数値で示す方法で, RIN＞7が適切なRNAの品質であるとされている[13,14]. しかしながらクロスリンクなど核酸の修飾を反映しているわけでないため, 後のRT-PCR反応に影響し得る状況はこの数値のみでは評価し得ないことも十分理解しておかなくてはならない.

IV. 逆転写反応

遺伝子発現解析の次の段階として, 組織検体から精製したRNAを用いて, miRNA検出のための逆転写反応を行う. この方法としては, まず, 逆転写酵素を用いてcDNAに変換し, 標的となるmicroRNAやcDNAをリアルタイムPCR法で増幅・検出する.

著者らが用いているmicroRNA assay用の逆転写試薬はTaqMan®MicroRNA Reverse Transcription Kitを使用している. 検出する目的のmicroRNAごとにTaqMan® MicroRNA Assays (ThermoFisher Scientific) を用いて, 逆転写反応を行っている. その際, 同じcDNAを用いて他のmRNAやhouse keeping geneなども解析できるように, microRNA特異的プライマーだけではなく, random 6merも反応液にあらかじめ加えておき, microRNAに相補的なcDNAのみならず, 他のcDNAも同時に合成している. この方法で逆転写反応を行うことで, 内部標準も含めて同じ反応条件下での結果を得ることができる.

以下に逆転写反応の調整と反応の実際を表2に示す.

表2　TaqMan® MicroRNA Assays を用いた逆転写反応

試薬	1 tube あたりの量
RT primer	1.5 μl
Rundom 6 mer＋Oligo dT	1.5 μl
dNTP with dTTP (100 mM)	0.15 μl
Multiscribe Reverse Transcriptase (50 U/μl)	1.0 μl
10×RT buffer	1.5 μl
RNase Inhibitor (20 U/μl)	0.19 μl
Nuclease-free water	7.8 μl
Purified total RNA (1–350 ng/reaction)*	
Total	15.0 μl

＊著者らは通常 100 ng/reaction で行っている.

【逆転写反応】
16℃　30 分
42℃　30 分
85℃　 5 分
 4℃　∞

V. リアルタイムPCR法

1. miRNA検出のためのリアルタイムPCR法

miRNAの検出は標的とするmiRNAのプライマーとして20×TaqMan® MicroRNA Assaysを用い，酵素を含む試薬はTaqMan® Universal Master Mix II, No AmpErase® UNG（2×）を用いてリアルタイムPCR法を行っている．一方で，同じ逆転写産物を用いて標的とするmRNAのプライマーとSYBR Greenを用いたリアルタイムPCR法を行うことで同じcDNAによるRNA発現解析ができる．著者らのところではプライマーは独自に設計し，検出はSYBR® Premix Ex Taq II（Tli RNaseH Plus）（TaKaRa Bio）を用いている．しかし，FFPE組織由来のRNAは断片化やホルムアルデヒドによるクロスリンクによりRNAの検出は極めて不安定であることから，産物の大きさは50–100 bpと通常のPCR反応よりも小さく設計しておく必要がある．

表3に著者らのところで行っているmiRNAおよびmRNAのリアルタイムPCR法のプロトコルを示す．リアルタイムPCR法を行う際の装置は様々な仕様の機器が各社から出ているが，我々の研究室ではThermal Cycler Dice® Real Time System（TaKaRa Bio.）で行っている（図7）．

2. 内部標準の設定

リアルタイムRT-PCR法による発現解析を行う際に，内部標準（内在性コントロール）としてglyceraldehyde-3-phosphate dehydrogenase（GAPDH），β-Actin, 18s-rRNAなどといったハウスキーピング遺伝子を同一検体で測定することが一般的である．リアルタイムRT-PCR法よりも以前によく行われていたノーザンブロット法による解析において内在性コントロールとして汎用されていたのがハウスキーピング遺伝子で，それが今のリアルタイムRT-PCR法にも採用されている．ところが，ノーザンブロット法に比べて格段に精度が向上したリアルタイムRT-PCR法においては内在性コントロールとして測定すると実験条件や細胞の種類など場合によっては変動することが知られている[15-17]．例えば，著者らの経験では，解糖系に関連するGAPDHは細胞骨格に由来す

表3 定量的PCR法

【microRNA】

試薬	1 tube あたりの量
20×TaqMan® MicroRNA Assays	1.0 μl
RT product	1.0 μl
TaqMan® Universal Master Mix II, No AmpErase® UNG（2×）	10.0 μl
Nuclease-free water	8.0 μl
Total	20.0 μl

【microRNA：PCR反応】
denature
  95°C   10分
amplification
  95°C   15秒 ⎫
  60°C   60秒 ⎬ 40 cycle
cooling
  4°C   ∞

【mRNA】

試薬	1 tube あたりの量
SYBR® Premix Ex Taq II（Tli RNaseH Plus）（2×conc.）	12.5 μl
PCR Forward Primer（10 μM）	1.0 μl
PCR Reverse Primer（10 μM）	1.0 μl
Nuclease-free water	8.5 μl
cDNA	2.0 μl
Total	25.0 μl

【micoRNA：PCR反応】
denature
  95°C   30秒
amplification
  95°C   5秒 ⎫
  60°C   30秒 ⎬ 40 cycle
cooling
  4°C   ∞

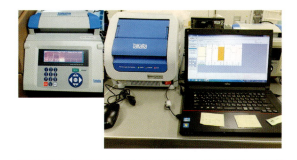

図7 逆転写反応およびリアルタイムPCR法を行うための装置
リアルタイムPCR法を行うサーマルサイクラーは解析ソフトが備えられたパソコンが備えられており，検量線の設定，計測値の算出ができるようになっている．

るβ-Actinに比べ，癌細胞を用いた実験や検討では臨床検体のみならず細胞株であっても実験条件によって変動することがわかり，複数のハウスキーピング遺伝子を測定した上で解析に用いるように工夫している[18]．

miRNAの場合，RNA-U6（RNU-6）を用いることもあるが，Total RNAとして抽出しているため，ハウスキーピング遺伝子を用いることもある．

VI. データ解析

相対量の評価は，例えば癌組織におけるmiRNAもしく標的となるmRNAの発現をリアルタイムPCR法より得られたcycle threshold（Ct）値を用いて非癌部との比較を行うことが可能である[19]．Ct値とはPCRの際に，サイクル毎に検出される蛍光の強度をグラフにプロットした増幅曲線に対し，指数関数的に蛍光強度が増加しているところで引いたthreshold lineと増幅曲線との交点のことを指す（図8）．この値が低ければ低いほど増幅された産物の量が多いことを意味する．この値と既知量のサンプル（濃度またはコピー数）により検量線を作成することができる．増幅曲線における1サイクルの差は2倍の濃度の差に相当することから，相対的な比較が可能となる．比較する場合，絶対定量を行う場合，標的遺伝子のPCR産物を組み込んだプラスミドベクターを用いる方法，PCR産物を用いる方法があり，いずれも塩基数が明らかであればDNA濃度からコピー数を算出することができる．すなわち，まず塩基対の平均分子量は660 daltonsであることから，二本鎖DNA産物（もしくはプラスミドベクターの長さを足したもの）の長さ（bp）をかけると，標準DNAの分子量が算出できる．これを，アボガドロ定数（6.023×10^{23} molecules/mole）で割ると1コピーあたりの標準DNAの質量が算出される．これを元に検量線を描くことで，未知量のサンプルのコピー数を計測することができる．相対定量を行う際には，あらかじめコントロールのサンプルの希釈系列（1, 0.5, 0.25, 0.125倍など）を作成して検量線として用いることも可能である．現在一般的に使用されるリアルタイムPCR法の装置では標準DNAの希釈系列を作成し，同時に測定すれば検量線をあらかじめ設定できるため，絶対定量も相対定量も簡便に行うことができる．

VII. RNA抽出からRT-PCRまでの注意点

1. コンタミ防止

RNA抽出の段階においては，RNase混入によるRNAの分解により検出不能となることがしばしば見受けられる．RNA抽出の際にRNaseのコンタミネーションを防ぐためには，使用する場所を専用にし，オートクレーブできない器具やプラスチックのチューブスタンドなどはRNase除去スプレーなどを用いて，クリーニングすることが推奨される．また，オートクレーブ処理は121°C40分以上で行い，全てRNA専用の実験器具を用いる．さらに，チップはフィルター付きチップを用いることが推奨される．作業する実験者はマスク，手袋を着用し，見学する場合もマスクを着用することと，多人数で作業することを避け，作業スペースでの人の動きを極力最小限にとどめることも重要である．

PCR反応におけるコンタミネーションは大部分がピペット操作の未熟さによるものが多い．ほんのわずかでもDNAがコンタミネーションすると増幅反応により次々に試薬へのDNAの混入を招くことになる．PCR反応の段階でのコンタミネーションを避けるには，まず，試薬調整の前に手洗いを十分に行い，手指からのコンタミネーションを防ぐことから始まる．DNAフリーとなった状態で試薬の準備を行い，調整した試薬を反応チューブに分注するまで

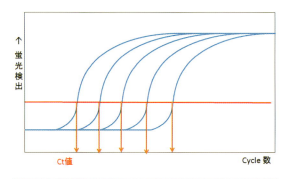

図8　リアルタイムPCR法による蛍光検出
　　　指数関数的に増幅し，1サイクル毎にDNAが二倍に増幅する領域はごく一部で，補助線をひき，Ct値を計測する．

DNAは一切触れないことを心がけることが肝要である．また，PCR産物を扱った後は新たにPCRのための試薬調整はやらないこともコンタミネーションを防ぐ上で大事な心がけである．

2. ピペット誤差対策

リアルタイムPCR法を行う際に試薬調整および鋳型DNAを正確に添加することが定量性の精度を向上させるのに極めて重要である．機械的なピペットの精度を保証するためのメンテナンスも重要であるが，極めて微量の試薬や鋳型DNA溶液をサンプリングするため，正確なピペット操作が最も重要である．手技的なピペット誤差を最小限にするためにもピペッティング操作を十分習熟した上で実験を行うことが望まれる．

文　献

1) Garzon R, Fabbri M, Cimmino A, et al.: MicroRNA expression and function in cancer. Trends Mol. Med. **12**: 580–587, 2006.
2) Bartel DP: MicroRNAs: genomics, biogenesis, mechanism, and function. Cell **116**: 281–297, 2004.
3) Lewis BP, Shih IH, Jones-Rhoades MW, et al.: Prediction of mammalian microRNA targets. Cell **115**: 787–798, 2003.
4) Calin GA, Croce CM: MicroRNA signatures in human cancers. Nat. Rev. Cancer. **11**: 857–866, 2006.
5) Calin GA, Croce CM: MicroRNA-cancer connection: the beginning of a new tale. Cancer Res. **66**: 7390–7394, 2006.
6) Chakraborty C, Chin KY, Das S: miRNA-regulated cancer stem cells: understanding the property and the role of miRNA in carcinogenesis. Tumour Biol. **37**: 13039–13048, 2016.
7) Mansoori B, Mohammadi A, Shirjang S, et al.: Micro-RNAs: The new potential biomarkers in cancer diagnosis, prognosis and cancer therapy. Cell Mol Biol (Noisy-le-grand). **16**: 611–610, 2015.
8) Fujii T, Shimada K, Tatsumi Y: microRNA-145 promotes differentiation in human urothelial carcinoma through down-regulation of syndecan-1. BMC Cancer **15**: 818, 2015.
9) Fujii T, Shimada K, Tatsumi Y, et al.: Syndecan-1 responsive microRNA-126 and 149 regulate cell proliferation in prostate cancer. Biochem. Biophys. Res. Commun. **456**: 183–189, 2015.
10) Cheloufi S, Dos Santos CO, Chong MM, et al.: A dicer-independent miRNA biogenesis pathway that requires Ago catalysis. Nature **465**: 584–589, 2010.
11) Hammond SM: An overview of microRNAs. Adv. Drug Deliv. Rev. **87**: 3–14, 2015.
12) Fujii T, Asano A, Shimada K, et al.: Evaluation of RNA and DNA extraction from liquid-based cytology specimens. Diagn. Cytopathol. **44**: 833–840, 2016.
13) Imbeaud S, Graudens E, Boulanger V, et al.: Towards standardization of RNA quality assessment using user-independent classifiers of microcapillary electrophoresis traces. Nucleic Acids Res. **33**: e56, 2005.
14) Schroeder A, Mueller O, Stocker S, et al.: The RIN: an RNA integrity number for assigning integrity values to RNA measurements. BMC Mol. Biol. **7**: 3, 2006.
15) Vandesompele J, De Preter K, Pattyn F, et al.: Accurate normalization of real-time quantitative RT-PCR data by geometric averaging of multiple internal control genes. Genome Biol. **3**: RESEARCH0034, 2002.
16) Bustin SA: Quantification of mRNA using real-time reverse transcription PCR (RT-PCR): trends and problems. J. Mol. Endocrinol. **29**: 23–39, 2002.
17) Guénin S, Mauriat M, Pelloux J, et al.: Normalization of qRT-PCR data: the necessity of adopting a systematic, experimental conditions-specific, validation of references. J. Exp. Bot. **60**: 487–493, 2009.
18) Fujii T, Inoue S, Karashima T, et al.: Real-time PCR quantification of bcr/abl chimera and WT1 genes in chronic myeloid leukemia. Rinsho Byori **51**: 839–846, 2003.
19) Liu L, Ye JX, Qin YZ, et al.: Evaluation of miR-29c, miR-124, miR-135a and miR-148a in predicting lymph node metastasis and tumor stage of gastric cancer. Int. J. Clin. Exp. Med. **8**: 22227–22236, 2015.

化学発光ライブイメージングの現状と展望

永井　健治，鈴木　和志，稲垣　成矩

Key words：化学発光（chemiluminescence），生細胞イメージング（live cell imaging），膜電位（membrane voltage），神経活動（neuronal activity），*in vivo* イメージング（*in vivo* imaging）

はじめに

　励起光照射を一切必要としない化学発光イメージングは，その画像コントラストの良さをはじめとした多くの利点から，次世代のバイオイメージング技術として注目を集めている．しかしながら，これまでの化学発光タンパク質は蛍光タンパク質と比較して格段に暗かったため，単細胞イメージングは困難であった．また一方で化学発光イメージングはマウス個体の解析に広く用いられてきたが，マウスを麻酔下で長時間露光撮影する必要があり，自由行動下における計測は困難であった．近年になって高光度の青色ルシフェラーゼNLuc[1]や黄緑色，水色，橙色の化学発光タンパク質Nano-lantern[2,3]が報告されたことを皮切りに，様々な化学発光タンパク質や機能性指示薬が報告され，化学発光観察は大きな発展を遂げている[4,5]．そこで本稿では近年筆者らが開発した高光度化学発光タンパク質によるマルチカラー生細胞イメージング法と自由行動中マウスからの神経活動を計測する方法について解説する．

I. 化学発光を用いたマルチカラー生細胞イメージング

1. 生細胞イメージング
1) 従来からある測定法〜蛍光イメージング〜

　現在一般的に用いられている細胞内タンパク質動態を解析する方法は，標的を蛍光タンパク質でラベルし顕微鏡で観察する手法が挙げられる[6,7]．オワンクラゲから同定された緑色蛍光タンパク質（GFP）を皮切りに，現在までに青色から近赤外域までの幅広い特性を有する蛍光タンパク質が報告されている．これらを組み合わせることで，細胞内の複数のタンパク質の動態をリアルタイムに観察することが可能になった．しかしながら，蛍光を観察するために必要な励起光が，生体試料を観察するに当たり，様々な問題を引き起こすことが懸念される．一つ目の問題点は，自家蛍光による計測バックグラウンドの増加である．どんな生体試料にもNADPやFADなどの蛍光性生体分子が存在し，これらが青や緑の蛍光を発するため，特に観察したい蛍光シグナルが弱いときは，そのシグナルを覆い隠してしまい観察が困難になる．例えば哺乳類の培養細胞を480 nmの光で励起したときに発せられる自家蛍光強度は，細胞内でGFPが1 μMの濃度で発現した時に発する蛍光に匹敵するという報告がある[8]．従って，1 μMよりも著しく低い濃度でしか発現しないタンパク質の蛍光観察は困難であることを示唆している．二つ目の問題点は，励起光が観察対象の状態に摂動を与えてしまうことである．例えば，植物に光を照射すると光合成が起こるように，光に対して感受性がある細胞が存在し，そのような細胞では蛍光観察における励起光照射は細胞内環境を変化させてしまう恐れがある．また，光に対して特に感受性の無い細胞でも，強い光を照射すると細胞内の色素分子による光増感反応で活性酸素が産生され細胞毒性を示すことが知られている．

大阪大学産業科学研究所生体分子機能科学研究分野

2）化学発光タンパク質を用いたマルチカラー生細胞イメージング

化学発光イメージングでは，ルシフェラーゼと呼ばれる化学発光タンパク質（生物発光タンパク質とも呼ばれるが，本稿では発光機序を考慮し化学発光タンパク質で統一する）が発光基質を代謝する際に生じる化学エネルギーで発光基質酸化物が励起され，発光（化学発光）が生じることを活用し，サンプルを可視化する[9]．化学発光法は，外部からの光照射を必要としないため，自家蛍光による計測バックグラウンドの影響を受けず，生体試料に与える影響も著しく小さい．しかしながら，これまでの化学発光タンパク質は蛍光タンパク質より格段に暗かったため，シグナル強度を稼ぐために多数の細胞を集める必要があり，単細胞レベルのタンパク質動態を観察することは困難であった[10]．近年，非常に明るいルシフェラーゼNanoLuc（NLuc）が開発され，単細胞内の細胞小器官レベルのイメージングが可能になったが[1]，複雑な生命現象の研究のためには，複数タンパク質の同時計測が必須であり，高光度化学発光タンパク質の多彩な波長変異体が強く望まれていた．そこで，我々は発光クラゲや発光ウミシイタケなどが体内で行っている"フェルスター共鳴エネルギー移動"（FRET）現象を活用し，発光強度を増強した水色，緑色，黄緑色，橙色，赤色の波長変異体enhanced Nano-lantern（eNL）の開発を行った[11]．各タンパク質の発光色の頭文字をとって，CeNL，GeNL，YeNL，OeNL，ReNLと命名した．このeNLシリーズを組み合わせることで，細胞内での5つの構造体を可視化することに成功した．

2．測定と解析

NLucおよびeNLシリーズを発現する細胞に発光基質フリマジンを添加することで，発光極大が460 nm（青色），475 nm（水色），520 nm（緑色），530 nm（黄緑色），565 nm（橙色），585 nm（赤色）の発光が観察される（図1）．NLuc, CeNL, GeNL, YeNL, OeNL, ReNLは，それぞれ特徴的な発光スペクトルを有しているため，発光ピーク波長を含む適当な干渉フィルターを用いることで各色の発光画像を連続的に取得可能である．しかしながら，NLucおよびeNLの発光スペクトルがあまりにもブロードである

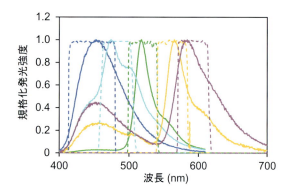

図1 NLuc, CeNL, GeNL, OeNL, ReNLの化学発光スペクトルと発光取得のための干渉フィルター波長特性
実線で各化学発光タンパク質の発光スペクトルを示し，点線により，各発光を取得するための干渉フィルター特性を示した．

ため，無視できない量のシグナルが隣接するチャンネルに紛れ込んでしまう．そこで，互いのチャンネルの発光シグナル混入割合を計算して真のシグナルを算出するlinear unmixing法を用い，正しい多色発光画像を取得する必要がある[12]．以降，その方法を詳述する．

1）細胞の準備

観察対象となるタンパク質・細胞小器官は多岐にわたるが，我々はNLuc, CeNL, GeNL, OeNL, ReNLを用いて，HeLa細胞内のミトコンドリア，小胞体，核小体，細胞膜，細胞核を可視化した．はじめに，HeLa細胞をガラスボトムディッシュ上に培養する．この際，筆者らは通常35 mmディッシュを用いる．その後NLucおよびeNLを融合した標的タンパク質の遺伝子を等量ずつ混合し，リポフェクション法などによって細胞に導入する．また，NLuc, CeNL, GeNL, OeNL, ReNLそれぞれの発光シグナルの各フィルターへの漏れ込みを調べるために，各化学発光タンパク質を単独に発現する細胞も準備する．観察直前にフェノールレッドと血清を含まない培地に置換し，発光基質フリマジンを最終濃度10 μMになるように添加する．

2）顕微鏡の準備
［顕微鏡］

筆者らは，オリンパスの生物発光イメージング用倒立顕微鏡LV200を用いて発光画像を取得している[13]．LV200は専用の筐体により，サンプルと光学

系が外部光から完全に遮断されているため，漏れ光による影響が非常に低いことが特長である．市販の蛍光顕微鏡でも化学発光を観察することは十分に可能であるが，その場合は筐体内外からの迷光による影響が，実験に支障を与えないことを確認する必要がある．またオートフォーカスシステムを搭載している顕微鏡の場合，赤外光が常にサンプルに照射されているため，取得画像のバックグラウンドシグナルが高くなることがある．その場合は蛍光顕微鏡の電源を切るか，もしくはカメラの直前にIR-cutフィルターを挿入することで解決できる．

[カメラ]

画像取得にはEM-CCDカメラを用いる．しかしながら，カメラゲインを闇雲に高めることは，不要な読み出しノイズを生じさせるため，お勧めしない．特に精密な構造の画像を取得する際は，EMゲインを使用せずに冷却CCDとして撮像すると，S/Nの良い画像を取得できる．

[干渉フィルター]

NLuc, CeNL, GeNL, OeNL, ReNLの化学発光を取得するためのバンドパスフィルターはそれぞれ，FF01-447/60，オリンパスBA460-510CFP，FF01-525/35，FF01-562/40，FF01-593/40（BA460-510CFP以外すべてセムロック社製）をわれわれは用いている．セムロック社製フィルターは高価ではあるが透過率は抜群で，明るい画像を取得することができる．5色を観察する場合は1色を取得するための波長幅が狭くならざるをえないため，少しでも透過率のよいフィルターを選ぶのが望ましい．

3) 化学発光画像取得

mito-NLuc, CeNL-ER, GeNL-fib, Lyn-OeNL, ReNL-H2Bの各融合タンパク質を単独に発現する細胞にフリマジンを添加し，それぞれの化学発光タンパク質からのシグナルを5つのチャンネルすべて（NLuc, CeNL, GeNL, OeNL, ReNL用チャンネル，それぞれCH1, CH2, CH3, CH4, CH5とする）で検出する（図2）．次に，mito-NLuc, CeNL-ER,

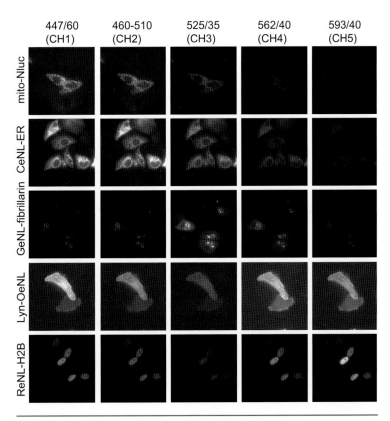

図2　各発光取得チャンネルにおける化学発光タンパク質の化学発光画像

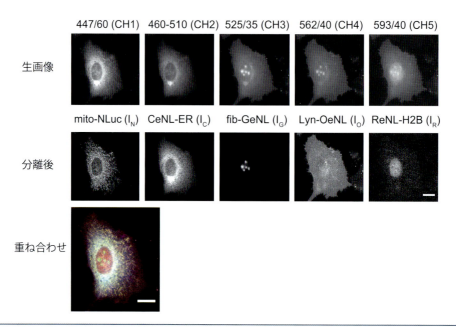

図3 各チャンネルの化学化学画像からの分離画像生成
生画像はmito-NLuc, CeNL-ER, GeNL-fib, Lyn-OeNL, ReNL-H2Bをすべて発現する細胞から取得する．生画像に図2の画像から算出された逆行列を作用させ分離画像を得る．重ね合わせ像は疑似カラー表示：ミトコンドリア（黄），小胞体（水），核小体（緑），細胞膜（マゼンタ），細胞核（赤）．Bars = 20 μm．

GeNL-fib, Lyn-OeNL, ReNL-H2Bをすべて発現する細胞の画像取得を行う（図3）．この時の撮影条件（露光時間，ゲイン，カメラビニングなど）は単独発現細胞を取得したものと同一に設定する．

4) スペクトラアンミキシング

5色発光の分離は，それぞれのスペクトル情報から，互いの混入割合を計算して真の発光量を算出するlinear unmixing法により行っている（図3）．なお，基本的に以下に示す式をもとにlinear unmixingを行っている．その計算をわれわれは，PrizMage（モレキュラーデバイス社）を用いているが，Image-J（https://imagej.nih.gov/ij/download.html）などでもlinear unmixingは可能である．

$$\begin{pmatrix} 1 & C_1 & G_1 & O_1 & R_1 \\ N_2 & 1 & G_2 & O_2 & R_2 \\ N_3 & C_3 & 1 & O_3 & R_3 \\ N_4 & C_4 & G_4 & 1 & R_4 \\ N_5 & C_5 & G_5 & O_5 & 1 \end{pmatrix} \begin{pmatrix} I_N \\ I_C \\ I_G \\ I_O \\ I_R \end{pmatrix} = \begin{pmatrix} CH1 \\ CH2 \\ CH3 \\ CH4 \\ CH5 \end{pmatrix}$$

ここで，CH1, CH2, CH3, CH4, CH5はNLuc, CeNL, GeNL, OeNL, ReNLの各発光取得用チャンネルで検出した発光光度を表す．NLuc, CeNL, GeNL, OeNL, ReNLの各チャンネルへの寄与を，各発光シグナルを本来取得すべきチャンネル（例えばNLucであればCH1）の光度値で規格化したN_n, C_n, G_n, O_n, R_n（下付のnはチャンネルの番号を表す）とする．そして，最終的に求めたいのは，NLuc, CeNL, GeNL, OeNL, ReNLそれぞれのCH1, CH2, CH3, CH4, CH5における正味の発光光度値であり，それぞれをI_N, I_C, I_G, I_O, I_Rと表している．

$$\begin{pmatrix} I_N \\ I_C \\ I_G \\ I_O \\ I_R \end{pmatrix} = \begin{pmatrix} 1 & C_1 & G_1 & O_1 & R_1 \\ N_2 & 1 & G_2 & O_2 & R_2 \\ N_3 & C_3 & 1 & O_3 & R_3 \\ N_4 & C_4 & G_4 & 1 & R_4 \\ N_5 & C_5 & G_5 & O_5 & 1 \end{pmatrix}^{-1} \begin{pmatrix} CH1 \\ CH2 \\ CH3 \\ CH4 \\ CH5 \end{pmatrix}$$

I_N, I_C, I_G, I_O, I_Rは，N_n, C_n, G_n, O_n, R_n行列の逆行列を計算し，左からかけることで解析的に得ることが出来る．実際の画像処理ではこの操作をピクセルごとに行い，正味の発光画像を取得する（図3）．

3. 今後の展望

我々は，5色の高光度化学発光タンパク質eNLシリーズを開発した．今後eNLシリーズを用いて複数の微量タンパク質の同時観察や，動物個体深部に位置する細胞の高感度観察など幅広い利用が期待される．一方，発光基質が常に代謝回転することから長時間にわたる一分子イメージングへの応用や，発光基質の個体深部到達性を利用し体内深部におけるオプトジェネティクス用光源としての展開も可能かもしれない．何れにせよ更なる高光度化が要求されるのは必至である．そのためには，発光量子効率だけでなく，高い代謝回転速度を有する新規ルシフェラーゼの開発が必要であろう．

II. 自由行動下における機能的個体イメージング

化学発光タンパク質の高光度化により短時間でシグナル検出が可能になったため，近年では高い精度でCa^{2+}や膜電位などの機能イメージングを行えるようになった[11,14]．その上自由行動下におけるマウスの腫瘍検出も行えるようになっている[2,15]．ここでは，それら二つの手法を組み合わせた，自由行動下における"機能的"個体イメージングに焦点を当て，特にその手法が有用である脳活動計測について解説する．

1. 脳活動計測法
1) 従来の手法

神経細胞の集団活動から生じるフィールド電位（Electrophysiological field potential）は，高次脳機能や，精神疾患と非常に高い関連性があり，様々な手法を用いて計測されている．現在一般的に用いられている手法としては，主に電極を利用したものと，膜電位感受性色素を利用したものがある．観察部位に直接電極を挿入し計測するLocal Field Potential（LFP）記録では局所的な脳活動を計測可能であり，脳波計測では頭皮上などに電極を配置することで，マクロなフィールド電位を間接的に記録することができる[16]．電極を用いた計測はいずれも高い時間分解能で計測ができる一方，膜電位感受性色素を用いた蛍光イメージングでは，高い空間分解能でフィールド電位を計測できる利点がある[17]．いずれも神経科学の分野においては欠かせない手法であり，動物のより複雑な行動時における脳活動を調べるために，自由行動下におけるファイバーを介した手法がそれぞれ開発されてきた．また近年ではTEMPOとよばれる（遺伝子にコードされた）蛍光膜電位指示薬とファイバー光学系を利用した計測手法も報告され，自由行動下のマウスにおける細胞種特異的なフィールド電位を計測することが可能となっている[18]．

2) ファイバー・レス脳活動計測

上述のように，現在まで自由行動下における脳活動計測は，ファイバーを動物の頭部に繋げることで行われてきた．一方で社会性行動時などにおける脳活動を計測するためには，複数動物の脳活動を同時計測する必要性があるが，機器のセッティングが煩雑であること，またファイバーどうしが絡まってしまうなどの問題から，上記の手法を用いることは非常に困難であった．そこで筆者らは，化学発光膜電位指示薬を利用したファイバー・レス計測手法の開発を行った．この方法では，脳における観察部位に発現させた化学発光膜電位指示薬（LOTUS-V）[14]からのシグナルを，遠隔部に設置した高感度検出器を用いることで，ワイヤレスに機能的イメージングを行う．これにより細胞種特異的なフィールド電位を，複数マウスから同時に計測することが可能となった[19]．

2. 測定と解析

ファイバー・レス計測法では従来の個体における化学発光イメージングと同様に，サンプルからの発光シグナルを高感度に検出し，かつ可能な限り外部環境からの漏れ光による影響を抑えることが重要になってくる．そのためサンプルからの発光量が十分であること，また光学系に外部からの漏れ光が入ってこないことを入念にチェックする必要がある．またイメージング中，マウス頭部の角度は一定ではないため，発光強度は組織による吸収や散乱の影響を大きく受ける．よってLOTUS-Vからの異なる二つの発光強度を取得し，その比（Venus発光強度/NanoLuc発光強度）を計算することで吸収や散乱による影響を抑える．大まかな手順としては，LOTUS-Vを発現するマウスの準備，暗箱をもとにした光学系の組み立て，イメージング・解析といった流れになる．

1）アデノ随伴ウイルスのインジェクション

LOTUS-Vをマウス脳内に発現させるため，アデノ随伴ウイルス（AAV）を観察領域にインジェクションする．目的の細胞や領域で十分に導入遺伝子の発現が確認できるセロタイプを選択する必要があり，筆者らの場合はAAV-DJ[20]粗製溶液を使用し，一次視覚野（V1）の神経細胞にLOTUS-Vを発現させている．またイメージングの際には，インジェクション後3週間から5ヶ月程度までのマウスを使用することが好ましい（それ以降は発現量が徐々に落ちていき，画像コントラストが悪くなっていく）．

2）頭蓋窓の作成

LOTUS-V発現部位に発光基質を導入することで，発光シグナルを観察することができる．ホタルルシフェリンのような親水性の発光基質の場合は特に問題ではないが，LOTUS-Vの発光基質であるフリマジンのような疎水性物質の場合は，溶媒が観察個体に与える影響に十分注意が必要である．エタノールまたはメタノールが溶媒に予め含まれている場合，筆者らは一度エバポレーターによって溶媒を揮発させた後，毒性の低いプロピレングリコールに基質を溶解させたものを使用している．また通常の個体発光イメージングのように静脈注射や腹腔注射で基質を導入した場合，血液脳関門によって十分に発光基質を脳内に供給することが難しい．筆者らは，観察部位上の硬膜を除去し，低融点アガロースで覆った後に，ヘッドプレートを利用した発光基質溶液のプールを用意することで，発光基質を観察部位に浸透させている（図4）．またこの溶液のプールにより，比較的発光寿命の短い指示薬でも，安定して長時間にわたりイメージングが可能になる（LOTUS-Vの場合，最長7時間の計測が可能）．

3）顕微鏡の準備

計測に必要な光学系は，市販されている個体観察用の発光顕微鏡をもとに組み立てるのが好ましいが，漏れ光を十分に遮断できるのであれば，例えば大きなアルミ缶などでも代用可能である．筆者らの場合は個体観察用の発光顕微鏡を用い，付属のEMCCDカメラとの間に，イメージインテンシファイア（I.I.）とCCTVレンズを装着したイメージスプリッティング光学系を組み込む（図5a）．イメージスプリッティング光学系と発光顕微鏡の暗箱との間

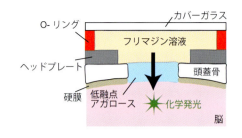

図4　基質封入型頭蓋窓の概略図
観察する脳領域上の硬膜と頭蓋骨を除去し，脳表面を低融点アガロースで覆う．その後ヘッドプレート，O-リングを固定し，発光基質溶液を加える．その上からカバーガラスで覆うことにより，発光基質溶液を封入する．

は，隙間が空くことになるため，アルミホイルと遮光テープを用いてしっかりと遮光することが特に重要である．ここで少しでも漏れ光を見逃してしまうと，イメージングの際の背景光の影響が大きくなり，後にシグナルを自動でトラッキングすることが難しくなる．

発光シグナルと移動速度（もしくは運動量）の計測のみであれば上記の光学系で十分であるが，マウスの詳細な行動まで観察したいのであれば，TTL信号で制御可能なLED光源を利用して，明視野の観察も組み合わせることができる（図5a）．筆者らの場合は関数発生器でTTL信号を生成し，LED照射のタイミングを制御することで，発光撮影と明視野撮影を交互に行う（図5b）．このシステムの長所は，発光画像と明視野画像を同じカメラを用いて撮影するため，発光シグナルとマウス個体の位置を，複雑な画像処理などに頼らず容易に関連づけることが可能な点である（図6a）．

4）マウス移動速度と発光シグナルの取得・解析

ファイバー・レス計測法ではイメージスプリッティング光学系を利用しているため，取得される画像は二つのチャンネルに分かれている（図5b）．この2チャンネルの画像をそれぞれ分割し，ImageJの"AND"処理を行うことで，輝点の位置情報を取得するためのリファレンス画像を作成する．そしてParticle Track Analysis（PTA）プログラム（https://github.com/arayoshipta/projectPTAj）により位置情報を取得し，その情報をもとにRegion Of Interest（ROI）を作成することで，それぞれのチャンネルに

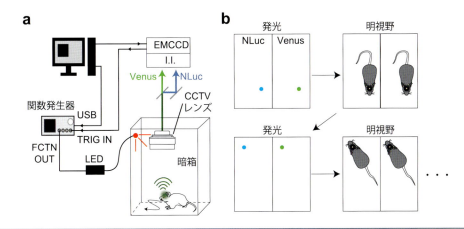

図5 （a）発光と明視野イメージングを組み合わせる場合の光学系．暗箱にCCTVレンズを装着したイメージスプリッティング光学系，イメージインテンシファイア（I.I.），EMCCDカメラを設置する．EMCCDカメラはパソコン上のソフトウェアで制御し，そのTTLアウトプットをトリガ信号として関数発生器に入力する．関数発生器がそのトリガ信号をもとにパルス信号を生成し，それをもとにLED光源が2フレーム毎に光照射を行う．（b）発光と明視野イメージングを組み合わせることで取得した動画の概略図．発光画像と明視野画像が交互に入れ替わる動画が得られる．またイメージスプリッティング光学系を用いているため，画像は2チャンネルに分割されている．

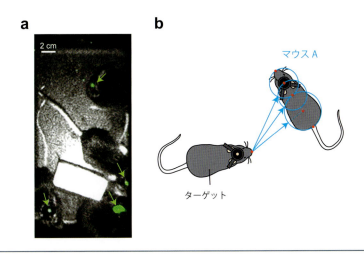

図6 （a）発光画像と明視野画像をオーバーレイした画像．緑色の輝点はV1の神経細胞に発現したLOTUS-Vからの発光．（b）マウス間の距離の計測方法．明視野におけるマウスの鼻，頭蓋窓，尻尾の付け根の位置をトラッキングし，その位置座標をもとにマウス領域を三つの円で近似する．その後ターゲットマウスの鼻からそれぞれの円の端までの距離を計算し，最短距離を求める．

おける輝点の発光強度を取得する．また輝点の移動速度をマウスの移動速度と見做すことで，取得したシグナルを移動速度と関連付けることが可能である．しかしマウスが頭部を完全に下げた状態など，発光シグナルがショットノイズと判別が難しい場合が時折ある．その場合シグナルを確認した後，特定のフレーム以内に再度シグナルが確認できなければ，トラッキングを行わないといった設定にすることで，以降の解析データから除く必要がある．またPTAでのトラッキングが困難であるが，目視で輝点が判別

可能な場合は，ImageJのプラグインであるManual Trackingを利用して，マニュアルで輝点の位置情報を取得することも可能である．以上の手順をもとに解析を行うことで，筆者らはV1における神経活動が，マウス行動時に上昇することを確認している．

5）明視野画像をもとにした行動判定と発光シグナル取得・解析

マウスの詳細な行動を解析する場合は，明視野と組み合わせたイメージングを行う．取得された動画は発光画像と明視野画像が交互に入れ替わる動画になっているので，発光動画と明視野動画に分けた後，発光動画に関しては上記と同様の手順で解析を行う．マウス間の距離を計算する場合は，まず明視野におけるマウスの鼻，頭蓋窓，尻尾の付け根の位置をトラッキングし，マウス領域を三つの円で近似を行う（図6b）．そして着目するマウスの鼻の位置からそれぞれの円までの距離を計算し，距離に応じた発光レシオ比の解析を行う．筆者らはこの方法によりV1の神経活動が，互いのマウスの距離（最短距離）に応じて優位に上昇していることを明らかにした．

3．今後の展望

以上のように，化学発光イメージングを基にしたファイバー・レス脳活動計測法を用いることで，複数マウスの細胞種特異的なフィールド電位を簡便に計測することが可能となり，マウス接触時における新規のV1神経活動の発見に繋がった．筆者らはこの手法を開発した際，シンプルさに重点を置いたため，計測に使用する検出器を一つに限定していた．しかしこれによりマウスが頭部を下げているフレームなど，シグナルを取得できない期間がどうしても生じることになってしまう．この期間のデータも取得する必要があるようなら，異なる位置に配置した複数の検出器を使用することで解決できるだろう[21]．今後ファイバー・レス計測法は社会性行動に関する研究をはじめ，シンプルな機器で多くの個体における計測が可能であることから，薬剤スクリーニングシステムへの応用も考えられる．

おわりに

本稿では単一細胞レベルのマルチカラー生細胞イメージング，および化学発光指示薬を用いた機能的個体イメージングの具体例として，ファイバー・レス脳活動計測法について概説した．近年では高光度な化学発光タンパク質[22]，機能性指示薬[23,24]が多く発表されているため，様々な物質・現象を，細胞から個体までのあらゆる生体部位においてイメージング可能である．今回概説した手法をきっかけに，化学発光イメージングが今後幅広い分野において使用されることを期待している．

文　献

1) Hall MP, Unch J, Binkowski BF, et al.: Engineered luciferase reporter from a deep sea shrimp utilizing a novel imidazopyrazinone substrate. ACS Chem. Biol. **7**: 1848–1857, 2012.
2) Saito K, Chang Y-F, Horikawa K, et al.: Luminescent proteins for high-speed single-cell and whole-body imaging. Nat. Commun. **3**: 1262, 2012.
3) Takai A, Nakano M, Saito K, et al.: Expanded palette of nano-lanterns for real-time multicolor luminescence imaging. Proc. Natl. Acad. Sci. U S A **112**: 4352–4356, 2015.
4) Suzuki K, Nagai T: Recent progress in expanding the chemiluminescent toolbox for bioimaging. Curr. Opin. Biotechnol. **48**: 135–141, 2017.
5) Saito K, Nagai T: Recent progress in luminescent proteins development. Curr. Opin. Chem. Biol. **27**: 46–51, 2015.
6) Lippincott-Schwartz J, Snapp E, Kenworthy A: Studying protein dynamics in living cells. Nat. Rev. Mol. Cell Biol. **2**: 444–456, 2001.
7) Miyawaki A: Visualization of the spatial and temporal dynamics of intracellular signaling. Dev. Cell **4**: 295–305, 2003.
8) Niswender KD, Blackman SM, Rohde L, et al.: Quantitative imaging of green fluorescent protein in cultured cells: comparison of microscopic techniques, use in fusion proteins and detection limits. J. Microsc. **180**: 109–116, 1995.
9) Shimomura O: Bioluminescence: Chemical Principles and Methods. Revised edition, World Scientific, Hackensack, N.J., 2012.
10) Welsh DK, Kay SA: Bioluminescence imaging in living

11) Suzuki K, Kimura T, Shinoda H, et al.: Five colour variants of bright luminescent protein for real-time multicolour bioimaging. Nat. Commun. **7**: 13718, 2016.
12) Zimmermann T: Spectral imaging and linear unmixing in light microscopy. Adv. Biochem. Eng. Biotechnol. **95**: 245–265, 2005.
13) Ogoh K, Akiyoshi R, May-Maw-Thet, et al.: Bioluminescence microscopy using a short focal-length imaging lens. J. Microsc. **253**: 191–197, 2014.
14) Inagaki S, Tsutsui H, Suzuki K, et al.: Genetically encoded bioluminescent voltage indicator for multipurpose use in wide range of bioimaging. Sci. Rep. **7**: 42398, 2017.
15) Matsushita J, Inagaki S, Nishie T, et al.: Fluorescence and bioluminescence imaging of angiogenesis in Flk1-nano-lantern transgenic mice. Sci. Rep. **7**: 46597, 2017.
16) Buzsaki G, Anastassiou CA, Koch C: The origin of extracellular fields and currents—EEG, ECoG, LFP and spikes. Nat. Rev. Neurosci. **13**: 407–420, 2012.
17) Ferezou I, Matyas F, Petersen CCH: Imaging the brain in action: Real-time voltage-sensitive dye imaging of sensorimotor cortex of awake behaving mice, In "In Vivo Optical Imaging of Brain Function, 2nd ed.", ed. by RD Frostig, Crc Press-Taylor & Francis, Boca Raton, 2009.
18) Marshall JD, Li JZ, Zhang Y, et al.: Cell-type-specific optical recording of membrane voltage dynamics in freely moving mice. Cell **167**: 1650–1662.e1615, 2016.
19) Inagaki S, Agetsuma M, Ohara S, et al.: In vivo brain activity imaging of interactively locomoting mice. bioRxiv. doi: https://doi.org/10.1101/203422.
20) Grimm D, Lee JS, Wang L, et al.: In vitro and in vivo gene therapy vector evolution via multispecies interbreeding and retargeting of adeno-associated viruses. J. Virol. **82**: 5887–5911, 2008.
21) Hamada T, Sutherland K, Ishikawa M, et al.: In vivo imaging of clock gene expression in multiple tissues of freely moving mice. Nat. Commun. **7**: 11705, 2016.
22) Yeh HW, Karmach O, Ji A, et al.: Red-shifted luciferase-luciferin pairs for enhanced bioluminescence imaging. Nat. Methods **14**: 971–974, 2017.
23) Yang J, Cumberbatch D, Centanni S, et al.: Coupling optogenetic stimulation with NanoLuc-based luminescence (BRET) Ca^{++} sensing. Nat. Commun. **7**: 13268, 2016.
24) Yoshida T, Kakizuka A, Imamura H: BTeam, a Novel BRET-based biosensor for the accurate quantification of ATP concentration within living cells. Sci. Rep. **6**: 39618, 2016.

透明化技術が切り拓くバイオイメージングの新たな展開

日置　寛之

Key words：組織透明化（tissue clearing），透明化能力（clearing capability），構造保持能力（preservation capability），光散乱（light scattering），光吸収（light absorption），界面活性剤（detergent），屈折率（refractive index），三次元構造解析（three-dimensional structural analysis），光学顕微鏡観察（light microscopy），電子顕微鏡観察（electron microscopy）

はじめに

「かたちをよくみる」バイオイメージングは，生命現象の真理を理解する上で非常に重要なステップであり，「標識」「観察」「解析」といった各要素において様々な技術が要求される．対象とする構造物を効率的に「標識」する目的で，遺伝子工学ツール（ウイルスベクターや遺伝子改変動物など）の開発が盛んに進められ，有用な技術として広く用いられている．

また同時に，「観察」「解析」の進展も喫緊の課題である．現在では，化学固定した標本からミクロトームやクリオスタット等で薄切切片（5–50 μm程度）を作製し，形態解析を行うことが一般的である．しかし，解析対象とした切片が固定標本のどこから作製されたかによって，結果の解釈が変わり得るという問題がある．また，作製した切片全てを包括的に解析することもあるが，その解析プロセスには莫大な時間と労力を要し，あまり現実的な選択肢ではない．実際に筆者らは，全脳から連続切片を作製し，神経細胞の軸索投射を単一神経レベルで解析してきたが[1–3]，肉体的にも精神的にも非常に負荷のかかる難易度の高い実験系である．

昨今，国内外で続々と開発されている透明化技術は，高速かつ大規模な三次元構造解析を可能にする革新的な技術であり，「観察」「解析」が大きく進展し，組織の構造解析に新たなブレイクスルーをもたらすと期待される．透明化技術を用いれば，三次元構造情報をそのままデジタルデータ化することが可能となり，観察・解析プロセスに要する量的問題を解決するだけでなく，従来見えなかったものを見るという質的変化を促すと考えられる．本稿では，筆者が開発に携わった「ScaleS法」を中心に，透明化技術を紹介する．

I.　透明化技術とは

物質が不透明である主な要因は，光の散乱（light scattering）および吸収（light absorption）が生じ，直進する透過光が大きく減弱してしまうことにある．生体組織は光散乱の影響が大きくて透明度が低いが，細胞膜に含まれる脂質成分やコラーゲン線維を始めとした細胞外基質・結合組織などに起因すると考えられる．こうした直進透過光の減弱は，光学顕微鏡観察にとって大きな問題であり，サンプルをできるだけ薄い状態にして観察する，なるべく長い波長を用いて観察するなど，様々な工夫がなされてきた．

これまでに様々な透明化技術が開発・報告されているが，その殆どは生体組織に由来する光散乱の低減化が図られている．生体組織の深部からでも充分量の透過直進光成分を検出することができ，臓器を丸ごと観察するなど，厚みのある標本をそのまま「観察」して「解析」することが可能となった．

水溶性の試薬を用いた透明化法としては，筆者が開発に参画してきたScale法[4,5]に加えて，FocusClear™法[6]，CUBIC法[7–9]，SeeDB法[10,11]，Clear^{T}法[12]，

Economoらの方法[13]等が挙げられる．また，特殊な固定法によって組織内のタンパク質をその場に留めさせた後，水溶性試薬で透明化を行うCLARITY法[14,15]やその簡易版であるPACT/PARS法[16]等もある．一方で，有機溶媒を用いた透明化技術としては，BABB法[17]やDISCO法[18-20]等がある．現在も透明化技術の開発は活発に進められており，更なる性能の向上とその普及が期待されるところである．透明化技術全般については，詳細な総説が発表されているので，参照されたい[21-26]．

II. 各透明化技術の特徴

個々の透明化技術は，それぞれが異なる目的をもって開発されたものである．研究者が自身の研究目的・内容に適した透明化技術を選択することが望ましいが，「どの透明化法を用いたらよいか？」については，実際には難しい問題である．ここでは，各透明化技術を「clearing–preservation spectrum」という視点から比較・整理してみたい．

透明化能力（clearing capability）を向上させることで光散乱は抑制され，深部まで高精細な画像を取得することが可能となる．しかし一方で，透明化処理を施すことによって，標本の構造や標識シグナルの保持が悪くなるというトレードオフが存在する．組織を透明化する最大の目的は，対象とする構造物をきちんと観察することであり，組織構造や各種シグナルを保存・維持する能力（preservation capability）も非常に重要である．このトレードオフ問題に対し，両者を高いレベルで両立することを目指したのがScaleS法である（図1）．

ScaleA2法[4]とScaleS法[5]に用いる透明化溶液の主成分は，4 Mの尿素である．尿素は可逆性の変性剤としてよく用いられるが，水を抱きこむという性質を備えている（hydration）．その原理は未だ不明のままであるが，尿素が組織を親水化することで，光散乱を低減化すると考えている．さらにScaleS法では，尿素とともに糖アルコールの一つであるソルビトールが含まれている．ソルビトールも高い保水能力を持つ物質であり，尿素と相乗的に作用して組織の光散乱をさらに低減化していると考えられる[27]．

一方で，CLARITY法やPACT/PARS法では4–8%

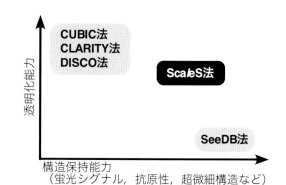

図1 各透明化技術の特徴（clearing–preservation spectrum）
筆者らの実験結果をもとにして，各透明化技術の特性を簡単に分類した．なお，SeeDB法は，若齢動物の組織に対する透明化能力は高いが，成熟〜加齢動物については透明度が若干低いことがある．

のSDSが，CUBIC法では10–15%のTriton X-100が含まれている．高濃度の界面活性剤を用いることで，光散乱を発する主な原因である脂質成分や細胞外基質を効率的に取り除き，透明度を向上させていると考えられる．しかし，透明化能力は優れているが，組織に相応のダメージが生じることも推測される．なお，Scale試薬は界面活性剤を必要最低限しか含んでおらず，最大でも0.2%のTriton X-100が含まれるのみである．また，SeeDB試薬は界面活性剤を含まないことから，組織へのダメージは少ないと思われる．

III. 脳組織の透明化

ある神経細胞集団が黄色蛍光タンパク質（YFP）を発現する遺伝子改変マウス（YFP-Hライン）[28]の脳半球を用い，ScaleS法，CUBIC法，3DISCO法，SeeDB法にて透明化を行った（図2a）[5]．透明度は3DISCO法でもっとも高く，ScaleS法の透明化能力（clearing capability）が格段に良いわけではない．また，2 mm厚のスライス標本を用いてScaleS法とPACT法で透明化を行ったが，PACT法の方がScaleS法よりも透明度は高かった（図2b）．

一方で，蛍光シグナルに注目すると，ScaleS法でもっとも強い蛍光シグナルを検出することができた（図2a, b）．3DISCO法では蛍光シグナルが大きく減弱してしまっているが，YFPのβバレル構造がダメー

透明化技術が切り拓くバイオイメージングの新たな展開　197

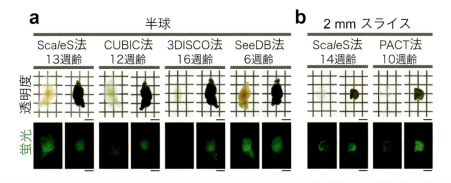

図2　各種透明化技術による脳組織の透明化
　YFP-Hマウスの脳半球を，ScaleS法，CUBIC法，3DISCO法，SeeDB法で透明化し，透明度と蛍光シグナルを解析した（a）．ScaleS法では，蛍光シグナルの保持が非常に良いことが分かる．YFP-Hマウスの脳から厚さ2 mmのスライスを作製した後，ScaleS法，PACT法にて透明化を行った（b）．ScaleS法は蛍光シグナルの保持に優れている．Bar＝5 mm．文献5から改変して転載．

ジを受けてしまったことが原因であると考えられる．上述の通り，透明化能力（clearing capability）と構造・シグナル保持能力（preservation capability）はトレードオフの関係にあり，そのバランスを考慮することも重要である．

　ScaleS法による透明化工程は，溶液を交換するだけの簡単なものであり，誰もが再現性よく遂行できる．各溶液の組成・調整法について，その詳細をプロトコール1に示した．ScaleS4液を作製する際に，D-ソルビトールが溶解しにくいことがあるので注意されたい．また，原著論文[5]やProtocol Exchange[29]の記載とは違うメーカーの試薬を用いているが，透明化を行うに当たって問題は生じていない．

　透明化（ScaleS法），核酸染色（ChemScale法），免疫染色（AbScale法）の手順をプロトコール2–4に示した．これらは脳半球もしくは全脳を透明化する場合のプロトコールであり，組織のサイズや性質によってインキュベーション時間が短縮可能であることを強調したい．実際，厚さ1–2 mmの脳スライス標本の場合，インキュベーション時間を3分の1以下に短縮することができる．なお，各プロトコールは相互に乗り入れが可能である．例えば，透明化を行って観察した後，ChemScale法やAbScale法の浸透化ステップに進むことができる．また，PBS(–)に浸すことで（deScaling），組織が元に戻る（復元）ことも重要なポイントである．復元した組織から薄切切片をミクロトームやクリオスタット等で作製し，従来通りの形態解析を行うことができる．

　組織を透明化すること自体は簡単な作業である．それぞれの透明化技術で定められたプロトコールを遂行するだけであり，またその多くは溶液を交換するだけのものである．透明化技術を導入する上で注意が必要となるポイントは，どう観察するか？という光学システムの問題である．透明化に用いる溶液のほとんどは高い屈折率を示すことから，それに応じた対物レンズを用いる必要がある．屈折率のミスマッチが大きくなればなるほど，球面収差も大きくなる．特に開口数の高い対物レンズを用いる場合，サンプル表面からの深さに応じて画像の劣化が顕著となる．屈折率のマッチングに関して，十分な注意を必要とする[27,29,30]．

IV．透明化処理後の電子顕微鏡像

　光学顕微鏡によるイメージングは，多数のサンプルを高速に解析することを可能にする．今後もさらなる高速化や解像度の向上が見込まれるだろう．しかしシナプス構造などの超微細構造を正確に捉えるには，電子顕微鏡による観察が必要不可欠である．シナプスは電子顕微鏡による観察を通じて初めて同定されるものであり，光学顕微鏡による観察だけでは不十分である．

　電子顕微鏡観察において重要なポイントは，膜構造をきちんと保持した状態でサンプルを作製するこ

とである.長年に渡る技術開発と知見の蓄積により,固定法から樹脂への包埋に至るまで,優れたプロトコールが今日までに確立している.膜構造を保持するためには,(i)固定後すぐにサンプル作製に取りかかる(日数をおかない),(ii)界面活性剤は出来る限り使用しない,(iii)樹脂への包埋が完了するまで低温(4°C)で作業する,などといった細かい気配りが必要とされる.しかし,このどれもが透明化処理過程において障壁となる.例えばCLARITY法やPACT/PARS法では高濃度のSDSを用いており,膜構造の保持は困難であると思われる.実際,固定法を改変した上で電子顕微鏡観察像をSupplementary Figure 4で呈示しているが,膜構造がかなりダメージを受けている様子が見て取れる[14].

そこで筆者らは,野生型マウスの脳半球をScaleS法,CUBIC法,3DISCO法,厚さ2 mmのスライス標本をPACT法で透明化した後,透過型電子顕微鏡(TEM)で観察し,超微細構造の比較を行った(図3)[5].界面活性剤が多く含まれるCUBIC法とPACT法では,シナプス後膜はかろうじて観察されたものの,膜構造の大部分については破壊・溶解が認められた.有機溶媒を用いる3DISCO法でも同様の結果が得られ,TEM観察には適さないと考えられる.一方でScaleS法の場合,界面活性剤が最低限に抑えられているためか,シナプス後膜だけでなく,シナプス前膜やシナプス小胞も観察でき,コントロールと比較しても十分に膜構造は保持されていた.

V. マクロレベルからナノレベルへのズームイン

ScaleS法の特徴を生かし,全脳レベルから超微細構造までのズームインに成功しているので,ここで簡単に紹介する.高齢(14ヶ月)のアルツハイマー病モデルマウス[31]を用いて,全脳レベル(光学顕微鏡観察)からナノレベル(電子顕微鏡観察)までのズームインを行った[5].

脳半球に対してAbScale法を用い,緑色蛍光色素(Alexa488)で標識されたマウスモノクローナル抗体(6E10)でアミロイド斑を標識した.透明な状態のまま2 mm厚のスライスを作製し,蛍光実体顕微鏡で観察を行い(図4a, b),一つのアミロイド斑に標

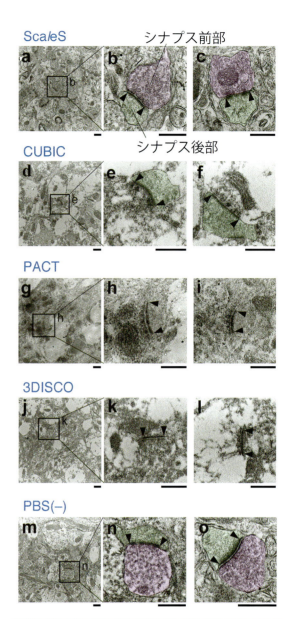

図3 透明化処理後の超微細構造
野生型マウスの脳半球をScaleS法(a-c),CUBIC法(d-f),3DISCO法(j-l)で,厚さ2 mmの脳スライスをPACT法(g-i)で透明化処理した後にPBS(-)に浸し,一辺1 mmの立方体を各サンプルから切り出した.エポン樹脂に包埋した後,厚さ70 nmの超薄切片を作製し,透過型電子顕微鏡で観察を行った.コントロールとして,透明化処理をしていないサンプルも観察した(m-o).矢頭はシナプス部位を示す.Bar=400 μm.文献5から改変して転載.

的を定めた(図4c).PBS(-)で復元した後,50 μm厚の切片をビブラトームにて作製し,共焦点レーザー顕微鏡で標的アミロイド斑を再度観察した(図4d).

透明化技術が切り拓くバイオイメージングの新たな展開　199

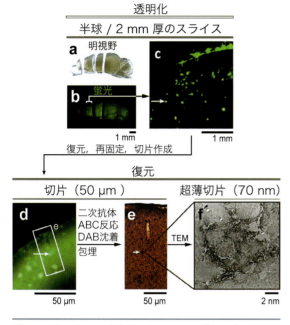

図4　マクロレベルからナノレベルへのズームイン
アルツハイマー病モデルマウス（14ヶ月齢）においてアミロイド斑を可視化し，全脳レベルから電子顕微鏡レベルへとズームインを行った．文献5から改変して転載.

ABC法にて3,3′-diaminobenzidine（DAB）をアミロイド斑に沈着させ，さらに切片をエポン樹脂に包埋した（図4e）．そして，厚さ70 nmの超薄切片を作製し，TEMで標的アミロイド斑の観察を行った（図4f）．また，従来から指摘されていた通り，アミロイド斑内部ではシナプス構造が顕著に障害されることも電子顕微鏡レベルで確認している[5]．

上記ズームインを進める際，標的アミロイド斑の右上に存在する大きな血管を目印とした．光学顕微鏡と電子顕微鏡の対応（LM-EM correlation）を効率的に行うためには，こうした目印の存在が重要である．ランダムなズームインを行うのではなく，狙った構造物を物理的・化学的にマーキングして目的地をセットし，マクロからミクロに至る経路を最適化することで，スムーズなズームインを実現する技術の開発が望まれるところである．

VI. 他臓器の透明化

透明化技術は，脳組織以外にも適用可能な技術である．例えば，CUBIC法では新しい「灌流（CB-Perfusion）プロトコール」が開発されたことで，マウスの臓器および全身を丸ごと透明化することに成功している[25]．「心臓・肺・腎臓・肝臓・膵臓・脾臓・筋肉・胃・腸管・皮膚」といった各種臓器であれば10日間で，マウス個体（皮膚剥離）については2週間程度で透明化することが可能である．DISCO法も，腎臓・筋肉・胃・血管系などの透明化に有用であることが報告されている[19]．

ScaleS法を用いて，心臓・肝臓・腎臓・脾臓・膵臓の透明化を，脳組織の透明化と同じプロトコールで行った（図5）．膵臓においては透明度が劇的に向上し，肉眼的にもほとんど見えない程であった．脾臓の透明度もかなり向上したが，心臓・肝臓・腎臓では透明化があまり進まなかった．これらの臓器全体をそのままイメージングするためには，1光子ではなく多光子励起顕微鏡を用いる必要があるかもしれない．また，ScaleS法の改変，もしくは他の透明化技術を用いた方が良いかもしれない．研究の目的に応じた検討が必要である．

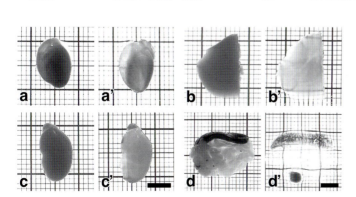

図5　ScaleS法による他臓器の透明化
脳組織と同様にして，ScaleS法で透明化処理を行った．心臓（a, a'），肝臓（b, b'），腎臓（c, c'）では透明度があまり向上しなかったものの，脾臓（d, d'）ではある程度，膵臓（d, d'）では顕著に透明度が向上した．Bar＝5 mm.

この際，臓器全体を一度にイメージングする必要があるのか？ということを，改めて考えるべきである．臓器全体をそのままイメージングすることが必要不可欠な実験も確かにあるだろう．しかし，スライス標本に分割して観察する方法でも十分なケースが多いのではないかと想定される．観察対象領域を含むスライス標本をイメージングすることで，透明化に要する時間の削減，光学顕微鏡撮影における解像度・操作性の向上，撮影時間の短縮化，データ容量の削減など，実験系全体の効率化が図れると期待される．実用的な視点から，スライス標本を用いる実験系の可能性についても検討すべきであろう．

おわりに

透明化された組織をいかに活用して，三次元構造解析を推進するかという「真の応用」は，まだ始まったばかりである．従来の形態解析法では，技術的制約から二次元情報を用いることが主であった．透明化技術を有効に活用すれば，三次元情報が容易に取得できるようになる．透明化に関連する各要素技術に取り組んでいくことで，次世代の「形態解析法」が創り上げられていくことを期待している．

文　献

1) Matsuda W, Furuta T, Nakamura KC, et al.: Single nigrostriatal dopaminergic neurons form widely spread and highly dense axonal arborizations in the neostriatum. J. Neurosci. **29**: 444–453, 2009.
2) Kuramoto E, Pan S, Furuta T, et al.: Individual mediodorsal thalamic neurons project to multiple areas of the rat prefrontal cortex: A single neuron-tracing study using virus vectors. J. Comp. Neurol. **525**: 166–185, 2017.
3) Nakamura H, Hioki H, Furuta T, et al.: Different cortical projections from three subdivisions of the rat lateral posterior thalamic nucleus: a single-neuron tracing study with viral vectors. Eur. J. Neurosci. **41**: 1294–1310, 2015.
4) Hama H, Kurokawa H, Kawano H, et al.: Scale: a chemical approach for fluorescence imaging and reconstruction of transparent mouse brain. Nat. Neurosci. **14**: 1481–1488, 2011.
5) Hama H, Hioki H, Namiki K, et al.: ScaleS: an optical clearing palette for biological imaging. Nat. Neurosci. **18**: 1518–1529, 2015.
6) Chiang AS, Lin WY, Liu HP, et al.: Insect NMDA receptors mediate juvenile hormone biosynthesis. Proc. Natl. Acad. Sci. U S A **99**: 37–42, 2002.
7) Susaki EA, Tainaka K, Perrin D, et al.: Whole-brain imaging with single-cell resolution using chemical cocktails and computational analysis. Cell **157**: 726–739, 2014.
8) Tainaka K, Kubota SI, Suyama TQ, et al.: Whole-body imaging with single-cell resolution by tissue decolorization. Cell **159**: 911–924, 2014.
9) Murakami TC, Mano T, Saikawa S, et al.: A three-dimensional single-cell-resolution whole-brain atlas using CUBIC-X expansion microscopy and tissue clearing. Nat. Neurosci. **21**: 625–637, 2018.
10) Ke MT, Fujimoto S, Imai T: SeeDB: a simple and morphology-preserving optical clearing agent for neuronal circuit reconstruction. Nat. Neurosci. **16**: 1154–1161, 2013.
11) Ke MT, Nakai Y, Fujimoto S, et al.: Super-resolution mapping of neuronal circuitry with an index-optimized clearing agent. Cell Rep. **14**: 2718–2732, 2016.
12) Kuwajima T, Sitko AA, Bhansali P, et al.: ClearT: a detergent- and solvent-free clearing method for neuronal and non-neuronal tissue. Development **140**: 1364–1368, 2013.
13) Economo MN, Clack NG, Lavis LD, et al.: A platform for brain-wide imaging and reconstruction of individual neurons. Elife **5**: e10566, 2016.
14) Chung K, Wallace J, Kim SY, et al.: Structural and molecular interrogation of intact biological systems. Nature **497**: 332–337, 2013.
15) Tomer R, Ye L, Hsueh B, et al.: Advanced CLARITY for rapid and high-resolution imaging of intact tissues. Nat. Protoc. **9**: 1682–1697, 2014.
16) Yang B, Treweek JB, Kulkarni RP, et al.: Single-cell phenotyping within transparent intact tissue through whole-body clearing. Cell **158**: 945–958, 2014.
17) Dodt HU, Leischner U, Schierloh A, et al.: Ultramicroscopy: three-dimensional visualization of neuronal networks in the whole mouse brain. Nat. Methods. **4**: 331–336, 2007.
18) Erturk A, Becker K, Jahrling N, et al.: Three-dimensional imaging of solvent-cleared organs using 3DISCO. Nat. Protoc. **7**: 1983–1995, 2012.
19) Renier N, Wu Z, Simon DJ, et al.: iDISCO: a simple, rapid method to immunolabel large tissue samples for volume imaging. Cell **159**: 896–910, 2014.
20) Pan C, Cai R, Quacquarelli FP, et al.: Shrinkage-mediated imaging of entire organs and organisms using uDISCO. Nat. Methods. **13**: 859–867, 2016.

21）Susaki EA, Ueda HR: Whole-body and whole-organ clearing and imaging techniques with single-cell resolution: toward organism-level systems biology in mammals. Cell Chem. Biol. **23**: 137–157, 2016.

22）Richardson DS, Lichtman JW: Clarifying tissue clearing. Cell **162**: 246–257, 2015.

23）Feuchtinger A, Walch A, Dobosz M: Deep tissue imaging: a review from a preclinical cancer research perspective. Histochem. Cell Biol. **146**: 781–806, 2016.

24）Zhu X, Xia Y, Wang X, et al.: Optical brain imaging: A powerful tool for neuroscience. Neurosci. Bull. **33**: 95–102, 2017.

25）Tainaka K, Kuno A, Kubota SI, et al.: Chemical principles in tissue clearing and staining protocols for whole-body cell profiling. Annu. Rev. Cell Dev. Biol. **32**: 713–741, 2016.

26）Yu T, Qi Y, Gong H, et al:. Optical clearing for multi-scale biological tissues. J. Biophotonics **11**, 2018. doi: 10.1002/jbio.201700187

27）濱　裕，日置　寛，並木　香，他：組織の透明化技術．生体の科学 **68**: 85–93, 2017.

28）Feng G, Mellor RH, Bernstein M, et al.: Imaging neuronal subsets in transgenic mice expressing multiple spectral variants of GFP. Neuron **28**: 41–51, 2000.

29）Hama H, Hioki H, Namiki K, et al.: Deep imaging of cleared brain by confocal laser-scanning microscopy. Protoc. Exch. 2016. doi:10.1038/protex.2016.019

30）Ue Y, Monai H, Higuchi K, et al.: A spherical aberration-free microscopy system for live brain imaging. Biochem. Biophys. Res. Commun. **500**: 236–241, 2018.

31）Saito T, Matsuba Y, Mihira N, et al.: Single App knock-in mouse models of Alzheimer's disease. Nat. Neurosci. **17**: 661–663, 2014.

プロトコール1　Sca/e 溶液の調整

1. 準備する試薬
   - urea（ナカライテスク，35940-65）
   - D-sorbitol（D-glucitol；ナカライテスク，06286-55）
   - methyl-β-cyclodextrin（東京化成工業株式会社，M1356）
   - γ-cyclodextrin（東京化成工業株式会社，C0869）
   - dimethyl sulfoxide（DMSO；ナカライテスク，13407-45）
   - glycerol（ナカライテスク，17018-25）
   - Triton X-100（ナカライテスク，35501-15）
   - Tween20（ナカライテスク，35624-15）
   - 10×PBS(-)（GIBCO，70011-044；ナカライテスク，27575-31）
   - ウシ血清アルブミン（BSA；ナカライテスク，01863-77）

2. Stock solution

10% (w/v) Triton X-100 solution (50 ml)
❶ 5 g の Triton X-100 と 40 ml の Milli-Q 水をスターラーで攪拌して混合する．
❷ Milli-Q 水を加えて 50 ml とし，十分に混合するまで攪拌する．
❸ 4℃ で保存する（数ヶ月，遮光）．

10% (w/v) Tween-20 solution (50 ml)
❶ 5 g の Tween-20 と 40 ml の Milli-Q 水をスターラーで攪拌して混合する．
❷ Milli-Q 水を加えて 50 ml とし，十分に混合するまで攪拌する．
❸ 4℃ で保存する（数ヶ月，遮光）．

100 mM methyl-β-cyclodextrin (10 ml)
❶ 1.29712 g の methyl-β-cyclodextrin を 10 ml の Milli-Q 水に攪拌して溶解させる．
❷ 1 ml に分注し，−20℃ で保存する（3ヶ月程度）．

100 mM γ-cyclodextrin (10 ml)
❶ 1.3033 g の γ-cyclodextrin を 10 ml の Milli-Q 水に攪拌して溶解させる．
❷ 1 ml に分注し，−20℃ で保存する（3ヶ月程度）．

3. Working solution

3-1. Sca/eS 法に用いる溶液
　＊各溶液は調製後，少なくとも1日間静置してから使用する．

Sca/eS0 Solution (100 ml)
20% (w/v) D-sorbitol, 5% (w/v) glycerol, 1 mM methyl-β-cyclodextrin, 1 mM γ-cyclodextrin, 3% (v/v) dimethylsulfoxide, 1×PBS(-), pH 7.2

❶ 20 g の D-ソルビトールを約 40 ml の Milli-Q 水に溶解させる．
❷ 5 g のグリセロールを加える．
❸ 1 ml の 100 mM methyl-β-cyclodextrin 溶液を加える．
❹ 1 ml の 100 mM γ-cyclodextrin 溶液を加える．
❺ 3 ml の DMSO を加える．
❻ 10 ml の 10×PBS(-) を加える．
❼ スターラーで攪拌してよく混ぜる．
❽ Milli-Q 水を加えて 100 ml とし，十分に混合するまで攪拌する．

❾ 4℃で保存する（約1ヶ月）．
＊原著論文では，ScaleS0液にN-acetyl-L-hydroxyproline（Skin Essential Actives, Taiwan）を使用しているが，他社製品を使用すると透明化を阻害することがある．N-acetyl-L-hydroxyproline無しでも透明化に支障がないことを確認している．現在では添加しないことを推奨している．

ScaleS1 Solution (100 ml)
4 M urea, 20% (w/v) D-sorbitol, 0.2% (w/v) Triton X-100, 10% (w/v) glycerol, pH 8.3
❶ 24.02 g の尿素を約 40 ml の Milli-Q 水に溶解させる．
❷ 20 g の D-ソルビトールを加える．
❸ 10 g のグリセロールを加える．
❹ スターラーで撹拌してよく混ぜる（溶けにくい場合は，溶液を 50℃まで加熱する）．
❺ 2 ml の 10%（w/v）Triton X-100 溶液を加える．
❻ Milli-Q 水を加えて 100 ml とし，十分に混合するまで撹拌する．
❼ 4℃もしくは室温で保存する（約1ヶ月）．

ScaleS2 Solution (100 ml)
2.7 M urea, 27% (w/v) D-sorbitol, 0.1% (w/v) Triton X-100, 8.3% (v/v) Dimethylsulfoxide, pH 8.3
❶ 16.22 g の尿素を約 40 ml の Milli-Q 水に溶解させる．
❷ 27 g の D-ソルビトールを加える．
❸ 8.3 ml の DMSO を加える．
❹ 1 ml の 10%（w/v）Triton X-100 溶液を加える．
❺ スターラーで撹拌してよく混ぜる（溶けにくい場合は，溶液を 50℃まで加熱する）．
❻ Milli-Q 水を加えて 100 ml とし，十分に混合するまで撹拌する．
❼ 4℃もしくは室温で保存する（約1ヶ月）．

ScaleS3 Solution (100 ml)
2.7 M urea, 36.4% (w/v) D-sorbitol, 9.1% (v/v) Dimethylsulfoxide, pH 7.9
❶ 16.22 g の尿素を約 40 ml の Milli-Q 水に溶解させる．
❷ 36.4 g の D-ソルビトールを加える．
❸ 9.1 ml の DMSO を加える．
❹ スターラーで撹拌してよく混ぜる（溶けにくい場合は，溶液を 50℃まで加熱する）．
❺ Milli-Q 水を加えて 100 ml とし，十分に混合するまで撹拌する．
❻ 4℃もしくは室温で保存する（約1ヶ月）．

ScaleS4 Solution (100 ml): ScaleS4D25 (0.2)
4 M urea, 40% (w/v) D-sorbitol, 10% (w/v) glycerol, 0.2% (w/v) Triton X-100, 25% (v/v) Dimethylsulfoxide, pH 7.9
❶ 24.02 g の尿素を約 10 ml の Milli-Q 水に溶解させる．
❷ 10 g のグリセロールを加える．
❸ 25 ml の DMSO を加える．
❹ スターラーで撹拌してよく混ぜる（溶けにくい場合は，溶液を 50℃まで加熱する）．
❺ 40 g の D-ソルビトールを加え，溶解させる（溶解が困難な場合は，電子レンジを用いて 600 W・4〜5 分で加熱する）．
❻ 2 ml の 10%（w/v）Triton X-100 溶液を加える．
❼ Milli-Q 水を加えて 100 ml とし，十分に混合するまで撹拌する．
❽ 4℃もしくは室温で保存する（約1ヶ月）．

3-2. AbScale 法に用いる溶液

ScaleA2 Solution (100 ml)

4 M urea, 0.1% (w/v) Triton X-100, 10% (w/v) glycerol

❶ 24.02 g の尿素を約 40 ml の Milli-Q 水に溶解させる.
❷ 10 g のグリセロールを加え,スターラーで攪拌してよく混ぜる.
❸ 1 ml の 10%(w/v) Triton X-100 溶液を加える.
❹ Milli-Q 水を加えて 100 ml とし,十分に混合するまで攪拌する.
❺ 4°C もしくは室温で保存する(約 1 ヶ月).

ScaleB4(–) solution (100 ml)

❶ 48.04 g の尿素を約 40 ml の Milli-Q 水に溶解させる.
❷ スターラーで攪拌してよく混ぜる(溶けにくい場合は,溶液を 50°C まで加熱する).
❸ Milli-Q 水を加えて 100 ml とし,十分に混合するまで攪拌する.
❹ 4°C もしくは室温で保存する(約 1 ヶ月).

AbScale Solution (100 ml)

0.33 M urea, 0.1% (w/v) Triton X-100, 1 × PBS(–)

❶ 1.986 g の尿素を約 40 ml の Milli-Q 水に溶解させる.
❷ 10 ml の 10×PBS(–) を加える.
❸ スターラーで攪拌してよく混ぜる.
❹ 1 ml の 10%(w/v) Triton X-100 溶液を加える.
❺ Milli-Q 水を加えて 100 ml とし,十分に混合するまで攪拌する.
❻ 4°C で保存する(約 1 ヶ月).

AbScale Rinse Solution (100 ml)

2.5% (x/v) BSA, 0.05% (x/v) Tween-20, 1×PBS(–)

❶ 2.5 g の BSA を約 40 ml の Milli-Q 水に溶解させる.
❷ 1 ml の 10 × PBS(–) を加える.
❸ 0.5 ml の 10%(w/v) Tween-20 溶液を加える.
❹ Milli-Q 水を加えて 200 ml とし,十分に混合するまでスターラーで攪拌する.
❺ 4°C で保存する(約 1 ヶ月).

プロトコール 2　Sca/eS 法による透明化

処理内容	試薬・操作
灌流固定	4% PFA in PBS(−)[1]
後固定	4% PFA in PBS(−)（1–3O/N, 4°C）[1]
前処理	ScaleS0（12 時間，37°C）
浸透化	ScaleS1（12 時間，37°C）
	ScaleS2（12 時間，37°C）
	ScaleS3（12 時間，37°C）[2]
deScaling	PBS(−)（6 時間以上，4°C）
透明化	ScaleS4（12 時間，37°C）
マウント	ScaleS4（室温）

[1] 灌流固定と後固定に通常の PBS を用いる場合は，PBS(−) で数時間 wash してから ScaleS0 液に浸すこと．

[2] ScaleS3 液では組織が膨張するため，12 時間を超えるインキュベーションは避けること．他のステップについては，時間が多少前後しても問題無い．

プロトコール 3　ChemSca/e 法による核酸染色

処理内容	試薬・操作
灌流固定	4% PFA in PBS(−)
後固定	4% PFA in PBS(−)（1–3O/N，4°C）
前処理	ScaleS0（12 時間，37°C）
浸透化	ScaleA2（36 時間，37°C）
	ScaleB4(−)（24 時間，37°C）
	ScaleA2（12 時間，37°C）
deScaling	PBS(−)（6 時間，4°C–RT）
染色	色素 in ScaleA2（6 時間，37°C）[1]
洗浄	ScaleA2（1 時間，RT）×2
	PBS(−)（1–2 時間，RT）
透明化	ScaleS4（12 時間，37°C）
マウント	ScaleS4（室温）

[1] 4′,6-diamidino-2-phenylindole（DAPI；1.0 μg/ml）や propidium iodide（PI；2.0 μg/ml）など，様々な核酸染色が可能である．

プロトコール4　AbScale法による免疫染色

処理内容	試薬・操作
灌流固定	4% PFA in PBS(−)
後固定	4% PFA in PBS(−)（1–3O/N，4°C）
前処理	ScaleS0（12時間，37°C）
浸透化	ScaleA2（36時間，37°C）
	ScaleB4(−)（24時間，37°C）
	ScaleA2（12時間，37°C）
deScaling	PBS(−)（6時間，4°C–RT）
一次抗体	Primary antibody in AbScale solution（36–48時間，37°C）
洗浄	AbScale solution（2時間，RT）×2 [1]
二次抗体	Secondary antibody in AbScale solution（36–48時間，37°C）
洗浄	AbScale solution（6時間，RT）
	AbScale rinse solution（2時間，RT）×2
再固定	4% PFA in PBS(−)（1–2時間，RT）
洗浄	PBS(−)（1–2時間，RT）
透明化	ScaleS4（12時間，37°C）
マウント	ScaleS4（室温）

[1] 蛍光色素で標識された一次抗体のみを用いる「直接法」の場合は，「洗浄～二次抗体」のステップを省略する．

レーザーマイクロダイセクション法

中西　陽子，唐　小燕，増田しのぶ

Key words：レーザーマイクロダイセクション（laser assisted microdissection），ホルマリン固定パラフィン包埋標本（formalin fixed and paraffin embedded sample: FFPE），定量 reverse transcribed-polymerase chain reaction（qRT-PCR）

はじめに

　レーザーマイクロダイセクション法は，新鮮凍結組織やホルマリン固定パラフィン包埋組織などを薄切して染色した標本を顕微鏡で観察し，研究対象としたい細胞や組織を同定して，レーザーで高精細に切り出して回収する方法である．本法の開発により，組織や細胞の形態学的所見と各種分子の発現を関連付けて解析することが可能となった．培養細胞や細胞診検体にも適用可能である．近年の大規模遺伝子解析技術の進歩の活用には，得られた結果がどの細胞や組織のものであるかを厳密にすることが求められる．本報ではレーザーマイクロダイセクション法とそれに関連する基本的手技やピットフォールについて解説する．

I. レーザーマイクロダイセクション法とは

　レーザーマイクロダイセクション（LMD）法は，米国 National Cancer Institute（NIH）のDr. Robert F Bonnerらが赤外レーザー（IR）を用いたLaser Capture Microdissection（LCM）法の原理を発明し，National Cancer Institute（NIH）での癌遺伝子探索プロジェクトのために開発された方法である[1,2]．その後，1998年に紫外レーザー（UV）を用いた方法が開発されシングルセルでの解析に成功している[3]．

　LMDの原理は，レーザービームによる光解離蒸散作用により，分子結合の解離が生じる結果，細胞間および細胞・基底膜間の接着性が消失することを応用したものとなっている．この際，核酸や蛋白質への吸収が少ない長波長側の紫外レーザーを用いることで，細胞・組織への熱による凝固やダメージを伴

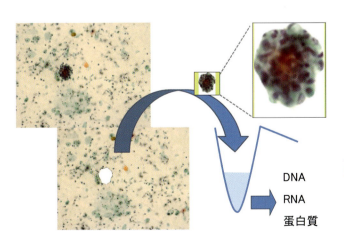

図1　標的細胞の回収
　レーザーマイクロダイセクション法では，様々な細胞が混在するサンプルから顕微鏡下で観察，同定した標的細胞を高精細に回収して種々の解析に用いることができる．

日本大学医学部病態病理学系腫瘍病理学分野

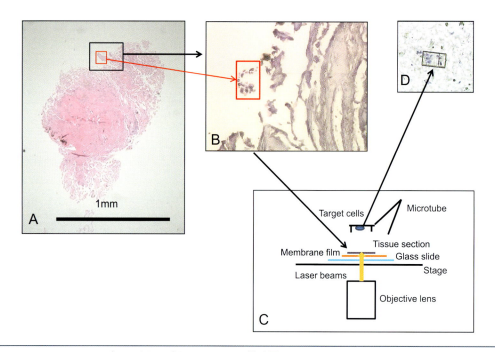

図2　PALM Micro Beam レーザーマイクロダイセクションの模式図
　　スライドガラスのメンブレンフィルム上に貼り付けた組織切片の標的細胞部位を確認し，倒立顕微鏡の対物レンズを通して発振されるレーザー光線でフィルムごと切り取ってチューブキャップに回収する（文献4より引用）．

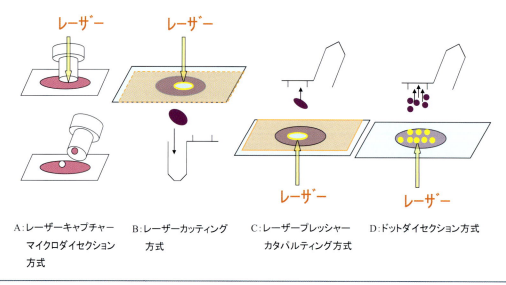

図3　機種によるレーザーマイクロダイセクション方式の違い
　　A：現在 Thermo Fisher Scientific 社より販売されている Arcturus® LCM システムで採用されている方式で，UVとIRレーザーを組み合わせた微小切片の正確な回収と，抽出から解析まで回収後のアプリケーションが充実している点に特徴がある．B：Leica Microsystems 社の LMD システムでは正立型顕微鏡の対物レンズを通して上部からレーザーが照射されて切り取られ，重力に依存して下のチューブやキャップに回収される．C：Carl Zeiss Microscopy 社の PALM MicroBeam では倒立型顕微鏡の対物レンズを通して下方からレーザーが照射されて上部にセットしたチューブキャップに回収される．D：PALM MicroBeam では，下方からレーザーを点状に照射して上部で回収することも可能である．この場合，フィルムのない通常のスライドガラスが使用できる．

わない切削が可能となり，高品質なタンパクや核酸を抽出することができる．LMDを用いることにより，図1のように，様々な細胞が混在する組織や細胞検体から，標的細胞あるいは標的細胞集団を顕微鏡下で観察しながらレーザービームで高精細に回収できるため（図2）[4]，in vivo での個々の細胞の遺伝子解析ができるようになった．

レーザーマイクロダイセクションを行うためには専用の装置が必要で，現在数社から発売されている．代表的な機器各々の原理は図3に示した通りである．我々の施設で使用しているのはCarl Zeiss Microscopy社のPALM MicroBeamで，倒立型顕微鏡の対物レンズを通して下方からレーザーが照射されて上部でサンプルが回収される（図4）．PALM MicroBeamでは，355 nm波長のSolid-state UVパルスレーザー（1 nsec）が採用されており，非熱的な光解離蒸散によって標的部位が切削されるため，細胞へのダメージが少ないとされている．レーザービーム径を1 μm以下に設定することも可能となり，シングルセルや染色体などの微小部位のダイセクションや，非熱，非接触な回収方法の特性から，リビングセルを回収して再培養することも可能となっている．各社共にホームページにアクセスすると回収方法を動画などで見ることができる．

II. 解析の対象

LMD法を用いた研究論文を分析してみると，当初は診断への応用を目的としたものが多い傾向が見られたが，近年では診断以外の研究への利用も増えてきている．LMDを用いた論文から解析対象を分析した結果，解析対象としては，RNAが最も多く見られ，特に2005年以降，RNAを対象としたmicro array解析による網羅的な遺伝子発現解析が増えており，2010年ごろからはmiRNAも解析されてきている．RNAに次いでDNAの解析が多く，2012年ごろからは次世代シーケンサーの登場によるさらに大規模な網羅的遺伝子解析へのLMD法の活用が見られる．大規模解析による，腫瘍マーカー，バイオマーカー，予後因子，治療標的分子の探索から，疾患モデル動物を用いたシグナル伝達や機能解析にもLMD法が活用されていることがわかる．LMDが用いられている文献数の推移を図5に示した．

遡って見ると，chromosomeがよく解析されていた1990年代の後半になって組織切片からのLMD法が報告され始めている．1997年にはsingle cellからのゲノムDNA遺伝子変異解析が報告され[5]，2003年には凍結組織のsingle cellからPCR法で，FFPE組織では10細胞からRT-PCR法による融合遺伝子のmRNAの定性的発現解析に成功した例が報告されている[6]．2000年頃からはFFPE組織切片を対象とした解析も増えている．FFPE標本は遺伝子解析には不利なサンプルとされてきたが，患者個々の病態を解析するためにはFFPEである病理標本の解析は有用です．網羅的な遺伝子解析を行うためにはやはり

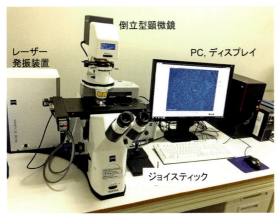

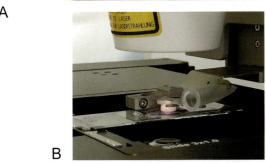

図4 PALMレーザーマイクロダイセクション装置の概観
A：倒立顕微鏡にレーザー発振装置が装着されている．レーザー光線は対物レンズを下から通り，スライドガラス上の標本をマイクロダイセクトする．非熱的な光解離蒸散作用をもつ355 nmのUVレーザーが使用されており，1 nsec/pulseで発振される．画像の観察および一連の操作はコンピューターのディスプレイ上とジョイスティックで行う．B：顕微鏡のステージに切片の面を上にして置きレーザーを照射すると，上部にセットした回収用のチューブキャップに標的細胞が回収される．

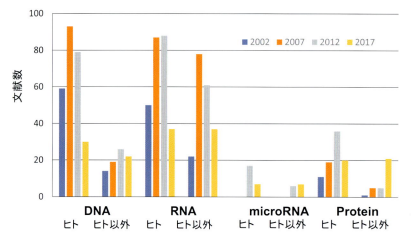

図5 LMDを用いた文献数の推移

表1 文献に見るFFPEを用いたLMDによる解析に必要な細胞数

解析対象	解析方法	細胞数
DNA	個々の変異解析	＞1
	定量解析	＞500
	メチル化解析	＞5,000
	次世代シーケンサー	＞5,000
mRNA	個々の融合遺伝子解析	＞100
	定量解析	＞500
	cDNAマイクロアレイ	＞5,000
	次世代シーケンサー	＞5,000
microRNA	定量解析	＞500
	microRNA array	＞5,000

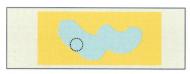

LMD用標本：標的部位を裏からマーキング

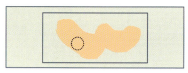

連続切片のHE標本：標的部位をマーキング

図6 LMDサンプルの同定
　　LMDを行うときは連続切片で組織や細胞をよく観察し，標的細胞や組織をマーキングしておく．

細胞数を確保することが望ましく，文献的には表1に示したような細胞数を目安として解析されている．しかしながら，解析方法の飛躍的な進歩により，シグナル伝達など遺伝子発現の相互関係なども一度に解析できるようになった現在において，解析対象の細胞が厳密に同定され，回収されている必要がある．このような理由から改めてsingle cell解析の重要性が見直されている．LMDは微小サンプルからBig Dataを取得できるツール[7]として着目される一方で，少数の細胞で腫瘍全体を解析しているものではないことを認識することの重要性も，がんのheterogeneityの点から指摘されている[8]．

III．LMDを行う際の注意点

1．連続切片で標的細胞を同定しておく

　LMDを行う際，標本はカバーガラスをかけず，また，乾燥した状態で観察することになる．このため，標的細胞や標的組織の顕微鏡観察が非常に困難な場合がある．そこで，LMDを行う際は，必ず連続切片のHE標本を作製し，事前によく観察し，標的部位のマーキングなどを行っておくことが望ましく，その上で，LMD用の標本の裏から標的回収部位をマーキングしておくことが推奨される（図6）．

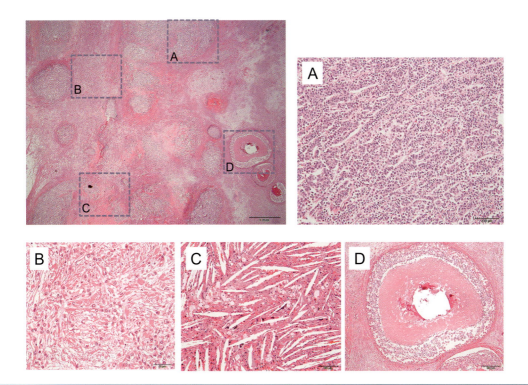

図7　LMDに用いる標本
　ヒトの手術検体などでは固定が不十分な場合もある．LMDでは，連続切片のHE染色標本をよく観察して，Aのような固定の良い細胞を選ぶ．HEの染色性が悪く裂隙が入っているBやCは形態だけではなく，固定不良による核酸や蛋白質の分解が懸念される．一方，Dのような壊死部分を多く含む場合も後の解析に影響を及ぼすため，壊死部分を回収しないようにする．

2．遺伝子解析に適した細胞や組織を回収する

　LMDに関わらず，標本はすべて良い状態で固定されていることが望ましいが，臨床検体では必ずしも理想的な状態であるとは言えない．例えば，図7に示した通り，手術検体ではホルマリンの浸透が不十分なことによる固定不良が生じる場合がある．このような検体を使用するときには，HE標本の十分な観察を行って固定の良い，すなわち，遺伝子や蛋白質が保持されているような細胞を選定する必要がある．HEの染色性が悪く，標本に裂隙が入っているような場合は固定不良が考えられる．また，壊死成分も後の解析に影響を与えますので，壊死部分を回収しないようにする．

3．LMDを行わない切片全体の解析も行う

　個々の標的DNAやRNAの解析を行う際，LMDサンプルから思うような結果が得られない場合があ る．このような時にはLMDを行わず，様々な細胞が混在していても，切片全体を使用した核酸抽出と目的の遺伝子解析を行うことで，標的とした遺伝子の状態が存在しないから結果が得られなかったのか，LMDにより回収した細胞量や組織量が微量すぎたために結果が得られなかったのか，あるいは解析手技に問題があったのかを考察することができる．

IV．LMDサンプルからRNAを解析する際の注意点と対応

1．操作中のRNAの分解防止に努める

　RNAは，非常に分解されやすい物質である．これに対してリボヌクレアーゼ（RNase）はRNA分解反応を触媒する酵素であるが，非常に丈夫で不活性化するのが困難である．RNAが分解される原因の主なものはRNaseの混入であるため，RNAを扱う実験

環境からRNaseを除去することに努める必要がある．手技の実際にも記載しているが，汗や唾液にはRNaseが含まれるので，実験中は使い捨ての手袋やマスクを着用する．チューブやチップ類などのプラスチック製品は使い捨てで，RNaseフリーのものを使用する．オートクレーブ処理ではRNaseを不活性化できないので，ガラス器具や金属製品の乾熱滅菌を行う場合は200℃で一晩（15時間程度）を要する．水は市販のRNaseフリー水を分注して使用するか，0.05% diethylpyrocarbonate（DEPC）処理水を使用する．RNAの解析が上手くいかなくなってきた時には，試薬や器具類を含めた実験環境を見直し，RNaseの除去作業をやり直すことも必要である．

2. サンプルからRNAをしっかり抽出すること

FFPEや新鮮凍結組織の違いに関わらず，LMDサンプルは微量であるということを認識して実験を行う必要がある．核酸抽出の作業の際にも溶液を丁寧に回収し，また，最終的に希釈しすぎないようにする配慮が必要である．各種キットを使用して核酸抽出を行った際には，再度，溶出液のエタノール沈殿を行って核酸濃度を上げることも有用である．

FFPEの場合は，脱パラフィンやプロテアーゼKによる酵素処理，高温で短時間保持する賦活化処理も確実に行う．プロテアーゼK処理はキットで推奨されている時間から，1昼夜程度行ってもよい．

3. 固定によるRNAの品質低下があることを考慮する
1）RNAの品質

FFPEではホルマリン固定によって核酸の断片化が生じる[9]．新鮮検体であっても操作中のRNaseの混入によってRNAの品質が低下する．RNAの品質についてはその分解度を，rRNAの比（28S/18S）やRIN（RNA Integrity Number）によって数値で表すことができるが，微量なLMDサンプルでは測定困難となることが多い．また，吸光度によるRNA濃度の測定の際に，260 nm/280 nmの吸光度の比を確認することも多いが，こちらは分解度ではなく蛋白質などの混入の状態すなわちRNAの純度を見ており，精製方法にも影響される．そこで，抽出したRNAよりcDNA合成を行い，実際にproduct sizeの異なる内因性コントロール遺伝子を標的としたRT-PCRや定量RT-PCR（qRT-PCR，図8）を行って，断片化の程度を判断することができる．臨床検体の癌細胞をホルマリン固定パラフィン包埋した場合（図8A）とアルコール系の固定を行った場合（図8B）では，吸光度測定では差異が認められなかったが，内因性コントロール遺伝子のqRT-PCRを行うことで標的遺伝子配列の大きさによるthreshold Ct値の差が少ないBの方がRNAの分解が少ない．Aのホルマリン固定を行ったセルブロックでは300 bp以上の標的配列の検出が低下していることから，RNAの分解が生じていることが推察される．

2）解析の工夫

網羅的解析を行う場合には，高品質のRNAが求められるが，バイオアナライザーでピークが検出されず，内因性コントロール遺伝子のRT-PCRやqRT-PCRでも断片化が認められるようなサンプルであっても，完全に解析不能というわけではない．通常，標的遺伝子を決めてRT-PCR，qRT-PCRを行う場合であれば，増幅可能な内因性コントロールのproduct size程度に標的遺伝子配列の大きさを決めてprimer設計を行えば解析の可能性は高まる．また，内因性コントロール遺伝子を標的としたqRT-PCRを行った際，蛍光量の立ち上がりのPCRサイクル数が30サイクル以降になるようであれば，LMDサンプルの量を増やす，RNA抽出液を濃縮するなどして初期RNA（鋳型cDNA）量を増やす必要がある．サンプル量を増やすことが困難なサンプル，例えばFFPEの中でも肺生検体は1 mm^{2}程度と小さく，5,000個の腫瘍細胞を回収することは不可能な場合が多い．このような場合，我々は，qRT-PCRにnested PCR法を応用することを試みている[4,10-13]．Nested PCR法は，1回目のPCR産物をテンプレートとして2回目のPCR反応を行う際，1回目のPCR産物の内側に再度プライマーを設計する．しかし，FFPE検体の解析では，もともと短い産物が増幅されるようにプライマーを設計するため，2回目のPCRプライマーをその内側に設計するとなるとさらに短い産物となり，特異性の低下が懸念される．また，標的遺伝子配列のTm値が変わると定量PCRの条件設定も煩雑となるため，十分量が確認されている鋳型での特異的なPCR反応が確認され，且つ150 bp以下と比較的短い産物を増幅するプライマーを，1回目のPCRやRT-PCR

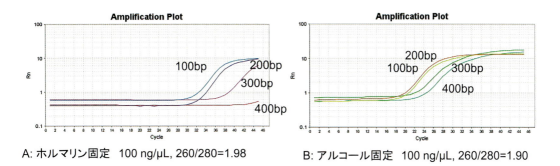

図8　定量RT-PCR法によるLMDサンプルのRNA解析能の確認
内因性コントロールとして長さの異なるβ actin mRNAを対象としたqRT-PCRを行うと，同一の細胞検体であってもAのホルマリン固定サンプルでは300 bp以上の標的配列は検出不良となっており，RNAの分解が認められた．Bのアルコール固定では，若干の品質低下はあるものの400 bpの標的配列も検出され，RNAの分解は比較的少ないと考えられた．C：FFPE肺生検では，RNAの量と質の問題から通常の解析では標的遺伝子配列を検出することが困難となる場合が多いが，snqRT-PCR法では検出感度の向上が期待される．

とその産物を鋳型として用いる2回目のqPCRの両方に使用する．Semi-nested定量RT-PCR（snq RT-PCR）では図8Cのように，通常のqRT-PCRではカットオフされてしまう結果を解析することが可能となるため，微量な肺生検だけではなく，限りある臨床検体を有効に活用できる可能性を報告している[4,14,15]．また，本法は，TaqMan®法にも応用可能である[16]．1回目のPCR，あるいはRT-PCRは蛍光試薬を使わないマスターミックスで増幅反応を行う．この際，プライマーは2回目と同じ（semi-nested）か，あるいは外側に（nested）作製する．TaqMan®プローブを用いることで，特に非特異配列の増幅が懸念されるnested法においても特異性の高い標的遺伝子配列の定量解析が可能となる．

V. LMDサンプルからDNAを解析する際の注意点と対応

DNAはRNAと比較して分解されにくくPCRもかかりやすいため，RNA解析の注意点と対応に準じていれば十分に解析可能である．PALM Micro Beamを用いたドットダイセクション法でLMDを行うのであれば，免疫組織化学を通常に行った標本や各種染色を行った標本のカバーガラスを除いたものをそのまま用いることができる（図9）．

VI. レーザーマイクロダイセクションのポイントのまとめ

我々の解析経験と文献的考察からLMD法を成功させるポイントをまとめた．

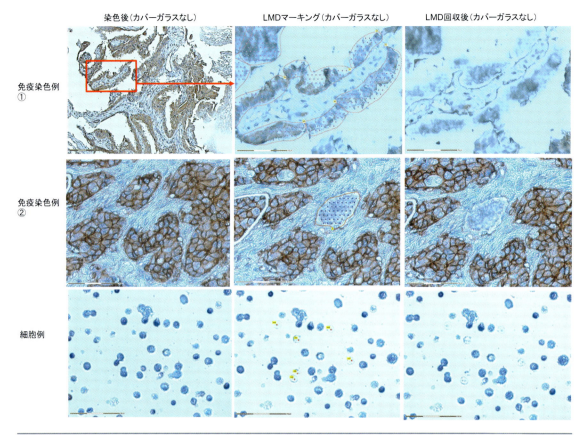

図9　ドットダイセクション法によるLMDの例
PALM MicroBeamでは，FFPEや細胞検体であれば通常の染色標本のカバーガラスを剥がして標的細胞や組織を回収しDNA解析に使用できる．

- 必ず連続切片で鏡顕用のHE染色標本を作製し，組織や細胞の同定を行う．
- 固定のよい，壊死のない細胞や組織を回収する．
- 切片の厚さは8–10 μm程度が推奨される．
- 細胞量が多く比較的面積のあるFFPE切片の場合は4 μm厚程度でもよい．
- 染色操作は少ない方がよく，染色強度は弱めの方がLMDの際に観察し易い．
- 凍結新鮮標本は薄切後なるべく早く固定する．
- 凍結新鮮標本は染色後なるべく早くLMDを完了し，抽出液に入れる．
- FFPE標本は脱パラ，染色後翌日までLMDが可能．
- 回収キャップに組織片や細胞が回収されていることを確認する．
- 回収した組織片や細胞がキャップから抽出液中に移動したことを確認する．
- 200個以下の細胞を回収して解析する場合は，沈殿法での抽出が推奨される．
- 5,000個以上の細胞が回収できれば，各種キットでの核酸抽出が可能．
- 抽出キットを使用する場合もプロテアーゼK処理を十分に行う．
- 抽出時の核酸沈渣を希釈しすぎないようにする．
- cDNA合成の際も反応液量を1/2などにし，濃度を下げないようにする．
- プライマーを設計する際に増幅産物が概ね150 bp以内となるようにする．
- 長さの異なる内因性コントロール遺伝子のRT-PCR，qRT-PCRを行うことでRNAの断片化や，解析での注意点が確認できる．

おわりに

LMD法が開発されてから20余年が経過したが，LMD法のみならず各種アプリケーションの開発は目覚ましい．シングルセルを対象とした網羅的遺伝子解析もすでにチャレンジではなくなってきている．形態と分子を組み合わせる解析方法は様々であるが，自分の眼で観た組織や細胞の遺伝子を網羅的に解析できるところがLMD法の最大の利点である．しかし，このような微量検体からの網羅的遺伝子解析を成功させるためには，解析技術の向上だけではなく，解析の可否に大きく影響する検体側の固定や保存方法の検討による品質向上も求められる．また，当然ながら，どの組織や細胞を解析しているのか，これらを形態学的に適切に同定できる眼が必要である．

本稿は，組織細胞化学2011，組織細胞化学2013，2014，2015，2016，2017に掲載されたものを改訂しています．

また，レーザーマイクロダイセクション法に関しまして長年ご指導いただいた根本則道先生に深謝申し上げます．

文　献

1) Emmert-Buck MR, Bonner RF, Smith PD, et al.: Laser capture microdissection. Science **274**: 998–1001, 1996.
2) 寺島香織，小島清嗣 : Laser capture microdissection. 組織培養工学 **27**: 72–75, 2001.
3) Schutze K, Lahr G: Identification of expressed genes by laser-mediated manipulation of single cells. Nat. Biotechnol. **16**: 737–742, 1998.
4) Nakanishi Y, Shimizu T, Tsujino I, et al.: Semi-nested real-time reverse transcription polymerase chain reaction methods for the successful quantitation of cytokeratin mRNA expression levels for the subtyping of non-small-cell lung carcinoma using paraffin-embedded and microdissected lung biopsy specimens. Acta Histochem. Cytochem. **46**: 85–96, 2013.
5) Becker I, Becker KF, Röhrl MH, et al.: Laser-assisted preparation of single cells from stained histological slides for gene analysis. Histochem. Cell Biol. **108**: 447–451, 1997.
6) Jin L, Majerus J, Oliveira A, et al.: Detection of fusion gene transcripts in fresh-frozen and formalin-fixed paraffin-embedded tissue sections of soft-tissue sarcomas after laser capture microdissection and rt-PCR. Diagn. Mol. Pathol. **12**: 224–230, 2003.
7) Datta S, Malhotra L, Dickerson R, et al.: Laser capture microdissection: Big data from small samples. Histol. Histopathol. **30**: 1255–1269, 2015.
8) Laczmanska I, Sasiadek M, Laczmanski L: The comparison between molecular tumour profiling in microdissected and surgical tissue samples. Anticancer Res. **38**: 1415–1418, 2018.
9) Cronin M, Pho M, Dutta D, et al.: Measurement of gene expression in archival paraffin-embedded tissues. Am. J. Pathol **164**: 35–42, 2004.
10) Ohno C, Nakanishi Y, Honma T, et al.: Significance of system L amino acid transporter 1 (LAT-1) and 4F2 heavy chain (4F2hc) expression in human developing intestines. Acta Histochem. Cytochem. **42**: 73–81, 2009.
11) Mizutani G, Nakanishi Y, Watanabe N, et al.: Expression of somatostatin receptor (SSTR) subtypes (SSTR-1, 2A, 3, 4 and 5) in neuroendocrine tumors using real-time RT-PCR method and immunohistochemistry. Acta Histochem. Cytochem. **45**: 167–176, 2012.
12) Watanabe N, Nakanishi Y, Kinukawa N, et al.: Expressions of somatostatin receptor subtypes (SSTR-1, 2, 3, 4 and 5) in neuroblastic tumors; special reference to clinicopathological correlations with international neuroblastoma pathology classification and outcomes. Acta Histochem. Cytochem. **47**: 219–229, 2014.
13) Alexander AO, Karen WA, Margreet B, et al.: Highly sensitive methods based on seminested real-time reverse transcription-PCR for quantitation of human immunodeficiency virus type 1 unspliced and multiply spliced RNA and proviral DNA. J. Clin. Microbiol. **46**: 2206–2211, 2008.
14) Shimizu T, Nakanishi Y, Nakagawa Y, et al.: Association between expression of thymidylate synthase, dihydrofolate reductase, and glycinamide ribonucleotide formyltransferase and efficacy of pemetrexed in advanced non-small cell lung cancer. Anticancer Res. **32**: 4589–4596, 2012.
15) Iizuka M, Nakanishi Y, Fuchinoue F, et al.: Altered intracellular region of MUC1 and disrupted correlation of polarity-related molecules in breast cancer subtypes. Cancer Sci. **106**: 307–314, 2015.
16) Fuchinoue F, Hirotani Y, Nakanishi Y, et al.: Overexpression of PGC1α and accumulation of p62 in apocrine carcinoma of the breast. Pathol. Int. **65**: 19–26, 2015.

プロトコール1　レーザーマイクロダイセクションの実際（準備）

1. **水**

試薬の調整用だけでなく，塗抹細胞の染色ならびに洗浄などに用いる水もすべてRNase free水を用いる．DEPC処理水やGengard（日本ミリポア）を用いた精製水，市販の精製水などがある．

2. **試薬類**

市販の特級試薬（液体）はRNase freeとしてLMD専用に使用する．その他の調整試薬類はRNase free水で調整し，オートクレーブ滅菌した後，滅菌済みチューブなどに分注し，1回ごとに使いきりを原則として用いる．

3. **スライドガラス**

LMD法では，一般的に専用のメンブレンフィルムを貼付したスライドガラスを用いる．現在はメンブレンフィルムのみの販売が終了しているため，各マイクロダイセクション装置に対応したフィルム貼付スライドガラスを購入する．機器と専用スライドガラスが対応していないとレーザーで切れない場合があるため，注意が必要である．フィルム上にポリエルリジンを塗布して乾燥させておくと，前処理の際に細胞や切片の剥脱をある程度防止できる．しかし，脂肪成分の多い組織など剥がれやすいため，脱パラは慎重に行う．PALM社のLMD装置でLPC-dotを行う場合は，組織標本，細胞標本にかかわらずフィルムは不要で，通常のスライドガラス（ノンコーティング，コーティングいずれも使用可能）の使用が可能である．

4. **器具類およびその他の備品**

染色等に用いるガラス器具類は使い捨てのもの以外は乾熱滅菌（200℃15時間）を行う．ピペット，チップ類はフィルター付を使用する．なお，実験に用いるピペットマン，ピンセット等，実験台などはRNase除去剤や70％エタノールなどで清拭してRNaseフリーの実験環境を整える．実験中は汗や唾液などに含まれるRNaseの混入を防ぐ目的でプラスチック手袋とマスクの着用が推奨される．

5. **固定と染色**

〈凍結組織切片〉

凍結組織切片の場合は必ずフィルム貼付スライドガラスを用いる．薄切直後に100％メタノール固定（数分間）あるいは酢酸エタノール固定を行った後，トルイジンブルー染色やクレシルバイオレット染色などの単染色を行うのが最も核酸へのダメージが少ない．プレパラートは−20℃以下で保管し，なるべく早く使用する．また，固定と染色はLMD直前に行う．

〈パラフィン切片〉

日常の病理組織検体のような10〜20％ホルマリン固定・パラフィン包埋切片も十分にLMDの対象となり得る．フィルム貼付スライドガラス用いる場合，対象となる組織を面としてマイクロダイセクトすることが可能である．面ではなく細片としてであれば，通常のスライドガラスに貼付した切片や，過去に作製した染色標本から標的細胞のLPC-dot法によるマイクロダイセクションを行うことも可能である．脱パラフィン（図10）は，メンブレンフィルム上の切片を適量のキシレンで覆い10分間置いた後，ピペットチューブで切片を傷つけないよう丁寧にキシレンを除去する．100％エタノールで再度切片を覆い，ピペットチューブで除去した後，切片を乾燥させる．染色は，トルイジンブルー染色が迅速性に優れるが，ヘマトキシリン・エオジン染色でも可能であり，後者は標的細胞集塊を確認しやすい．

①フィルム貼付スライドガラスに組織切片をマウントする．

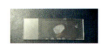

フィルムにポリエルリジンを塗布しておくと切片が剥がれにくい．

②脱パラフィン　キシレン　→　100％エタノール　→　乾燥

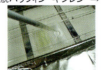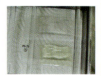

③染色　トルイジンブルー　→　水洗　→　乾燥

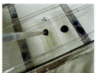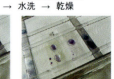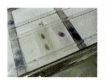

図10　LMD用プレパラートの作製
切片の剥がれ，コンタミネーションを防止するため，スライドガラスを1枚ずつ静置して脱パラフィンと染色を行う．

プロトコル2　レーザーマイクロダイセクションの実際（操作時）

1. 凍結組織標本の場合
凍結組織の場合は必ずフィルム貼付スライドガラスを用いる．
❶ −80℃保存の場合は−30℃に一昼夜置いたのち，各種クライオトームを用いて8〜10 μmの切片を作製し，ただちに専用フィルム付きスライドガラスに貼付する（スライドガラスもクライオトーム内に置いて冷やしておく）．
❷ すぐに使用する場合は100%メタノールあるいは酢酸エタノールに浸漬し固定する（数分間）．
❸ 軽く水洗後，トルイジンブルー染色やクレシルバイオレット染色などを行う．
❹ 乾燥後，標本作製当日中にLMDを行う．

2. パラフィン包埋標本の場合
通常はフィルム貼付スライドガラスを用いるが，PALM社のLMDシステムを使用する場合はフィルム無しのスライドガラスも使用できる．
❶ 8〜10 μmの切片（ただし，大切片で細胞量が多い場合は4 μm程度でも可能）を作製してスライドガラスに貼付し，60℃（RNA用には37℃）一晩静置する．
❷ プレパラートを静置してキシレンで切片を10分間覆う．冬季はプレパラートを少し加温してから行うとパラフィンが残りにくい．キシレンをピペットで除去した後，100%エタノールで切片を覆いすぐにピペットで除去する．その後，再度100%エタノールで覆い1分間程度置いた後ピペットで除去して乾燥させる（図10）．
❸ トルイジンブルー染色，あるいはHE染色などを適宜行い乾燥させる．
❹ 標本作製から翌日までLMDでの回収が可能．

プロトコル3　LMDサンプルからのRNA抽出とcDNA合成

解析対象となる組織や細胞が十分量あり，標的組織切片や細胞を5,000個以上回収できるような場合は，精製度の高い各種の核酸抽出キットが使用可能である．ここでは，200個以下の細胞数で解析を試みる場合の，沈殿法による核酸抽出法を紹介する．

1. 新鮮検体（細胞標本，凍結組織標本）の場合
❶ 1サンプルにつき，RNA抽出液[注1)] 200 μlに対して1.5 μlの2-メルカプトエタノールを加えて攪拌したものを氷中に準備する．
❷ PALM社のLMDの場合はステージ上に標本をセットし，1.5 mlエッペンドルフチューブのキャップにミネラルオイルを適量充填してセットする．
❸ モニターで組織あるいは細胞像を確認しながら標的細胞をマイクロダイセクトし，キャップ内に回収していく．集塊の場合には輪郭をフィルムごとレーザーで切削し，再度中央にレーザーを当ててキャップ内に回収する（III. 参照）．キャップにミネラルオイルを充填させた場合は回収された細胞の観察および撮影も可能．

> 注　1) RNA抽出液：RNase free水にguanidinum thiocyanate 11.825 g，Sodium N-lauroyl sarcosinate 0.125 gを加えて65℃で溶解後，1 M sodium citrate 625 μlを加え，RNase free水で全量25 mlとする．

〈RNA抽出〉
❹ キャップに標的細胞が回収されたチューブを機器から外して❶で氷中に準備しておいた抽出液を入れて確実に閉める．キャップを下にしてvoltexを使用し，十分攪拌する．
❺ 2 M酢酸ナトリウム溶液20 μl，クエン酸飽和フェノール（pH 4.0）220 μl，クロロホルム-イソアミルアルコール（24：1）60 μlを加えて攪拌（voltex）し氷中に静置する．
❻ 4℃で15〜30分間遠心し，上部の液層を新しい1.5 mlチューブに移す（回転数は10,000〜16,000 rpm）．
❼ グリコーゲン1〜2 μl，イソプロパノール200 μlを加えて転倒混和後−80℃に30分以上静置する（数日間でも可）．

> 注　グリコーゲンなどの共沈剤は，添加した方が回収が容易になる．

❽ 4℃で30分間遠心し，上清を除去する（回転数：10,000〜16,000 rpm）．
❾ 70％エタノールを200 μl加えてただちに遠心（4℃，10,000〜16,000 rpm，5分以内）する．長時間放置しない．
❿ 上清除去後，蓋を開けたまま氷中で乾燥させる（約30分間）．
⓫ 5〜10 μlのRNase free水に溶解させ，使用まで−80℃で保存する．
（まずは5 μlで溶解して濃度を確認するのが無難）
⓬ cDNA合成キットも各種あるが，より少ない細胞数でRNA抽出とcDNA合成を行う場合は，1/2量のプロトコールで行うなど，濃度を下げないような配慮が必要である．

2．パラフィン包埋標本の場合

　新鮮検体（細胞標本，凍結組織標本）の場合とRNA抽出液が異なるので注意する．室温で管理したRNA抽出液[注2)]を用いて上記と同様にLMD〜RNA抽出を行う．上記の❹でFFPE用のRNA抽出液にプロテアーゼK 5 μlを加えて，キャップを下にして攪拌した後55℃で1昼夜インキュベートする．翌日再度プロテアーゼK 5 μlを加えて攪拌するが，バイオマッシャーなどを使用して破砕するとプロテアーゼK処理時間が短縮する．その後，❺以降の作業を行う．❻までは室温で作業を行う．

> 注　2) RNA抽出液：1サンプルにつき200 μl中，2％ SDS，0.1 mM EDTA，10 mM Tris-HCl）を含む．必ず室温で保管．

プロトコール4　LMDサンプルからのDNA抽出

DNA抽出液[注3)]を使用する以外はLMDによるサンプルの回収はRNA抽出の場合と同様である．

> 注　3) DNA抽出液：SDS 0.125 gをRNase free水13 mlで完全に溶解させる（60℃中で）．0.5 M Tris-HCl（pH 8.0）0.5 ml，0.5 M EDTA（pH 8.0）1.25 ml，1 M NaCl 2.5 mlを添加し，RNase free水で全量25 mlとする．室温保存．

〈DNA抽出〉
❶ LMD法でキャップに標的細胞を回収したチューブにDNA抽出液200 μlとプロテアーゼK 5 μlを分注し，キャップを閉めて攪拌後55℃でインキュベートする（新鮮検体であれば30分間，パラフィン検体の場合は1昼夜後再度プロテアーゼK 5 μlを添加してさらにインキュベートする）．
❷ 中性飽和フェノール100 μl，クロロホルム−イソアミルアルコール（24：1）100 μlを添加して攪拌後遠心する（室温，10,000〜15,000 rpm，5分間）．
❸ 上部の液層を新しい1.5 mlエッペンドルフチューブに移し，回収された液層に対して1/2量の7.5 M酢酸アンモニウム，2倍量の100％エタノール，1〜2 μlグリコーゲンを加えて転倒混和し，−20℃で30分以上静置する．
❹ 4℃，10,000〜15,000 rpmで30分間遠心し，上清除去後乾燥させる．
❺ 5〜10 μlのTE bufferで溶解する．

〈既染色標本からのLMDを行うための細胞転写法〉
❶ 既染色標本をキシレンに浸漬し，60℃の恒温槽中でカバーガラスを除去する．標本の保存期間に応じて数時間から数日間を要する（PALM社のLPC-dot法であればカバーガラスを除去してすぐにLMDに使用可能）．
❷ カバーガラス除去後，細胞塗抹面に新たに封入剤を均等に塗布し37℃で一晩放置後乾燥させる．
❸ 50℃の温浴槽に10〜30分間浸漬して封入剤を軟化させ，水分を除去した後ピンセットを用いて徐々に剥がす．
❹ 細胞が転写された軟化した封入剤をフィルム付きスライドガラスに乗せ，細胞面を密着させ，伸展器上に静置して30〜60分間乾燥させる．
❺ さらに60℃で30分間乾燥させる．
❻ スライドガラスをキシレンに浸漬し，封入剤を除去した後，アルコール系列に通し，転写された細胞を親水化する．
❼ 必要に応じて再度染色し，室温で乾燥させる．

CRISPR/Cas9 を用いた培養細胞と動物個体でのゲノム編集

堀江　恭二

Key words : CRISPR, Cas9, guide RNA, sgRNA, crRNA, tracrRNA, PAM, GONAD, TALEN, Cpf1, ゲノム編集（genome editing）, PAM 配列（PAM sequence）, GONAD 法（Genome-editing via Oviductal Nucleic Acids Delivery system）, エレクトロポレーション（electroporation）, 変異マウス（mutant mouse）, オフターゲット（off-target）, ノックイン（knock-in）

はじめに

　ゲノム編集とは，ゲノム上の特定の塩基配列を認識する蛋白を用いて，ゲノムを自在に改変する技術である．特定の塩基配列を認識する蛋白として最初に開発されたのはzinc finger nucleaseであり，これによりゲノム編集技術の基盤が形成された．その後，TALEN, CRISPR/Cas9といった，新たなシステムが開発されたが，とりわけ，CRISPR/Cas9は，その簡便さから，ゲノム編集の応用性を飛躍的に高めた．

　ゲノム編集技術の進展は，日進月歩の状況にあり，現時点での標準的な実験プロトコールが，数ヶ月後には新たなプロトコールに置きかわることも稀ではない．また，応用性が広いために，行いたい実験内容も研究者によって多岐に渡ると思われる．そこで，本稿では，CRISPR/Cas9によるゲノム編集技術を概説したのちに，ゲノム編集全般に有用な基本技術として，guide RNAの発現ベクターの構築と培養細胞でのゲノム編集について詳述し，それを踏まえた上で，変異マウスの作製を含む各応用について，実践的な観点から説明する．

I. CRISPR/Cas9 システムについて

　CRISPRシステムとは，細菌がファージなどの外来性塩基配列を，ヌクレアーゼを用いて排除する機構である．ヌクレアーゼには，細菌によって様々な種類があるが，現時点で最も汎用されているのは *Streptococcus pyogenes*（化膿連鎖球菌）に由来するCas9である．Cas9以外のヌクレアーゼも報告されているが，Cas9に習熟すれば，その他のヌクレアーゼも取り入れやすくなるので，本稿ではCas9を中心に説明する．

　図1に，Cas9による標的配列の認識様式を示す．Cas9は，crRNA, tracrRNAと複合体を形成し，crRNAがゲノムDNAの20塩基の配列と相補的に結合することで，Cas9が標的部位へリクルートされ，ゲノムDNAを切断する（図1A）．crRNAに対応するゲノム配列の3′側には，5′-NGG-3′の配列がある．この配列はPAM配列と呼ばれ，Cas9の作用に必須である．crRNAとtracrRNAは相補的な塩基により結合しており，この複合体をguide RNA（gRNA）と呼ぶ．よって，gRNAを発現させるには，原理的にはcrRNAとtracrRNAの2つの発現ユニットが必要になる．そこで，crRNAとtracrRNAがRNAのヘアピンループで連結されて一本鎖になったsingle stranded guide RNA（sgRNA）が開発され，ベクターによるgRNAの発現実験では汎用されている（図1B）．

　図2に，CRISPR/Cas9によるゲノム改変の概要を示す．Cas9/gRNAの複合体により標的配列に二重鎖切断を導入すると，細胞は，non-homologous end joining（NHEJ）と，homologous recombination（HR）のいずれかの経路で修復しようとする．ここで，

奈良県立医科大学医学部第2生理学講座

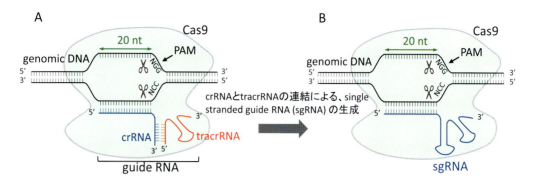

図1 Cas9/guide RNAと標的DNAの複合体の構造と，crRNA，tracrRNA，single stranded guide RNAの関係
自然界では，guide RNAは，(A) のようにcrRNAとtracrRNAの複合体として存在する．(B) のsingle stranded guide RNA (sgRNA) は，crRNAとtracrRNAが人工的に連結されたものである．guide RNAをベクターにより発現させる際には (B) のsgRNAを用いることが一般的だが，guide RNAを化学合成する際は，(A) のcrRNAとtracrRNAに分けることが多い．tracrRNAは異なるguide RNAでも共通であり，標的ごとに合成を要するのはcrRNAのみである．

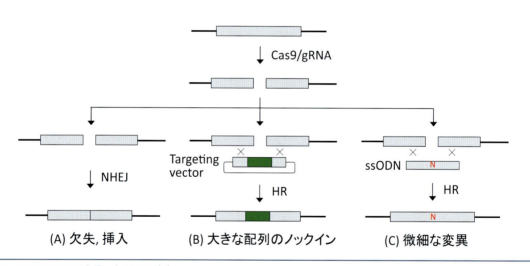

図2 CRISPR/Cas9を用いたゲノム改変
CRISPR/Cas9で導入された二重鎖切断は，鋳型を用いないnon-homologous end joining (NHEJ) (A) か，鋳型とのhomologous recombination (HR) (B, C) のいずれかにより修復される．(B) のtargeting vectorでは，ノックインしたい配列の両側に，0.5〜1-kb程度の相同配列を配置する．(C) の一本鎖オリゴ (ssODN, single stranded oligodeoxynucleotide) では，導入したい変異の両側に，60-base程度の相同配列を配置する．(B)，(C) においては，組換え後のゲノムがCas9で切断されないように，PAM配列やgRNAの標的配列が組換え後にゲノムに存在しないようにデザインする．

図2B，Cに示すように，標的領域に相同な配列を，ベクターやオリゴといった形で外部から供給すると，その配列を鋳型としてHRが起きる際に，人的な変異を導入できる．一方，相同配列を供給しない場合は，NHEJによって修復される．NHEJに伴って接続部位に塩基の欠失や挿入が生じ (図2A)，これを利用して遺伝子機能を破壊できる．

II. CRISPR/Cas9による培養細胞でのゲノム編集

培養細胞でCRISPR/Cas9を用いるには，発現ベクターをトランスフェクトしてCas9とsgRNAを発現させる方法と，試験管内で調製したCas9蛋白/guide

CRISPR/Cas9を用いた培養細胞と動物個体でのゲノム編集　221

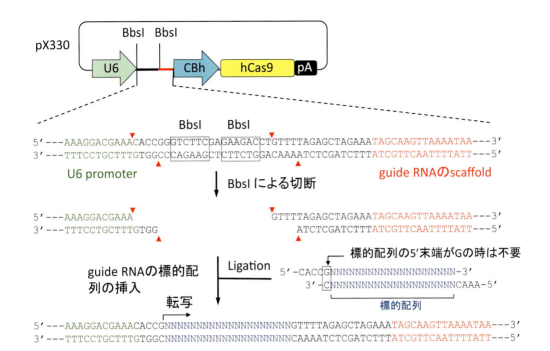

図3　Cas9/guide RNA発現ベクターの構築
guide RNAの標的配列を含むオリゴを，センス鎖とアンチセンス鎖の各々について合成する．これらをアニーリングさせ，pX330のBbsIサイトへクローニングする．guide RNAの末端部がBbsI切断後の突出末端に相補的になるようにオリゴを設計する．U6プロモーターによる転写はGから始まるので，20塩基の標的配列の5'末端がGでない時は，5'末端へGを付加する（図では付加したものを記載）．PAM配列をクローニングしないように注意する．CBh, CBhプロモーター; hCas9, human codon optimized Cas9遺伝子.

RNAの複合体（Ribonucleoprotein, RNP）をトランスフェクトする方法がある．後者のRNPのトランスフェクションは，前者のベクターのトランスフェクションと比べて，ゲノム切断効率が高く，かつ，オフターゲット効果（標的部位以外の配列の切断）が少ないと言われている[1]．Cas9蛋白は市販されており，guide RNAも人工合成が可能なので，経費はかかるものの，ベクター構築が不要な分だけ簡便である．しかし，ベクターを用いた実験は，CRISPR/Cas9をさらに応用して，エピゲノムの修飾を誘導したり，ゲノムの特定領域を可視化したり，guide RNAのライブラリやウイルスベクターを構築する際に必要となり，汎用性が高い．よって，本稿では以下，発現ベクターを用いた方法について，詳述する．

1. Cas9/gRNA発現ベクターの構築方法

1) 発現ベクターの構造の概要
　Cas9/gRNAの発現ベクターには，様々なものが報告されているが，最も広く用いられているのは，米国MITのZhang博士が開発したpX330であろう（図3）．このベクターでは，様々な細胞で活性が高いCBhプロモーターによって，コドンをヒト化したCas9（hCas9, human codon optimized Cas9）が発現され，同時に，ヒトU6プロモーターによりsgRNAが転写される．U6プロモーターの直下にあるBbsI制限酵素サイトを用いることで，sgRNAの配列を有する合成オリゴを効率的にクローニングできる．

2) gRNA領域の合成オリゴの設計
　Cas9の認識に必須の塩基配列は，gRNAの3'側のPAM配列の5'-NGG-3'である．PAM配列の直上の20塩基を，guide RNA配列として用いる（図1A, 3）．その際，以下の点に注意を払う．

①Tが4つ以上連続すると，U6プロモーターからの転写が停止するため，避けるべきである．

②標的配列以外のゲノム領域との相同性を調べ，類似配列（オフターゲット）が存在しないものを選ぶ．

③U6プロモーターからの転写は，Gの塩基から開始

するので，guide RNA配列の5′末端がGでない場合は，Gを付加する（図3）．この結果，guide RNAと標的DNAには1塩基のミスマッチが存在することになるが，Cas9による切断効率には影響しない．

上記のguide RNAの設計の助けとして，様々なオンラインツールが報告されている．それぞれ特徴があるが，広く用いられているものとしては，米国MITのZhang博士らにより開発されたCIRSPR design tool（http://crispr.mit.edu）や，ライフサイエンス統合データベースセンターの内藤氏らによるCRISPR-direct（https://crispr.dbcls.jp）が挙げられる．オフターゲットの検索については，COSMID（https://crispr.bme.gatech.edu）やCROP-IT（http://cheetah.bioch.virginia.edu/AdliLab/CROP-IT/homepage.html）といった，オフターゲットに特化した精度の高いプログラムが，新たに報告されてきている．オフターゲットは，実験結果を解釈する上で常に考慮せねばならない．実験開始後の長い工程を考えれば，guide RNAの設計の段階で極力問題を回避できるように，オンラインツールでオフターゲットを検索することは有用であろう．

上記の点に注意を払った上で，オリゴを合成する．pX330のクローニングサイトとして用いるBbsIは，認識配列の外側を切断するため，切断後にはBbsIサイトが除去され，突出末端になる（図3）．この突出末端に，アニーリング後のオリゴの末端分が相補的になるように，オリゴをデザインする．図3の青字の部分が20塩基のguide RNA配列である．PAM配列をguide RNA内に含めないように注意する．

3）pX330へのオリゴのクローニング

（i）合成したオリゴを，以下のように調製する．

センス鎖オリゴ（100 μM）	1 μL
アンチセンス鎖オリゴ（100 μM）	1 μL
10×T4 ligation buffer	1 μL
T4 polynucleotide kinase	1 μL
水	6 μL
	10 μL

（ii）37℃，30分→95℃，5分→25℃まで5℃/minで徐々に温度を下げる．これにより，オリゴがリン酸化され，かつ，アニールして二本鎖になる．

（iii）pX330をBbsIで切断し，アガロースゲルに泳動後，切り出して精製する．

（iv）（ii）でアニーリングしたオリゴを200倍希釈し，その2 μLを，（iii）で得たDNA断片100 ngとligationする．

（v）大腸菌へ形質転換し，アンピシリンプレートへ播種して，一晩，培養する．大腸菌は，一般的なクローニングに使用されているもので良い（DH5αなど）．

（vi）コロニーをLBでカルチャーし，プラスミドを抽出する．クローニングしたguide RNA領域の配列を，シーケンシングして確認する．我々の経験では，クローニングの効率は極めて高い．

4）動物細胞へのトランスフェクション

オリゴをクローニングしたpX330を培養細胞へ導入する．リポフェクションやエレクトロポレーションといった，一般的なトランスフェクション法で良く，対象とする細胞において最もトランスフェクションの効率が高い方法を用いる．従来の遺伝子ターゲティング法と比べて，CRISPR/Cas9による変異導入効率は極めて高いので，トランスフェクションの効率が高い細胞であれば，小規模のトランスフェクションで十分である．我々は，マウスES細胞のゲノム編集に際してはTransFast（Promega社）を用いているが，1回のトランスフェクションあたりの細胞数は$2.5×10^5$であり，導入するDNAの総量は2.5 μgである．この程度のDNA量であれば，miniprepで十分な収量を得られるので，キアゲン社のminiprep用カラムで精製したものを，そのままトランスフェクションに用いている．

トランスフェクションに際して，targeting vectorや一本鎖のオリゴを導入すると，図2B, Cの様式で，相同組み換えによるノックイン実験が可能になる．ノックイン用のtargeting vectorの相同領域の長さは，通常のgene targetingで必要な長さよりも遥かに短く，0.5〜1-kbで良い．一本鎖のオリゴを用いる場合は，導入目的の変異の両側に，60塩基程度の相同領域を配置する．

5）Positive controlについて

はじめてゲノム編集を試みる際には，Cas9/gRNAの活性を検出できるpositive controlのベクターを併用することを推奨する．大阪大学の伊川氏らは，

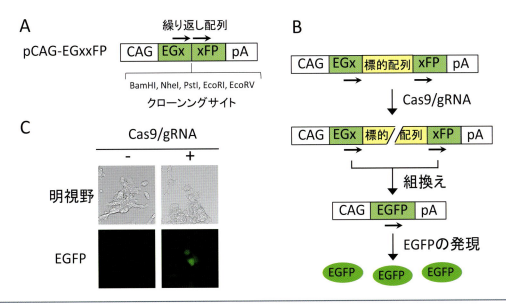

図4 EGFPの発現レポーターを用いた標的部位切断効率の評価
（A）レポーターベクターの構造．EGFP配列がクローニングサイトで分断され，かつ，その両側に，EGFPの繰り返し配列が存在する．（B）Cas9/gRNAによる標的配列の切断と，繰り返し配列間での組換えによるEGFPの再構成．（C）実際のトランスフェクションの結果．Cas9/gRNA発現ベクターの導入時に，EGFPの蛍光を検出できた．
文献2をもとに作成．

ゲノム編集の効果をGFPの蛍光で確認できるレポーターベクターを開発している[2]．このベクター（pCAG-EGxxFP）（図4A）では，EGFPがクローニング用の制限酵素サイトで分断され，かつ，その両側に約500-bpの重複するEGFP配列が配置されている．制限酵素サイトへgRNAの標的配列を含むDNA断片をクローニングし，Cas9とgRNAの発現ベクターと共にトランスフェクトすると，標的配列がCas9/gRNAで切断されることで，EGFPの相同配列間での組換えが誘発され，GFPの蛍光が検出される（図4B, C）．マウスCetn1遺伝子の標的配列をクローニングしたレポーターベクターと，その標的配列に対するgRNAをpX330へクローニングしたベクターがAddgeneから入手可能であり（Addgene Plasmid #50716–#50718），実験条件の設定に極めて有用である．

上記レポーターベクターのクローニングサイト（図4A）へ，自分が標的とする配列をクローニングすれば，デザインしたgRNAの活性を評価するためのレポーターとして用いることができる．標的配列に複数のgRNAが含まれるようにすれば，切断効率を比較でき，最も切断効率の高いgRNAの特定に役立つ．ゲノムはクロマチン構造を取っているので，プラスミドの切断効率とどの程度相関するのかが気になるところではあるが，実際には，スクリーニングとして十分に機能していることが報告されている[2]．

我々の経験では，前述のWebツールでgRNAを設計した際には，多くの場合，切断活性を検出できている．ただし，切断活性の違いは存在する．テストするgRNAの数は，3〜4個程度が適切であろう．

6）変異体のスクリーニング

変異導入部位の両側にプライマーを設定し，PCRを行う．図2Bのようにある程度の大きさの配列がノックインされている場合は，PCRで増幅したバンドのサイズで変異体を特定できる．図2AのNHEJにおいては，修復時の欠失，挿入が数塩基に留まることが多いので，通常の電気泳動では判別できない場合が多い．島津製作所のマイクロチップ電気泳動装置MultiNAのように，微細なバンドの大きさも区別できる装置があれば有用であるが，所有していない研究機関も多いと思われる．PCR産物をdenature後に徐々に冷却させて，配列の異なるDNA間でheteroduplexを形成させ，heteroduplex部位を認識する酵素で切断する方法もある（例：Surveyor Mutation Detection Kits, Integrated DNA Technologies）．こ

の方法ならば，通常のアガロースゲルで検出可能であるが，若干の手間と，試薬の経費を要す．そこで我々は，高濃度で使用可能なアガロース（例：ThermoFisher, UltraPure Agarose-1000）で4％のゲルを作製して解像度を高めている．マイクロチップ電気泳動装置には及ばないが，実用的にはスクリーニングに用いることは可能である．最終的には，シーケンシングで変異を特定する．

7）変異導入効率を高めるための細胞選択

　ゲノム編集の効率は，トランスフェクションの効率に大きく依存する．そこで，pX330とともに，薬剤耐性遺伝子やGFPなどの蛍光蛋白を発現させ，薬剤耐性を獲得した細胞を選択したり，GFP強陽性細胞をcell sorterで単離したりすることが有効である．用いる薬剤としては，puromycinは選択にかかる時間が短いため，有用性が高い．これらのマーカー遺伝子は，pX330ベクターの中に組み込む必要はない．むしろ少量をpX330とともにトランスフェクトする方が，Cas9やsgRNAが高発現した細胞を選択しやすいという利点もある．我々は，マウスES細胞でのゲノム編集においては，puromycin耐性遺伝子やGFPの発現ベクターを，pX330ベクターの1/10～1/5程度の量加えている．トランスフェクションの24時間後から72時間までの間に一過性にpuromycin選択を行い，さらに効率を高める必要がある際には，puromycin選択に加えて，トランスフェクションの96時間後にGFP高発現細胞をcell sorterで分離している．この手法により，2-Mbのゲノム領域の欠失にも成功している．

8）その他の留意点

　変異の導入や検出のための実験デザインは，ゲノム配列が既知であることが前提である．しかし，必ずしも，その要件が満たされない場合もある．例えば，マウスを対象とする場合，C57BL/6であれば，極めて精度の高いゲノム情報が存在するものの，他系統のマウスでは，ゲノムの領域によっては詳細な配列情報が不明である．このような場合，対象とするゲノム配列が想定と異なる可能性を，常に念頭に置く必要がある．例えば，gRNAを設定した領域にSNPが存在すれば切断効率が低下するし，変異をスクリーニングするためのPCR増幅部位にアレル間の配列の違いが存在すれば，前述のSurveyor Mutation Detection Kitsを用いた際に，変異が導入されなくてもheteroduplexが形成されてしまう．このような想定外の結果が出た際には，変異導入前のゲノム領域をシーケンスすることが有効であろう．

III．変異マウスの作製

1．マイクロインジェクション法

　変異マウスを作製するために最も汎用されているのは，マイクロインジェクション法である．上記の培養細胞のゲノム編集で使用したベクターや，Cas9蛋白とgRNAの複合体を，顕微鏡下で受精卵へ注入する．最近は，Cas9蛋白とgRNAの複合体の導入により，極めて効率的なゲノム改変が可能との報告が相次いでいる．その際には，人工的な構築のsgRNAでよりも，自然界の本来の構築であるcrRNAとtracrRNAの複合体を調製する方が切断効率が高いとの報告がある[3]．

2．受精卵のエレクトロポレーション

　マイクロインジェクションは，従来から存在する方法として確立されているが，その一方で，高価な機器と，インジェクションのための熟練を要す．この問題を解消するために，受精卵へのエレクトロポレーションによるゲノム編集法が開発された[4]．エレクトロポレーションは，電気的な刺激により細胞に微細な穴をあけ，DNA, RNA, 蛋白などを細胞内へ導入する方法である．マイクロインジェクションに比べて操作が簡便であることに加えて，受精卵へのダメージが少ないことも利点である．

　エレクトロポレーションの興味深い応用例として，コンディショナルノックアウト用のloxP配列の導入実験を挙げる．loxP配列をエクソン両側へ導入する場合，エクソンの両側をCas9で同時に切断して，各々へloxP配列をノックインしようとすると，エクソン両側の切断部位でNHEJが生じ，高率にエクソンの欠失が生じてしまう．この問題を回避するには，loxP配列のノックインを，時間差を置いて2回に分けて行えば良いということになるが，マイクロインジェクション法では，受精卵へのダメージが大きい．これに対して，エレクトロポレーション法では受精卵へのダメージが少ないために，2回に分け

てのゲノム編集でも胎児の成長への影響が少なく，エクソンの上流・下流の両側へloxPが挿入された個体を高率に得られることが報告された[5]．

3．GONAD法

上記のゲノム編集法では，妊娠マウスから受精卵を採取し，ゲノム編集の操作を行ったのちに，偽妊娠マウスの卵管へ移植するという過程を要す．この工程は，熟練した技術が必要なため，遺伝子改変マウスを作製するための障壁となっていた．これに対し，東海大学の大塚氏らは，交配後の雌マウスの卵管内へCas9 mRNAとgRNAを注入し，卵管外からエレクトロポレーションを適用することで受精卵へCas9 mRNA/gRNAを導入してゲノム編集を行う方法を開発した（GONAD法：Genome-editing via Oviductal Nucleic Acids Delivery system）[6]（図5）．

当初の報告で達成されたのは，NHEJによる微細な遺伝子変異であったが，さらに最近，同研究グループは，種々のパラメーターを最適化して変異導入効率を高めたiGONAD法を報告した[7]．iGONAD法では，蛍光蛋白のノックインやキロベースサイズの欠失導入なども可能になっている．熟練した技術を持たずとも遺伝子改変マウスを作製する道が開け，高い将来性が期待される．

IV．その他の応用例

Cas9蛋白へ変異を導入することで，切断活性は無いものの，gRNAによりゲノムの特定部位へのリクルートが可能なCas9蛋白を作製できる．このCas9蛋白（dCas9）に対して，なんらかの活性を有すドメインを融合すると，ゲノムの特定部位で，そのドメ

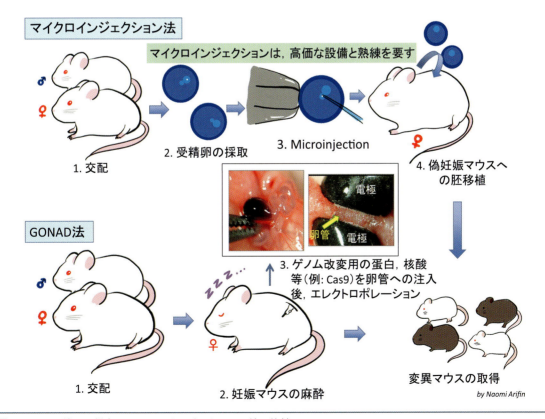

図5　GONAD法と，従来のマイクロインジェクション法の比較
　GONAD法では，高価な設備が不要であり，胚操作に熟練する必要もないため，小規模の研究室でも変異マウスの作製が可能になる．

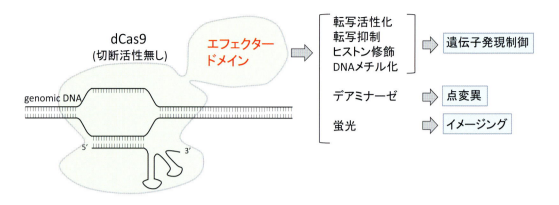

図6 切断活性の無いCas9変異体と種々のエフェクタードメインとの融合蛋白を用いた応用例

表1 CRISPRシステムで用いられるヌクレアーゼ

名称	由来となる生物種	PAM配列	guide RNAに対するPAM配列の位置	特徴
SpCas9	*Streptococcus pyrogens*	5′-NGG-3′	3′側	初期に開発され，最も広く用いられている．
SaCas9	*Staphylococcus aureus*	5′-NNGRR(T)-3′ [注1]	3′側	小型．AAVで利用可能．
AsCpf1	*Acidaminococcus sp. BV3L6*	5′-TTTV-3′ [注2]	5′側	tracrRNAが不要．PAM配列はTリッチで5′側．突出末端を産生．
LbCpf1	*Lachnospiraceae bacterium ND2006*	5′-TTTV-3′ [注2]	5′側	tracrRNAが不要．PAM配列はTリッチで5′側．突出末端を産生．

注1）Rは，AまたはG．
注2）Vは，A，G，Cのいずれか．

インの機能を発揮させることができる（図6）．次項で述べるAddgene社のWebサイトでは，これらの融合蛋白に関する情報が得られるとともに，プラスミドの入手を迅速に行える体制にある．

*In vivo*での遺伝子改変や遺伝子治療の観点から，adeno-associated virus（AAV）でCRISPR/Cas9を利用しようとの試みもある．その場合，これまで述べてきた*Streptococcus pyrogens*（化膿連鎖球菌）由来のCas9（表1，SpCas9）は，遺伝子サイズが大きいために，AAVへは適用しにくい．これに対して，*Staphylococcus aureus*由来のCas9（表1，SaCas9）は，より小型なため，AAVへも搭載可能である．PAM配列がguide RNAの5′側に位置し，tracrRNAが不要で，ゲノムの断端が突出末端になるCpf1も報告されており（表1），今後，Cas9とは異なる応用性が期待される．

V．Addgene社について

日進月歩のゲノム編集技術を研究へ取り入れるためには，様々なゲノム編集ツールを迅速かつ安価に入手する必要があるが，多くのツールはAddgene社（https://www.addgene.org/）から入手可能である．Addgene社は非営利組織であるため，研究者に入手しやすい価格が設定されており，代理店を介さずに直接購入する場合は，多くのプラスミドは米ドルで65ドル（輸送量別）であり，全ゲノムを網羅したguide RNAライブラリでさえ500ドルである．Addgene社は，CRISPR関連のツールについては，特に力を入れており，新しい情報や実験プロトコールもWeb上で掲載している（https://www.addgene.org/crispr/）．それらの情報が，配布可能なツールとリンクする形で提供されているので，実際に実験を行う上で参考

になるところが大きい．Webサイトを閲覧する過程で，実地に役立つ実験ツールが見つかることも多いので，是非とも参照されたい．ただし，ほとんどのプラスミドは，大腸菌へ導入された形で搬送されてくるため，遺伝子組換え生物として扱わねばならない．購入前に，所属研究機関で遺伝子組換え実験のための手続きを終えていなければ，納品された時点で，カルタヘナ法に抵触することになりかねないので，その点には十分な注意を払うことが重要である．

文　献

1) Kim S, Kim D, Cho SW, et al.: Highly efficient RNA-guided genome editing in human cells via delivery of purified Cas9 ribonucleoproteins. Genome Res. **24**: 1012–1019, 2014.
2) Mashiko D, Fujihara Y, Satouh Y, et al.: Generation of mutant mice by pronuclear injection of circular plasmid expressing Cas9 and single guided RNA. Sci. Rep. **3**: 3355, 2013.
3) Aida T, Chiyo K, Usami T, et al.: Cloning-free CRISPR/Cas system facilitates functional cassette knock-in in mice. Genome Biol. **16**: 87, 2015.
4) Kaneko T, Mashimo T: Simple genome editing of rodent intact embryos by electroporation. PLoS One. **10**: e0142755, 2015.
5) Horii T, Morita S, Kimura M, et al.:Efficient generation of conditional knockout mice via sequential introduction of lox sites. Sci. Rep. **7**: 7891, 2017.
6) Takahashi G, Gurumurthy CB, Wada K, et al.: GONAD: Genome-editing via Oviductal Nucleic Acids Delivery system: a novel microinjection independent genome engineering method in mice. Sci. Rep. **5**: 11406, 2015.
7) Ohtsuka M, Sato M, Miura H, et al.: i-GONAD: a robust method for in situ germline genome engineering using CRISPR nucleases. Genome Biol. **19**: 25, 2018.

キーワード

【あ 行】

一次抗体	61
イムノブロッティング	159
ウェスタンブロッティング	159
液状化細胞診	175
エタノール	17
エレクトロポレーション	219
オフターゲット	219

【か 行】

開口数	79
界面活性剤	195
化学固定	17
化学発光	185
架橋剤	17
画素	109
画像解析	109
画像処理	109
加熱処理	47
灌流固定	17
逆転写反応	175
共焦点顕微鏡	79
金コロイド	91
銀増感	91
空間分解能	79
屈折率	195
グリセリン	33
グルタルアルデヒド	17
蛍光	79
蛍光顕微鏡	61, 91
蛍光抗体法	61
蛍光色素	61
蛍光標識法	1
ケーラー照明	79
血清調整法	121
ゲノム編集	219
検量線	175
光学顕微鏡	79
光学顕微鏡観察	195
抗原	1
抗原賦活化	47
抗原抗体反応	1, 47

光顕－電顕相関観察法	91
合成オリゴ DNA プローブ	135, 147
合成ペプチド	121
構造保持能力	195
酵素抗体法	47, 91
酵素標識法	1
抗体	1
抗体精製法	121
固定	17

【さ 行】

三次元構造解析	195
自家蛍光	61
ジゴキシゲニン	135, 147
自動処理	109
収差	79
ショ糖	33
神経活動	185
浸漬固定	17
親和性	1
生細胞イメージング	185
生体内凍結技法	33
絶対定量	175
相対定量	175
組織透明化	195

【た 行】

対照実験	135
大腸菌融合蛋白	121
多重染色	61
脱灰	47
脱水	33
蛋白分解酵素処理	47
チミン二量体	135, 147
定量 reverse transcribed-polymerase chain reaction	207
定量化	109
デジタル画像	109
電気泳動	159
電子顕微鏡観察	195
凍結固定	33
凍結切片	33, 61

凍結置換固定	33	ポリクローナル抗体	1, 121
凍結超薄切片法（徳安法）	91	ポリマー法	47
動物組織	61	ホルマリン固定パラフィン包埋	175
動物免疫法	121	ホルマリン固定パラフィン包埋標本	207
透明化能力	195	ホルムアルデヒド	17
特異性	1, 47		
特異性検定	121	【ま 行】	
トラブルシューティング	47, 147	マイクロ RNA	175
		マウス	17
【な 行】		膜電位	185
内因性活性物質	47	明視野	79
内部標準	175	メチルグリーン・ピロニン Y 染色	135, 147
2 光子励起顕微鏡	79	メッセンジャー RNA	175
二次抗体	61	免疫染色	1
二重染色	47	免疫組織化学	1
ノックイン	219	免疫電子顕微鏡法	1
		モノクローナル抗体	1
【は 行】			
背景染色	47	【ら 行】	
培養細胞	17, 61	リアルタイム PCR 法	175
薄切	33	レーザー走査	79
発色	47	レーザーマイクロダイセクション	207
パラフィン切片	33, 61		
光吸収	195	【英 字】	
光散乱	195	Ct 値	175
物理固定	17	GONAD 法	219
プロテイン A	91	*in situ* ハイブリダイゼーション	147
変異マウス	219	*in vivo* イメージング	185
包埋後免疫電子顕微鏡法	91	PAM 配列	219
包埋前免疫電子顕微鏡法	91	RNA プローブ	147
ポリアクリルアミドゲル	159		

Key words

aberration	79	electron microscopy	195
absolute quantification	175	electrophoresis	159
affinity	1	electroporation	219
affinity purification	121	endogenous activity	47
animal tissue	61	enzyme immunohistochemistry	91
antibody	1	enzyme-labeling method	1
antigen	1	ethanol	17
antigen retrieval	47		
antigen-antibody reaction	1, 47	fixation	17
autofluorescence	61	fluorescence	79
automated processing	109	fluorescence microscope	61
		fluorescence-labeling method	1
background staining	47	fluorescent dye	61
bacterial fusion protein	121	fluorescent microscopy	91
bright field	79	formaldehyde	17
		formalin fixed and paraffin embedded sample	207
calibration curve	175	formalin fixed paraffin embedded	175
Cas9	219	freeze-substitution fixation	33
chemical fixation	17	frozen section	61
chemiluminescence	185		
clearing capability	195	genome editing	219
colloidal gold	91	glutaraldehyde	17
color development	47	glycerol	33
confocal microscope	79	GONAD (Genome-editing via Oviductal Nucleic	
control experiments	135	Acids Delivery system)	219
correlative light and electron microscopy	91	guide RNA	219
Cpf1	219		
CRISPR	219	heat treatment	47
cross-linking fixative	17		
crRNA	219	image analysis	109
cryofixation	33	image processing	109
cryosection	33	ImageJ	109
Ct value	175	immersion fixation	17
cultured cells	17, 61	immunization	121
		immunoblotting	159
decalcification	47	immunoelectron microscopy	1
dehydration	33	immunoenzyme method	47
detergent	195	immunofluorescence technique	61
digital image	109	immunohistochemistry	1
digoxigenin	135, 147	immunostaining	1
double staining	47	*in situ* hybridization	135, 147
		in vivo cryotechnique	33

in vivo imaging	185
internal standard	175
knock-in	219
Köhler illumination	79
laser assisted microdissection	207
laser scanning	79
light absorption	195
light microscopy	195
light scattering	195
liquid based cytology	175
live cell imaging	185
LR White	91
membrane voltage	185
methyl green-pyronin Y stain	135, 147
miRNA (microRNA)	147, 175
monoclonal antibody	1
mouse	17
mRNA	135, 147, 175
multiple labeling	61
mutant mouse	219
neuronal activity	185
numerical aperture	79
off-target	219
optical microscope	79
PAM (PAM sequence)	219
paraffin section	33, 61
perfusion fixation	17
physical fixation	17
pixel	109
polyacrylamide gel	159
polyclonal antibody	1, 121
polymer method	47
post-embedding immunoelectron microscopy	91
pre-embedding immunoelectron microscopy	91
preservation capability	195

primary antibody	61
protein A	91
proteolytic treatment	47
PVDF (polyvinylidene difluoride)	159
qRT-PCR	207
quantification	109
quantitative PCR method	175
refractive index	195
relative quantification	175
reverse transcription	175
RNA probe	147
SDS-PAGE (SDS-polyacrylamide gel electrophoresis)	159
secondary antibody	61
sectioning	33
serum preparation	121
sgRNA	219
silver enhancement	91
spatial resolution	79
specificity	1, 47
specificity test	121
sucrose	33
SYBR Green	175
synthetic oligo-DNA probe	135, 147
synthetic peptide	121
TALEN	219
three-dimensional structural analysis	195
tissue clearing	195
tracrRNA	219
troubleshooting	47, 147
T-T dimer	135, 147
28S rRNA	135, 147
two-photon excitation microscopy	79
ultracryotomy (Tokuyasu method)	91
Western blotting	159

組 織 細 胞 化 学 ２０１８

定価：本体 9,500 円＋税

2018 年 7 月 1 日印刷

2018 年 7 月 10 日発行

編　者	日本組織細胞化学会	

〒 602-8048　京都市上京区下立売通小川東入ル
中西印刷（株）内
TEL 075(415)3661　FAX 075(415)3662
http://jshc.nacos.com/

発行者　　大　塚　忠　義
発刊所　　学 際 企 画（株）
〒 171-0031　東京都豊島区目白 2-5-24
TEL 050(5530)1160(代)　FAX 03(3981)7284
http://www.gakusai.co.jp

印　刷　　中 西 印 刷（株）

Ⓒ無断転用を禁ずる　　（落丁・乱丁本はお取替え致します）

ISBN978-4-906514-93-9 C3047 ¥9500E